重症医学基础教程

临床病例解析和基本技能规范

邱海波　于凯江　主编

杨　毅　执行主编

U0340195

科学技术文献出版社

SCIENTIFIC AND TECHNICAL DOCUMENTATION PRESS

·北京·

图书在版编目（CIP）数据

重症医学基础教程：临床病例解析和基本技能规范 / 邱海波，于凯江主编. —北京：科学技术文献出版社，2017.8（2019.11重印）

ISBN 978-7-5189-3222-1

Ⅰ.①重… Ⅱ.①邱… ②于… Ⅲ.①常见病—险症—诊疗 Ⅳ.① R459.7

中国版本图书馆 CIP 数据核字（2017）第 199747 号

重症医学基础教程：临床病例解析和基本技能规范

策划编辑：鲍冬旭　　责任编辑：巨娟梅　鲍冬旭　　责任校对：文　浩　　责任出版：张志平

出　版　者	科学技术文献出版社	
地　　　址	北京市复兴路15号　　邮编　100038	
编　务　部	（010）58882938，58882087（传真）	
发　行　部	（010）58882868，58882870（传真）	
邮　购　部	（010）58882873	
官 方 网 址	www.stdp.com.cn	
发　行　者	科学技术文献出版社发行　　全国各地新华书店经销	
印　刷　者	北京虎彩文化传播有限公司	
版　　　次	2017 年 8 月第 1 版　　2019 年 11 月第 5 次印刷	
开　　　本	787×1092　1/16	
字　　　数	427千	
印　　　张	26.5　彩插10面	
书　　　号	ISBN 978-7-5189-3222-1	
定　　　价	108.00元	

编 委 会

序
Foreword

为响应国家医改"强基层"的政策号召，贯彻落实关于加强医院管理、提升服务能力、加强上下联动的政策指导，达到全面提升县级医院综合能力的目的，国家卫生计生委医院管理研究所在国家卫生计生委医政医管局的指导下开展"县级公立医院医院管理及临床重点专科能力建设"项目。

该项目计划以县级医院的实际需求为依据，采用以临床需求为出发点、以医疗问题为导向、以临床案例为引导的方法，编写适应县级医院需求的培训及学习教材，进而帮助提高县级医务人员的能力。基于基层的实际需求，教材将涵盖神经内科、心血管内科、呼吸内科及重症医学四个学科领域，并分别由王拥军教授、霍勇教授、王辰教授、邱海波教授担任主编。

参加本系列教材的编写者均为各专业领域的专家学者。为使教材内容贴近县级医院需求，疾病的选择或基于调研结果或基于对基层需求的直接了解，同时参照国家卫生计生委相关指导性文件，如《国家卫生计生委办公厅关于印发县医院医疗服务能力基本标准和推荐标准的通知》，部分内容的撰写亦征求基层医生意见，力求覆盖主要基层常见病种。

为促进知识更新和对新知识的学习，出版社还组织专家或专家团队中的执笔医生，同步发展了在线教育内容，并在 APP 平台展现。纸质内容主要是以具体病例为引导、展示临床思维模式，在线内容可包括具体疾病分类、检查方法详述、鉴别诊断要点、详细治疗指南推荐、手术/介入治疗方案等，并以文档、PPT、音频、视频等形式展现，是纸质内容的有力补充。在线教育内容二维码将在教材有延伸阅读内容的章节出现，基层医院专业人员用手机扫描二维码后可直接连接到 APP 中的在线内容进行学习。

科学技术文献出版社的各位编辑对本系列教材的精心设计及编排，保证了教材顺利与读者见面；本系列教材的出版还得到辉瑞投资有限公司的大力支持，在此一并表示诚挚的感谢！

由于水平及时间所限，有的内容可能不尽完善，敬请读者批评指正。

国家卫生计生委医院管理研究所

内容简介

本书为"县级公立医院医院管理及临床重点专科能力建设"项目配套培训和学习教材，其读者对象为县级公立医院的骨干医师。针对该部分医师群体的培训应更注重临床思维能力的提高、临床诊疗方法的实际应用。为凸显本书的可读性和实用性，本书采用了线上和线下内容相结合的方式进行编写、出版。

线下内容：线下内容即纸书，书中内容力求简单明了，提纲挈领。基于以上原则，本教材的撰写以突出临床医师诊疗思维过程的培养和临床实践操作能力的提升为主线（对应每节内容的"案例分析"部分），同时向基层医师传递该领域新进展，以拓展其知识面（对应每节内容的"疾病知识拓展"部分）。案例分析部分从病史询问思路开始，到体格检查、辅助检查分析、诊断、鉴别诊断、治疗等内容，每个诊疗过程均配有思路的"提示"，便于引导临床医师的思考和思维方向。本书共分两大篇，包括临床实践及思维训练、基本操作和技术。

线上内容：线上内容通过扫描二维码的方式实现。本书各章节在案例分析、诊断、治疗等部分插入不同二维码，读者扫描后可进入"县在起航"平台中的相应内容，实现在线学习。在线内容包括 PPT、音频、视频等形式，是纸质内容的有力补充。

线上内容学习说明：

第一步：扫描下方的二维码安装"医大帮"APP

第二步：阅读正文内容时，扫描书中二维码即可进入相应内容的线上部分

特别提示：为便于线上学习，请先安装"医大帮"APP。

前　言
Preface

　　随着现代医学的发展，重症医学在医院重症患者救治和各种突发公共卫生事件中发挥着巨大的作用。我国重症医学起步晚，但是，近年来随着医院的发展和患者病情的需要，各级医院纷纷成立了重症医学科，但诊治水平参差不齐。与场地、仪器设备等硬件设备相比，重症医学专业的人才队伍的培养、诊疗的规范、质量的同质化显得尤为重要。

　　为响应国家的医改"强基层"政策号召，加强各级，尤其是基层医院重症医学科的建设和管理，统一医疗规范，保证医疗质量，针对在 ICU 工作的中青年医师，我们编写了《重症医学基础教程：临床病例解析和基本技能规范》，其对其他专业的医务人员在重症患者的救治方面也有重要帮助。

　　全书分为三个部分，包括临床典型案例分析、重症医学规范操作以及临床常用药物清单，每个部分独立成章，为读者提供既有系统理论，又有实用价值的重症医学临床参考。

　　本书提供的内容不是单纯教科书的总结和重复，作者都是长期工作在重症医学临床一线的医师，他们根据自己丰富的临床经验，利用一个个典型的临床病例，从临床实际需要出发，深入解析临床疑点、难点，不仅介绍了从具体基础理论到分析问题、解决问题的临床思路，还有最新国内外研究动态和"规范－滴定－反馈"的医疗模式，希望成为重症医学临床一线医师的必备参考书。

　　作为本书的主编，衷心感谢对本书出版工作给予帮助的各位同道，感谢出版社给予的支持和帮助，感谢各位编者的辛勤努力，相信本书的出版将为基层重症医学工作者提供帮助，为我国的重症医学事业的规范发展起到积极的推动作用。如有不足之处，恳请批评指正。

邱海波　于凯江

目 录
Contents

第二篇 基本操作和技术

第一篇 临床实践及思维训练

第一章 呼吸功能衰竭与急性呼吸窘迫综合征

入院病例概要

现病史 患者男，45岁，农民。因"发热4天，呼吸困难1天"入院。患者入院4天前受凉后出现发热，自测体温最高37.8℃，无寒战，伴有乏力、肌肉酸痛，咳嗽，无痰，无胸闷、胸痛，无心悸，无腹痛腹泻等，自服"感冒药"后症状无改善。一天前出现胸闷，气急，呼吸困难，休息后不能缓解，为诊治入院。否认既往冠心病、高血压病、慢性支气管炎、糖尿病等病史。

体格检查 体温39.0℃，血压159/90mmHg，呼吸36次/分，脉搏128次/分。神志清楚，烦躁，平车推入病房，呼吸急促，鼻导管吸氧5L/min时，监测$SpO_2$92%，双肺听诊呼吸音粗，两下肺可闻及少许湿啰音，心率128次/分，律齐，各瓣膜区未闻及病理性杂音，腹部未查见阳性体征，双下肢不肿。

实验室检查 急诊行胸部X线片检查提示两肺斑片状浸润影（图1-1）。急查血常规：白细胞计数$9.6×10^9$/L，血红蛋白120g/L，PLT $136×10^9$/L，中性粒细胞比值79.2%。TNI 0.03ng/ml。

患者病情危重，收住ICU抢救治疗。

【问题1】考虑患者初步诊断是什么？诊断依据是什么？

答：根据患者病史、症状体征及相关检查，考虑诊断重症肺炎、急性呼吸窘迫综合征（acute respiratory distress syndrome，ARDS）。

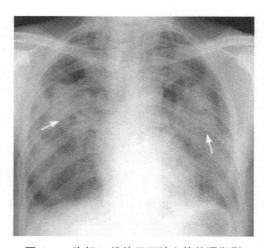

图1-1 胸部X线片示两肺斑片状浸润影

ARDS 的诊断依据：

1. 患者急性起病，表现出发热、干咳、乏力，迅速进展为呼吸急促；

2. 呼吸急促，鼻导管吸氧，指脉氧饱和度偏低，双肺可闻及湿啰音；

3. 胸部 X 线片提示双肺斑片状渗出影；血气分析提示低氧血症存在；

4. 排除心源性因素。

知识点：ARDS 的定义

急性呼吸窘迫综合征（acute respiratory distress syndrome，ARDS）是各种肺内或肺外原因，如严重感染、创伤、休克及烧伤等，导致肺毛细血管内皮细胞和肺泡上皮细胞损伤引起弥漫性肺间质及肺泡水肿，以进行性低氧血症、呼吸窘迫为特征的临床综合征。胸部 X 线片呈现斑片状阴影为其影像学特征；肺容积减少、肺顺应性下降和严重的通气 / 血流比例失调为病理生理特征。

【问题 2】该患者氧合指数如何判断？属于 ARDS 的哪种严重程度？

答：氧合指数是确定 ARDS 严重程度的重要条件。一般来说，假如没有血气分析结果的话，也可以根据患者在某种氧饱和度情况下的氧分压水平，获得患者的氧合指数，即氧离曲线（图 1-2）。

该患者目前 SpO_2 92%，根据氧离曲线所示此时所对应的 PaO_2 大概为 60mmHg，因此该患者目前的氧合指数约为 $60/（21 + 5×4）\% = 146mmHg$。

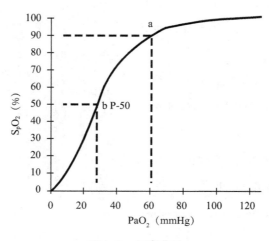

图 1-2　氧离曲线

知识点：氧离曲线

氧离曲线代表的是血红蛋白与氧气的结合能力，氧分压作为横轴，所对应的氧饱和度作为纵轴，呈"S"形，是表示 PaO_2 与 Hb 氧饱和度之间关系的曲线。

1. 氧离曲线上段

相当于 PaO_2 60～100mmHg，即 PaO_2 较高的水平，可以认为是 Hb 与 O_2 结合的部分。这段曲线较为平坦，表明 PaO_2 的变化对氧饱和度影响不大。

2. 氧离曲线中段

该段曲线较陡，相当于 PaO_2 40～60mmHg，是 HbO_2 释放 O_2 的部分。PaO_2 40mmHg，相当于混合静脉血的 PaO_2，此时 Hb 氧饱和度约为75%。

3. 氧离曲线下段

相当于 PaO_2 15～40mmHg，是 HbO_2 解离 O_2 的部分，是曲线坡度最陡的一段，即 PaO_2 稍降，HbO_2 就可大大下降。该段曲线代表了 O_2 的储备。

根据 ARDS 的柏林诊断标准（表1-1），结合氧合指数的情况明确诊断，并排除其他原因（包括心功能衰竭、液体过负荷等）导致的肺水肿及呼吸困难，考虑该患者属于中度 ARDS。

表 1-1　ARDS 柏林诊断标准

参数	ARDS
起病时间	1 周之内急性起病的已知损伤或新发的呼吸系统症状
肺部影像学	双肺透亮度下降，且不能由胸腔积液、肺不张或结节完全解释
肺水肿原因	不能由心力衰竭或液体超负荷完全解释的呼吸衰竭；没有危险因素的静水压性水肿，需要客观评价指标（如超声心动图）
低氧血症	
轻度	200mmHg < PaO_2/FiO_2 ≤ 300mmHg，且 PEEP/CPAP ≤ 5cmH$_2$O
中度	100mmHg < PaO_2/FiO_2 < 200mmHg，且 PEEP/CPAP ≥ 5cmH$_2$O
重度	PaO_2/FiO_2 ≤ 100mmHg，且 PEEP ≥ 5cmH$_2$O

注：肺部影像学包括 X 线和 CT；如海拔高于 1000m，其氧合指数（PaO_2/FiO_2）需校正，即校正氧合指数＝氧合指数 ×760/ 大气压；CPAP 是指机械通气时的持续气道正压；PEEP 是指机械通气时的呼吸末正压

【问题3】该患者还需要做哪些鉴别诊断?

答：主要需要与心源性肺水肿进行鉴别（表1-2）。

表1-2　ARDS与心源性肺水肿的鉴别诊断

鉴别要点	ARDS	心源性肺水肿
发病机制	肺实质细胞损害、肺毛细血管通透性增加	肺毛细血管静水压升高
起病	较缓	急
病史	感染、创伤、休克等	心血管疾病
痰的性质	非泡沫状稀血样痰	粉红色泡沫痰
体位	能平卧	端坐呼吸
胸部听诊	早期可无啰音，后期湿啰音广泛分布，不局限于下肺	湿啰音主要分布于双下肺
X线		
心脏大小	正常	常增大
血流分布	正常或对称分布	逆向分布
叶间裂	少见	多见
支气管血管袖	少见	多见
胸膜渗出	少见	多见
支气管气像	多见	少见
水肿液分布	斑片状，周边区多见	肺门周围多见
治疗		
强心利尿	无效	有效
提高吸入氧浓度	难以纠正低氧血症	低氧血症可改善

该患者目前急性起病，无痰，可平卧，双肺可闻及湿啰音，胸部X线片提示双肺斑片状渗出影像，且无心脏基础病变史，可暂时排除心源性肺水肿。

【问题4】该患者目前需要做哪些最紧急的处理?

目前患者为中度ARDS，适当镇痛镇静，并可以尝试给予无创通气治疗。但治疗期间需关注患者呼吸以及循环状态，如果出现病情恶化，如氧合不能维持或出现其他器官功能障碍，应立即调整治疗方案。

知识点：ARDS 无创通气的适应证

1. 预计病情能够短期缓解、合并免疫功能低下的早期轻度和中度 ARDS 患者可首选无创通气和高流量氧疗，可避免此类患者的有创机械通气，从而减少气管插管和气管切开引起的并发症。

2. 当 ARDS 患者神志清楚、血流动力学稳定，并能够得到严密监测和随时可行气管插管时，可以尝试无创通气治疗。

【问题 5】 除氧疗等对症治疗以外，如何给予该患者针对性的病因治疗？

答：多种病因均可导致 ARDS。根据肺损伤的机制，可将 ARDS 的病因分为直接肺损伤（肺内）因素和间接肺损伤（肺外）因素。

1. 直接肺损伤因素主要包括：①严重肺部感染：包括细菌、真菌、病毒及肺囊虫感染等；②误吸：包括胃内容物、化学品及毒气等误吸；③肺挫伤；④淹溺；⑤肺栓塞：包括脂肪、羊水、血栓栓塞等；⑥放射性肺损伤；⑦氧中毒等。

2. 间接肺损伤因素主要包括：①严重感染及感染性休克；②严重非肺部创伤；③急性重症胰腺炎；④体外循环；⑤大量输血；⑥大面积烧伤；⑦弥散性血管内凝血；⑧神经源性：见于脑干或下丘脑损伤等。

该患者存在直接肺损伤因素，即重症肺炎，考虑其为病毒或细菌感染的可能性大。依据：其一，中年患者，受凉后起病，有流感样症状，如发热、咳嗽、乏力、全身酸痛等，高度怀疑病毒感染；其二，患者出现下呼吸道症状，但无痰，双肺渗出影，不排除细菌感染可能，但具体细菌种类不详。

针对该患者，治疗上可给予积极抗病毒治疗，同时考虑患者为社区获得性肺炎，阳性菌以及不典型病原体感染多见，联合相应的抗生素覆盖即可。

入 ICU 2 小时后情况

患者烦躁，呼吸急促，呼吸频率为 35 次／分，可咳出较多淡血性稀薄痰液，呼吸窘迫，在无创呼吸机辅助通气下（IPAP 20cmH$_2$O，EPAP 8cmH$_2$O，FiO$_2$ 60%），监测 SPO$_2$ 88%，潮气量 650ml 左右，双肺可闻及大量湿啰音。心率 147 次／分，血压 149/88mmHg（无血管活性药物）。

入科时辅助检查：血气分析：pH 7.31，PaO$_2$ 56mmHg，PaCO$_2$ 40mmHg，PaO$_2$/

FiO_2 93.3mmHg，Lac 4.2mmol/L；降钙素原（PCT）0.6ng/ml。

【问题6】患者目前病情改变是基于怎样的病理生理机制？

答：患者ARDS初期主要处于渗出期，该期的主要特点是肺水肿、出血和充血性肺不张，肺血管内有中性粒细胞扣留和微血栓形成，进而导致出现严重的病理生理改变，即肺容积减小、肺顺应性下降，甚至出现严重的通气/血流比例失调，特别是肺内分流明显增加。

【问题7】该患者已经接受无创通气治疗2小时，SpO_2 无改善，基于以上病理生理机制，目前治疗方案应该如何调整？

答：该患者在无创通气情况下，病情仍进行性加重，进展为重度ARDS，且烦躁，气道分泌物多，无法主动有效排痰，同时渗出明显，肺泡大量塌陷，应开放气道行有创机械通气支持。

患者存在低氧情况，需要保证充分氧供，而无创机械通气时患者较为烦躁，无法主动配合，同时痰液引流不畅，可能导致感染进一步加重，同时气道通畅性异常，容易出现二氧化碳潴留、气压伤等情况，因此此类患者不适合继续接受无创通气治疗。

开放人工气道后患者不仅能够接受有创机械通气，确保肺保护性通气策略的进行，而且利于气道管理，保证气道通畅。患者烦躁明显，需要给予积极镇痛镇静，气管插管后机械通气给予充分的气道保护。有创机械通气能够确切地保证通气状态，维持有效肺容积，利于改善通气/血流比例。

知识点：ARDS无创通气的禁忌证

1. ARDS患者在以下情况时不适宜应用无创通气：①神志不清；②血流动力学不稳定；③气道分泌物明显增加而且气道自洁能力不足；④因脸部畸形、创伤或手术等不能佩戴鼻面罩；⑤上消化道出血、剧烈呕吐、肠梗阻和近期食管及上腹部手术；⑥危及生命的低氧血症。

2. 应用无创通气治疗ARDS时应严密监测患者的生命体征及治疗反应。如无创通气治疗1～2小时后，低氧血症和全身情况得到改善，可继续应用无创通气。若低氧血症不能改善或全身情况恶化，提示无创通气治疗失败，应及时改为有创通气。

---

3. 可考虑在轻度 ARDS 患者中应用高流量氧疗，其治疗效果类似于无创机械通气，且患者相对更舒适，但对于 ARDS 重度患者不适用。

入 ICU 3 小时后情况

目前患者气管插管接呼吸机辅助通气，SIMV ＋ PSV 模式：Vt 420ml，PEEP 5cmH$_2$O，PS 10cmH$_2$O，FiO$_2$ 60%，F 18 次 / 分，监测患者指脉氧饱和度为 89%，气道峰压为 45cmH$_2$O，平台压为 39cmH$_2$O。心率 130 次 / 分，血压在去甲肾上腺素 8μg/min 泵入下维持在 125/70mmHg 左右。

复查动脉血气：pH 7.31，PaCO$_2$ 29mmHg，PaO$_2$ 69mmHg，Lac 4.9mmol/L。

【问题 8】该患者行有创机械通气时，潮气量怎么选择？

答： ARDS 的病理生理特征决定了需给予 ARDS 患者肺保护性机械通气策略。ARDS 患者大量肺泡塌陷，肺容积明显减少，常规或大潮气量通气易导致肺泡过度膨胀和气道平台压力过高，加重肺及肺外器官的损伤。因此应选择小潮气量机械通气策略。

所谓的小潮气量通气策略，即根据理想体重，一般采用 6ml/kg 的潮气量，如该患者身高为 174cm，实际体重为 85kg，根据公式计算理想体重约为 70kg，因此应设置的潮气量为 6ml/kg×70kg ＝ 420ml，而不是 6ml/kg×85kg ＝ 510ml，即为肺保护性通气。

理想体重计算公式：男性 ＝ 50 ＋ 0.91[身高（cm）－ 152.4]；女性 ＝ 45.5 ＋ 0.91[身高（cm）－ 152.4]。

设置潮气量后仍需要监测平台压，控制平台压在 25 ～ 28cmH$_2$O 以下。若平台压大于或等于 28cmH$_2$O，那么潮气量需控制在 4 ～ 5ml/kg（理想体重）；若平台压在 25cmH$_2$O 以下，那么潮气量可适当增加至 6 ～ 8ml/kg（理想体重）。

知识点：ARDS 肺保护通气策略

1. 应用小潮气量的肺保护性通气 [潮气量在 6ml/kg（理想体重）以下] 可能改善 ARDS 患者的预后。

2. 小潮气量并非是避免肺损伤的关键因素，而气道平台压力能够客观反映肺泡内压，气道平台压力过度升高可导致呼吸机相关肺损伤。ARDS 患者肺保护性通气策略的关键是将气道平台压限制在 25～28cmH$_2$O，甚至更低。

3. 限制驱动压在 15 cmH$_2$O 以下可明显改善患者预后。

4. 实施肺保护性通气策略时，为限制气道平台压力，有时不得不将潮气量降低，允许 PaCO$_2$ 高于正常，即所谓的"允许性高碳酸血症"。目前尚没有明确的二氧化碳分压上限值，一般主张保持 pH 在 7.20～7.25 以上。但不可为了实施所谓"允许性高碳酸血症"而故意降低潮气量。

【问题 9】该重度 ARDS 患者 PEEP 水平如何设置？

答：ARDS 患者接受有创机械通气时均需要选择合适 PEEP 水平，以便促进肺泡复张，即滴定最佳 PEEP。ARDS 患者存在广泛肺泡塌陷，不但可导致顽固的低氧血症，而且部分可复张的肺泡周期性塌陷开放可产生剪切力，进而导致或加重呼吸机相关肺损伤。因此，充分复张塌陷肺泡后应用适当水平的 PEEP，可防止呼气末肺泡塌陷，改善低氧血症，并避免剪切力，减轻呼吸机相关肺损伤。

一般而言，PEEP 的水平与 ARDS 的严重程度有关。轻度 ARDS 的患者 PEEP 大概为 8～15cmH$_2$O，而中/重度 ARDS 时 PEEP 为 12～20cmH$_2$O。若有条件行 PEEP 滴定，则需给予滴定后选择合适 PEEP 水平。

对于该患者而言，目前处于中重度 ARDS 阶段，那么可初步设置 PEEP 为 12～20cmH$_2$O，具体可根据滴定的 PEEP 而定。

知识点：ARDS 机械通气 PEEP 设置

1. 由于 ARDS 患者的不同病因、病变类型和病变累及范围，个体患者肺的可复张性存在很大差异，因此需要设定的 PEEP 水平存在明显差异。

2. 可根据静态肺压力-容积曲线低位转折点压力＋2cmH$_2$O、最佳氧合法、最大顺应性法、肺牵张指数法、氧输送法、CT 法等来确定 PEEP。

3. ARDSNet 根据吸入氧浓度（FiO$_2$）设置 PEEP（mmHg）水平。

FiO_2	PEEP
0.3	5
0.4	5～8
0.5	8～10
0.6	10
0.7	10～14
0.8	14
0.9	14～18
1.0	18～24

必须维持 SpO_2 在 90% 以上；在选定好 PEEP 后，须密切监测 SpO_2 及平台压等呼吸力学指标变化。

4. 滴定最佳 PEEP：肺复张后使用恰当的 PEEP 避免去复张是 ARDS 肺保护性通气策略的重要内容，也是维持氧合的重要手段。与 SpO_2 维持在 95% 以上相比，SpO_2 在 88%～92% 时机械通气患者仍是安全的，不增加器官功能衰竭发生率，对患者预后也没有显著影响。

【问题 10】该患者需要设置较高水平的 PEEP 吗？

答：选择高水平 PEEP 的前提是肺组织存在可复张性。如无可复张性，则 PEEP 的水平无需过高，否则可能导致呼吸机相关肺损伤发生；若存在可复张性，则需肺复张后选择高 PEEP 水平，利于保证肺泡充分的充张。

目前临床中较为实用的肺可复张性评估方法是将 PEEP $5cmH_2O$ 增加至 $15cmH_2O$。监测以下指标：若 P/F 增加大于 0，或 $PaCO_2$ 下降大于 0，或肺顺应性增加，三项中满足两项则提示肺组织存在可复张性，此时即可给予行肺复张后选择高水平 PEEP。肺复张方法较多，如 SI、PCV 以及 PEEP 递增法等，可依据医疗水平以及患者自身情况而定。

对该患者进行肺可复张性评估，提示肺可复张性差，故设定 PEEP 为 $8cmH_2O$。

知识点：肺复张

1.肺可复张性评估：肺可复张性评估是评估 ARDS 患者是否需要肺复张及 PEEP 的前提。根据肺复张后氧合是否改善进行判断，氧合改善者即为高可复张性。

2.肺复张：肺可复张性是指肺组织具有的可被复张并且保持开放的能力。可复张性高的 ARDS 患者可积极采用肺复张手法。可复张性低的患者即使采用肺复张手法也很难实现塌陷肺组织的开放，反而可导致过度肺泡膨胀，无需选择高 PEEP。

3.肺复张手法较多，临床中应用较多的有三种方法，即 SI 法、PCV 法以及 PEEP 递增法。需注意的是，肺复张过程中可能导致循环波动，需警惕。

入 ICU 6 小时后情况

患者呼吸窘迫略改善，经口气管插管机械通气 [SIMV ＋ PS 模式，Vt 420ml（6ml/kg），FiO$_2$ 70%，f 18 次 / 分，PEEP 8cmH$_2$O]，监测平台压为 36cmH$_2$O，SpO$_2$ 为 84%，肺复张效果不佳。

查体：浅昏迷状态，烦躁，双肺满布湿啰音，气道内大量淡血性痰液。心率 130 次 / 分左右，血压在液体复苏（6 小时正平衡 4000ml）、血管活性药物（去甲肾上腺素 8μg/min）持续静脉泵入下维持在（120 ～ 140）/（60 ～ 75）mmHg。CVP 12mmHg。

尝试将潮气量降低至 280ml（4ml/kg），监测气道平台压仍为 32cmH$_2$O。

复查胸部 X 线片提示两肺弥漫性斑片状浸润影。血气分析提示 pH 7.30，PaO$_2$ 52mmHg，PaCO$_2$ 46mmHg，Lac 2.5mmol/L。ScvO$_2$ 55%。

【问题 11】如何考虑该 ARDS 患者的下一步治疗措施？

答：患者为重度 ARDS，且进行性加重，给予充分镇痛镇静，必要时加用肌松药，早期不应保留自主呼吸，行俯卧位通气，改善 V/Q 比例。

重度 ARDS 早期由于牵张反射引起过强的自主呼吸可能导致跨肺压过大，增加应力并导致肺损伤。轻度 ARDS 可通过膈肌活动增加改善重力依赖区肺泡通气，从而改善通气血流比例，改善氧合。

入 ICU 12 小时后情况

患者神志处于中昏迷状态，俯卧位中，气管插管机械通气 [SIMV ＋ PS 模式，Vt 280ml（4ml/kg），FiO_2 90%，f 25 次 / 分，PEEP 14cmH_2O]，监测平台压为 35cmH_2O 左右，SpO_2 勉强维持在 85%，双肺满布湿啰音，气道内大量淡血性痰液。心率 150 次 / 分左右，血压在液体复苏（12 小时正平衡 5000ml）、血管活性药物（去甲肾上腺素 38μg/min）持续静脉泵入下维持在 125/60mmHg 左右。CVP 15mmHg。复查血气分析提示 pH 7.29，PaO_2 59mmHg，$PaCO_2$ 53mmHg，Lac 2.0mmol/L。

【问题 12】如何考虑该 ARDS 患者的下一步治疗？

答： 对于在肺保护性通气治疗的基础上，充分肺复张等措施仍然无效的重症 ARDS 患者，不应该仅仅关注肺部情况，而需要采取综合性治疗。患者目前为渗出期，需要做好液体管理。

1. 高通透性肺水肿是 ARDS 的病理生理特征，肺水肿的程度与 ARDS 的预后呈正相关，液体正平衡使患者病死率明显增加。

2. 应用利尿药减轻肺水肿可能改善肺部病理情况，缩短机械通气时间，进而减少呼吸机相关肺炎等并发症的发生。但是利尿减轻肺水肿的过程可能会导致心排血量下降，器官灌注不足。因此，ARDS 患者的液体管理需考虑到两者的平衡，必须在保证脏器灌注前提下进行。

3. 存在低蛋白血症的 ARDS 患者，可补充白蛋白等胶体溶液和应用利尿药，有助于实现液体负平衡，并改善氧合。

入 ICU 16 小时后情况

患者仍处于中昏迷状态，充分镇痛镇静，俯卧位，无明显呼吸窘迫，经口气管插管机械通气 [SIMV ＋ PS 模式，Vt 280ml（4ml/kg），FiO_2 90%，f 25 次 / 分，PEEP 14cmH_2O]，监测平台压为 34cmH_2O 左右，SpO_2 勉强维持在 89%，双肺满布湿啰音，较前改善不理想，气道内大量淡血性痰液。心率 130 次 / 分左右，血压在去甲肾上腺素 80μg/min 持续静脉泵入下维持在 105/60mmHg 左右。CVP 10mmHg。近 4 小时负平衡 1000ml。

复查血气分析提示 pH 7.30，PaO_2 63mmHg，$PaCO_2$ 50mmHg，Lac 5.0mmol/L。

【问题 13】该患者经过严格的液体管理后，氧合仍无好转，还有哪些措施可能有效？

答：若病因可逆应尽早考虑 ECMO。需要联系上级有医疗条件的医院，会诊转院。

知识点：转诊

1. 在肺保护性通气治疗策略下，氧合仍无法改善，甚至进行性恶化趋势者，需及早考虑转诊行 ECMO 治疗。需明确，ECMO 治疗是重症 ARDS 患者的一线治疗手段，早期干预，可能获得较好的预后。

2. 上级医院进行 ECMO 治疗，需具备以下标准：ECMO 治疗每年 20 例及以上；具有相应的医疗团队协作；针对 ECMO 运行过程中的所有突发事件，需要具备较强的应急处理能力。

入 ICU 24 小时后情况

联系上级医院会诊，充分评估患者病情后予床旁行 ECMO 治疗，机械通气参数更改为 SIMV ＋ PS，Vt 210ml[3ml/kg（理想体重）]，PEEP 8cmH$_2$O，FiO$_2$ 21%，f 20 次 / 分，监测 SpO$_2$ 97%，气道平台压 25cmH$_2$O 左右，气道内仍可引流出大量稀薄淡血性痰液。心率维持在 100 次 / 分，血压在去甲肾上腺素 35μg/min 持续静脉泵入下维持在 130/70mmHg 左右。尿量每小时 50 ～ 100ml。血气分析提示 pH 7.38，PaO$_2$ 279mmHg，PaCO$_2$ 39mmHg，Lac 2.8mmol/L。病情相对改善，由救护车转运至上级医院继续抢救治疗。

知识拓展

1.ARDS 病理学分期

ARDS 病理学形态改变分为渗出期、增生期、纤维化期三个阶段。

（1）渗出期（exudative phase）：发病后 24 ～ 96 小时。该期的主要特点是肺水肿、出血和充血性肺不张，肺血管内有中性粒细胞扣留和微血栓形成，有时可见脂肪栓子，肺间质内中性粒细胞浸润。

（2）增生期（proliferative phase）：发病后 3～7 天。主要表现为 II 型上皮细胞大量增生，在某些部位几乎覆盖整个肺泡表面，肺水肿减轻，肺泡膜增厚，毛细血管数目减少。

（3）纤维化期（fibrotic phase）：发病后 7～10 天。肺泡间隔内纤维组织增生显著，透明膜可弥漫分布于全肺，此后透明膜中成纤维细胞浸润，逐渐转化为纤维组织。肺泡管的纤维化是晚期 ARDS 患者的典型病理变化。

2. 驱动压（△P）

反映肺组织功能区域的大小。一般来说，驱动压可根据呼吸机监测的平台压减去应用的 PEEP 进行计算，控制驱动压在 15cmH$_2$O 以下为宜。驱动压是预测 ARDS 预后的重要指标，驱动压越大，病死率越高。

总结：ARDS 诊疗标准流程（图 1-3）

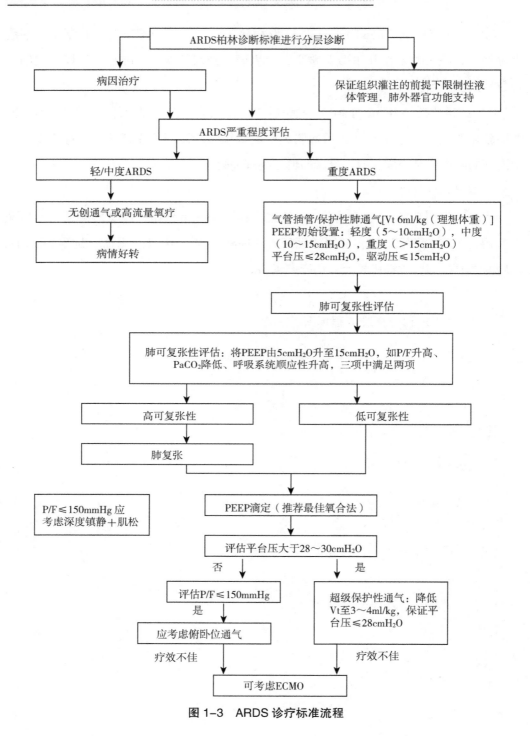

图 1-3　ARDS 诊疗标准流程

参考文献

[1] Rubenfeld GD，Caldwell E，Peabody E，et al. Incidence and outcomes of acute lung injury. N Engl J Med，2005，353（16）：1685-1693.

[2] Acute Respiratory Distress Syndrome Network，Brower RG，Matthay MA，et al. Ventilation with lower tidal volumes as compared with traditional tidal volumes for acute lung injury and the acute respiratory distress syndrome. N Engl J Med，2000，342（18）：1301-1308.

[3] Malhotra A. Low-tidal-volume ventilation in the acute respiratory distress syndrome. N Engl J Med，2007，357（11）：1113-1120.

[4] Brower RG，Lanken PN，MacIntyre N，et al. Higher versus lower positive end-expiratory pressures in patients with the acute respiratory distress syndrome. N Engl J Med，2004，351（4）：327-336.

[5] National Heart, Lung, and Blood Institute Acute Respiratory Distress Syndrome（ARDS）Clinical Trials Network，Wiedemann HP，Wheeler AP，et al. Comparison of two fluid-management strategies in acute lung injury. N Engl J Med，2006，354（24）：2564-2575.

[6] Guérin C，Reignier J，Richard JC，et al. Prone positioning in severe acute respiratory distress syndrome. N Engl J Med，2013，368（23）：2159-2168.

[7] Brodie D，Bacchetta M. Extracorporeal membrane oxygenation for ARDS in adults. N Engl J Med，2011，365（20）：1905-1914.

[8] Diaz JV，Brower R，Calfee CS，et al. Therapeutic strategies for severe acute lung injury. Crit Care Med，2010，8（8）：1644-1650.

[9] 杨毅，邱海波. 急性呼吸窘迫综合征的救治：需要遵循的十大原则. 中华重症医学电子杂志，2015，1（1）：33-38.

直通杨毅更新内容

（郭兰骐　杨　毅）

第二章 感染性休克——急性化脓性梗阻性胆管炎

入院病例概要

现病史 患者男，72岁，因"反复上腹痛2周，加重伴发热、皮肤黄染3天"入急诊。

患者2周前进食油腻食物后自觉右上腹部隐痛，自购药物（具体不详）服用，症状略好转。3天前开始出现发热，体温波动在38.2～38.9℃，间有畏寒，家人发现皮肤黄染加重，患者自觉心悸、胸闷、气短，送当地医院治疗，具体不详，但患者病情加重转我院急诊。发病以来，患者胃纳差，小便较以往颜色变深，且尿量减少，大便未解。

既往史 3年前曾发作"胆结石、胆囊炎"，经保守治疗好转。

入院查体 体温40.1℃，血压76/50mmHg，心率145次/分，呼吸32次/分。神志淡漠，巩膜黄染，呼唤可睁眼。全身皮肤中度黄染，口唇轻度发绀，皮肤湿冷。吸氧5L/min，SpO$_2$89%，双肺呼吸音粗，未闻及干湿啰音。心率145次/分，律齐，各瓣膜区未闻及杂音。腹平坦，右上腹部压痛（＋），反跳痛（－），上腹部肌紧张，肠鸣音未及。双下肢轻度水肿。

实验室检查 （外院3小时前结果）：

血常规：白细胞计数31.7×10^9/L，中性粒细胞计数29.8×10^9/L，血红蛋白149g/L，血小板计数37×10^9/L。

生化：Na$^+$137mmol/L，Cl$^-$98mmol/L，K$^+$5.5mmol/L，BUN 11.0mmol/L，Scr 127μmol/L。

患者病情危重，由急诊予以开放静脉补液、多巴胺升压，转入ICU治疗。

【问题1】 该患者的临床诊断有哪些？诊断依据是什么？

答： 根据患者病史及相关检查，目前考虑诊断：急性化脓性梗阻性胆管炎、感染性休克、胆石症、急性肾损伤。

诊断依据如下：

1. 患者有明确的胆道感染病史。

2. 有感染的症状：腹痛、寒战及高热、黄疸、中枢神经系统抑制（意识障碍），临床已经出现休克表现，考虑存在感染性休克，考虑患者存在 Charcot 五联征。

知识点：感染性休克的诊断标准

1. 临床有明确的感染症状；

2. 器官功能障碍（SOFA 评分≥2）；

3. 在恰当的液体复苏后，仍存在以下 2 项标准：需要血管活性药物才能维持 MAP≥65mmHg，血乳酸≥2mmol/L。

【问题 2】该患者目前还需要做哪些鉴别诊断？

答：根据患者病史及相关检查，还需要做以下鉴别：

1. 急性重症胰腺炎

（1）诱因：多有暴饮暴食、高脂血症、胆道结石等病史。

（2）实验室检查：血、尿淀粉酶或血清淀粉酶升高。

（3）影像学：B 超检查可发现胰腺呈局限性或弥漫性增大，必要时可行 CT 检查进一步确定病变部位和程度。

2. 消化道穿孔

（1）既往史：患者多有消化道溃疡病史。

（2）体格检查：腹肌呈板状强直，肝浊音区缩小或消失。

（3）影像学：X 线片、超声或 CT 膈下有游离气体可确诊。

3. 肝脓肿

（1）临床症状：可有右上腹疼痛、发热、畏寒、恶心、呕吐等表现。

（2）体格检查：可有右上腹压痛、叩击痛等。

（3）其 B 超、CT 等影像学检查易于与急性化脓性胆管炎鉴别。

【问题 3】患者出现感染性休克的病理生理学改变有哪些？

答：胆道梗阻导致胆管内的胆汁淤积，毛细胆管上皮受损，感染性胆汁经肝窦或淋巴管逆流入血，引起血流感染。感染引起全身炎症反应，导致机体微循环及代谢发生一系列变化。

> ### 知识点：感染性休克病理生理学特点
>
> 1. 根据血流动力学分类，感染性休克属于分布性休克，多表现为高排低阻，若患者同时存在心功能不全或容量不足时可能出现低心排出量。
>
> 2. 感染性休克时多合并微循环及代谢改变，可出现不同程度的代谢性酸中毒，严重的情况下患者可表现为心率减慢、血管扩张和心排血量降低，以及呼吸加深、加快和意识障碍等。
>
> 3. 感染性休克容易出现器官功能损害，如导致急性肾衰竭（AKI）、急性胃肠功能障碍（AGI）、急性呼吸窘迫综合征（ARDS）、脓毒症心肌病、脓毒症脑病等。

入 ICU 时情况

入 ICU 时查体：体温 40.1℃，血压 89/55mmHg，心率 137 次 / 分，呼吸 32 次 / 分。吸氧 5L/min，SpO_2 86%。

实验室检查（急诊结果）：

血常规：白细胞 42.7×10^9/L，中性粒细胞 39.6×10^9/L，血红蛋白 153g/L，血小板 37×10^9/L，CRP 189mg/L，PCT 124ng/ml。

生化：Na^+ 148mmol/L，Cl^- 109mmol/L，K^+ 5.5mmol/L，Scr 201μmmol/L。

血气分析：pH 7.51，PaO_2 56mmHg，$PaCO_2$ 30mmHg，BE — 12.3mmol/L，Lac 6.2mmol/L。

【问题 4】该患者目前的主要治疗原则有哪些？

答：该患者目前处于重症感染、感染性休克的挽救性治疗阶段，需要控制感染、给予液体复苏，必要时加用血管活性药物，维持循环，保证组织器官灌注。

知识点：感染性休克的治疗原则

1. 快速评估及稳定患者生命体征，尽早经验性地使用抗生素，且需对患者进行病理生理学状态分析以及器官功能障碍评估。

2. 感染性休克的治疗包括初始治疗、抗微生物治疗以及组织器官功能支持等。

3. 治疗过程中应注意个体化因素，而不能固守程序化的治疗方案。

【问题5】如何控制原发病？

答：该患者明确存在胆道梗阻，因此需要紧急处理以解除梗阻，并辅以抗感染药物治疗，利于感染源的控制。就目前而言，解除梗阻的可选方案主要包括鼻胆管引流、逆行性胰胆管造影＋胆管取石术、经皮肝胆囊穿刺引流术以及胆囊切除＋胆总管切开取石＋胆管引流术等。具体解除梗阻的方案需要根据患者病变时的情况选择。

该患者目前循环不稳定，无条件性外科干预，故可以在稳定循环的同时行外科处理。

知识点：感染性休克的病因治疗——病灶去除

应对所有感染性休克患者进行评估，确定是否有可控制的感染源存在。应尽快寻找、诊断或排除那些急需进行感染源控制的特定解剖部位感染（如坏死性软组织感染、腹膜炎、胆管炎、肠梗死）。控制手段包括引流脓肿或局部感染灶、感染后坏死组织清创、摘除可引起感染的医疗器具或对仍存在微生物感染的源头进行控制。

为明确可能的感染病灶，建议在充分评估患者转运及相关检查操作的风险后尽早进行影像学检查。同时对于潜在的感染病灶应尽可能进行相关标本留取及送检。床旁检查（如超声）能避免因重症患者转运所带来的风险。

【问题6】如何选择抗生素？

答：所有抗感染治疗方案的选择需要在病原学基础上进行，而在无明确致病菌的情况下则需要根据大规模流行病学调查来决定抗生素的选择。

该患者为胆系感染，多以革兰阴性菌以及厌氧菌感染为主，因此若能够留取病灶标本送检培养，及早（最好在 1 小时内）经验性地加用覆盖可能病原体的抗生素即可，待培养结果明确后尽早改为目标性抗感染治疗。

知识点：感染性休克的抗感染治疗

1. 留取病原学标本

在不延误抗生素使用的前提下（不超过 45 分钟），应在抗感染治疗前，尽可能进行病原学标本的采集；为更好地发现致病菌，应分别进行需氧菌及厌氧菌的标本留取，同时双份血培养，不同部位及导管血均可（除非导管留置时间 < 48h）。此外，对于其他可能为感染部位的标本（尿、脑脊液、伤口分泌物、呼吸道分泌物以及其他部位的体液标本）都应在不影响抗生素使用的前提下先于抗感染治疗进行留取并送检。

2. 寻找病原学证据

胆汁中细菌的来源主要是上行性感染，即肠道细菌经十二指肠进入胆道所致；也可以通过血路感染，主要途径是门静脉系统，可见于肠炎、坏疽性阑尾炎等疾病；身体其他部位的化脓性感染灶也可以通过血液循环播散至肝胆，从而引起肝脓肿和胆道感染。致病菌以需氧革兰阴性杆菌检出率最高，其中以大肠埃希菌、变形杆菌、肺炎克雷伯菌最多见，革兰阳性球菌中以粪链球菌和葡萄球菌较多。胆汁中厌氧细菌的感染也必须重视，大部分以脆弱拟杆菌为主。

3. 抗感染药物的选择

在确认感染性休克或严重全身性感染尚未出现感染性休克时，在 1 小时内尽早静脉使用抗生素治疗。应联合使用尽可能覆盖所有疑似病原微生物（细菌/真菌/病毒）的药物进行经验性抗感染治疗，并应考虑抗生素在主要疑似感染部位中能否达到充足的组织浓度。

【问题 7】如何处理患者目前的低血压状态？

答：患者处于感染性休克的挽救性治疗阶段，需维持循环，尽早纠正低灌注状态。首先，需要根据患者目前的血流动力学状态，考虑患者存在明确有效循环容量不足的情况，有补液的适应证，但需评估患者容量反应性；其次，若患者存在容量反应性，根据 2016 年的 SSC 指南，需要在前 3 小时内给予 30ml/kg 的液体复苏。必要时可加用血管活性药物，维持血管张力。

知识点：感染性休克液体复苏策略（2016 年的 SSC 指南更新）

对感染性休克的患者应立即开始治疗与复苏，3 小时内给予至少 30ml/kg 的晶体液进行液体复苏。

完成初始液体复苏后，建议通过反复的血流动力学评估以指导是否还需要输液。评估应包括彻底的体格检查、生理指标的评价（心率、血压、动脉血氧饱和度、呼吸频率、体温、尿量和其他）及可获得的有创或无创监测参数。

预测液体反应性，动态指标优于静态指标。

乳酸升高的患者建议利用乳酸指导复苏，使之正常化。

不建议在严重感染及感染性休克液体复苏中使用羟乙基淀粉。

推荐首选晶体液（平衡晶体液或生理盐水），需要大量晶体液进行液体复苏的感染性休克患者可加用白蛋白进行液体复苏。

患者入科即行双份血培养（需氧＋厌氧）送检，并加用亚胺培南／西司他丁联合奥硝唑抗感染治疗，联系床旁超声检查，提示肝脏大小基本正常，胆总管直径 1.2cm，肝内外胆管扩张。急诊请肝胆外科医师会诊，评估患者病情，拟定急诊超声引导下行经皮肝胆管穿刺置管。

目前行高流量氧疗，氧浓度 50%，流量 45L/min，监测 SpO_2 95%。留置桡动脉导管进行有创血压监测，血压波动在（120～140）/（40～60）mmHg，锁骨下静脉穿刺置管进行液体治疗，测量 CVP。

转入时带入多巴胺 [15μg/（kg·min）] 升压，血压仍勉强维持在 81/48mmHg，心率 167 次／分，按照 SSC 指南指引，进行液体复苏，予乳酸钠林格氏液 30ml/kg 进行液体复苏，血压略有所上升（98/53mmHg），但心率 158 次／分，CVP 10mmHg，仍处于无尿状态，Lac 6.9mmol/L，持续进行液体复苏中。

【问题8】 该患者经液体复苏后血压仍偏低，治疗方案需要如何调整？

答： 该患者经液体复苏后仍循环改善不理想，且心率快，可将多巴胺改为去甲肾上腺素泵入维持血压，并积极液体复苏，评估心脏功能。

知识点：感染性休克血管活性药的使用（2016年SSC指南更新）

常用的药物包括去甲肾上腺素与多巴胺、肾上腺素、血管加压素和多巴酚丁胺。

2016年SSC指南推荐去甲肾上腺素为首选的血管活性药物。

建议可加用血管加压素（最大剂量0.03U/min）或者肾上腺素协助去甲肾上腺素升高血压。

对某些低危快速型心律失常、绝对或者相对心动过缓的患者，可酌情选择多巴胺治疗。

不推荐低剂量多巴胺用于肾脏保护。

经充分液体负荷及升压药物治疗后，仍然存在持续低灌注的患者，建议使用多巴酚丁胺。

入ICU 3小时后情况

目前将多巴胺改为去甲肾上腺素20μg/min泵入维持血压，患者血压109/67mmHg，心率122次/分，CVP 11mmHg，呼吸25次/分，血乳酸5mmol/L，尿量30ml/h。

急性行经皮肝胆囊穿刺置管术，手术顺利，留置PTCD导管，可见脓性胆汁引流出，期间可见絮状物，送检胆汁培养。

【问题9】 此时如何进行休克的进一步的监测与评估？

答： 感染性休克经处理后需要反复评估患者循环状态，明确是否需继续进行液体复苏。然而，补液的前提条件是患者心功能能够耐受液体补给，能将液体转化为心排血量，以此提高氧输送，进而改善循环。因此需要针对此类患者进行血流动力学监测，以评估容量状态及心功能状态，利于指导液体管理。

知识点：感染性休克的监测与评估

一般临床监测：意识状态、肢体温度和色泽、血压、心率、尿量。

血流动力学指标监测：MAP（＞65mmHg）、CO、PAWP、SVRI等。

容量反应性指标：SVV、PPV、PLRT、腔静脉直径变异度等。

组织灌注监测：血乳酸＜4mmol/L、乳酸清除率、静动脉血二氧化碳分压差值（Pcv-aCO$_2$）＜6mmHg。

氧代谢监测：SvO$_2$＜65%提示病死率明显增加。ScvO$_2$与SvO$_2$有一定的相关性。

超声监测（如果有）。

入ICU 10小时后情况

入科10小时共补充液体4300ml，去甲肾上腺素80μg/min，血压101/58mmHg，CVP 12mmHg，血乳酸4.5mmol/L，尿量20ml/h。床旁行被动抬腿试验，结果阴性。给予充分镇痛镇静时患者呼吸急促，高流量吸氧60L/min，FiO$_2$ 60%，SpO$_2$较前有所下降，最低至92%，立即给予气管插管接呼吸机辅助通气，设置VCV＋PSV模式：Vt 420ml[6ml/kg（理想体重）]，PEEP 12cmH$_2$O，PS 10cmH$_2$O，FiO$_2$ 60%，监测SpO$_2$升高至95%，呼吸频率逐渐下降至20次/分。

【问题10】患者目前循环状态改善不理想，还需要做哪些调整？

答：患者经充分液体复苏以及血管活性药物干预后休克仍改善不理想，根据指南建议可给予氢化可的松200mg/d治疗。

知识点：糖皮质激素的使用（2016年SSC指南）

重症感染诱发相对性肾上腺皮质功能不全，可使用肾上腺皮质激素替代治疗。

如果充分的液体复苏和升压药治疗无法维持血流动力学稳定，建议行氢化可的松200mg/d静脉滴注治疗感染性休克患者。

【问题11】该患者出现呼吸功能障碍的原因是什么？应如何处理？

答：该患者出现呼吸功能障碍，可诊断为ARDS，考虑为肺外原因所致，治疗上需注意：

1. 呼吸功能支持：机械通气，维持氧合，积极肺复张，滴定合适的 PEEP，维持肺泡有效充张状态。详见本篇第一章。

2. 处理腹部因素：监测腹内压，积极灌肠，保证肠道通畅；提高床头，便于膈肌下移，利于肺容积的增加等。

3. 液体管理：维持血压，保证灌注的前提下可严格液体管理，尽量避免液体外渗加重肺泡水肿，不利于肺顺应性改善。

治疗经过

积极液体复苏＋血管活性药，血压仍未能稳定，按照 SSC 指南推荐，加用氢化可的松 200mg/d。

【问题 12】 器官功能支持与并发症处理。

答：由于感染性休克病理生理改变涉及全身各器官，常序惯性并发多个器官功能障碍，最常见的有 ARDS、AKI、脓毒症心肌病、脓毒症脑病、AGI、凝血功能障碍等。

知识点：感染性休克并发多器官功能损伤

肺：休克时肺毛细血管内皮细胞和肺泡上皮受损，表面活性物质减少，同时腹胀明显，膈肌上抬，容易并发 ARDS。

肾：由于有效循环容量减少，血压下降，儿茶酚胺分泌增加，肾脏入球血管痉挛和肾滤过率明显下降而发生少尿。休克和腹高压时，肾内血流重新分布并转向髓质，尿量减少；可导致皮质区的肾小管缺血坏死，发生 AKI。

心脏：心脏灌注压力降低，冠状动脉血流减少，导致的缺氧和酸中毒可造成心肌损害。心肌含有较丰富的黄嘌呤氧化酶系统，感染性休克时产生的缺血 - 再灌注损伤可导致脓毒症心肌病。

脑：由于脑灌注压和血流量下降将导致脑缺氧。缺氧、CO_2 潴留和酸中毒会引起脑细胞肿胀、血管通透性增加而导致脑水肿和颅内压升高。导致脓毒症脑病。

胃肠道：在发生低血压和低灌注时，机体为了保证心、脑等重要生命器官的灌注，首先减少内脏和皮肤等部位的灌注。肠黏膜细胞富含黄嘌呤氧化酶系统，在遭受缺血再灌注后，极易产生自由基损伤。缺血和再灌注损伤可导致胃肠道黏膜的糜烂、溃疡、出血、坏死和细菌及毒素易位。可导致 AGI 发生。

经治疗后目前情况

患者经过以上处理后病情逐渐改善。

1. 呼吸系统方面：经过机械通气以及充分液体管理后，患者氧合较前有所好转，呼吸功能逐渐改善。

2. 循环系统方面：感染逐渐控制，休克改善，去甲肾上腺素逐步停用，血压维持在平素水平，心率为 60～80 次 / 分，监测乳酸在 2.0mmol/L 以下，皮温暖。

3. 泌尿系统方面：患者尿量为 10～20ml/h，Scr 升高至 285μmol/L，BUN 38mmol/L，BE －16mmol/L，pH 7.2，诊断为 AKI，予 CRRT 治疗。感染控制休克改善后尿量逐渐增多，监测肌酐水平回落，CRRT 已停用。

4. 消化系统方面：腹腔内压力不高，肠道功能逐渐好转，留置鼻肠管可管饲肠内营养，无明显腹痛、腹胀等状态，大便性状未见明显异常。

本月后转外科进一步处理。

知识拓展

1. 2016 年 SSC 指南指出，不推荐感染性休克患者使用免疫增强剂治疗。

2. 对于粒细胞减少合并感染性休克时，建议不要行常规多种药物联合抗感染治疗。

3. 严重感染 / 感染性休克患者，抗生素治疗有效者疗程为 7～10 天即可。

4. 对于存在以下情况者，抗生素疗程可适当延长：免疫功能差、感染源不明确者、真菌感染者、金黄色葡萄球菌感染者等。

5. 降钙素原可用于指导经验性抗生素使用疗程。

参考文献

[1] Rhodes A，Evans LE， Alhazzani W，et al. Surviving Sepsis Campaign: International Guidelines for Management of Sepsis and Septic Shock: 2016. Intensive Care Med，2017，43（3）：304-377.

[2] Singer MD，Deutschman S，Seymour CW，et al. The Third International Consensus Definitions for Sepsis and Septic Shock（Sepsis-3）. JAMA，2016，315（8）：801-810.

直通陈敏英更新内容

（陈敏英）

第三章　心源性休克——急性心肌梗死

入院病例概要

现病史　患者男，68 岁，退休干部。因"胸痛 2 小时"就诊。患者于入院前 2 小时劳累后感胸骨后压榨性疼痛，无明显放射痛，伴胸闷、气促、头晕，无恶心、呕吐、腹痛、腹泻，无发热。10min 前患者渐出现烦躁，对答反应迟钝。

既往史　既往有高血压病史 15 年，最高血压 180/100mmHg，长期口服降压药治疗（氨氯地平 1 粒 / 日），平素血压 130/70mmHg。否认有糖尿病史，高脂血症病史不详。

个人史、家族史　吸烟史 30 余年，每日 20 支。否认家族史。

体格检查　体温 36.2℃，心率 108 次 / 分，呼吸 25 次 / 分，右侧上肢血压 88/50 mmHg，左侧上肢血压 78/46mmHg，SpO_2 94%（鼻导管吸氧 5L/min）；嗜睡状态；无鼻翼煽动及发绀；颈静脉无怒张；双肺呼吸音粗，两肺中下肺野可闻及少许湿啰音；心率 108 次 / 分，律齐，心音略低钝，未闻及奔马律，各瓣膜区未闻及病理性杂音；腹软，无压痛、反跳痛，未触及肝脾包块；双下肢不肿；四肢皮肤湿冷。

心电图检查　心电图示窦性心动过速，V2 ～ V6 导联 ST-T 呈弓背样抬高（图 3-1）。

实验室检查　心肌损伤标志物：肌红蛋白 > 500μg/L（正常 0 ～ 105μg/L），肌钙蛋白 I（cTnI）0.2μg/L（正常 0 ～ 0.4μg/L），肌酸激酶同工酶

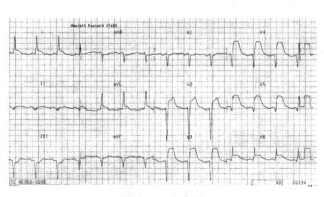

图 3-1　心电图

（CK-MB）2.2μg/L（正常 0～4μg/L）。B 型利钠肽（BNP）：258pg/ml。血常规：白细胞计数 11.6×10^9/L，中性粒细胞比值 80.2%。生化全套：血糖 6.6mmol/L，三酰甘油（TG）4.2mmol/L，总胆固醇（TC）6.1mmol/L，K^+ 3.5mmol/L。肝肾功能未查见异常。急诊动脉血气分析：pH 7.358，PaO_2 62.4mmHg（氧流量 5L/min），$PaCO_2$ 28.1mmHg，乳酸 3.2mmol/L。

患者病情危重，收住 ICU 抢救治疗，并请心血管内科医师急会诊。

【问题 1】考虑患者初步诊断是什么？诊断依据是什么？

答：该患者初步诊断为冠心病、急性广泛前壁心肌梗死、心源性休克（失代偿）、代谢性酸中毒、高血压病（很高危）、高脂血症。

根据患者典型胸痛症状、心电图示前壁 V2～V6 导联 ST-T 呈弓背样抬高和心肌损伤标志物肌红蛋白（+），结合老年男性、高血压病等冠心病危险因素，首先考虑诊断为冠心病、急性前壁 ST 段抬高型心肌梗死。

知识点：急性心肌梗死的诊断标准

血清心肌损伤标志物升高（至少超过 99% 正常参考值上限），并至少伴有以下一项临床指标：①持续缺血性胸痛症状；②新发生的缺血性心电图改变（新的 ST-T 改变或左束支传导阻滞）；③心电图病理性 Q 波形成；④超声心动图显示节段性室壁活动异常；⑤冠状动脉造影异常。

本例患者低血压，结合患者神志改变、尿量减少及血乳酸升高，考虑心肌梗死导致休克。

知识点：心源性休克的定义和诊断标准

心源性休克（cardiogenic shock，CS）是心脏泵功能衰竭，导致心排血量降低、微循环障碍而出现的休克。心源性休克可为 AMI 的首发表现，也可发生在急性期的任何时段。

CS 的临床诊断标准：（1）存在引起 CS 的病因。（2）全身低灌注表现，如肢体皮肤湿冷、尿量减少 [＜0.5ml/（kg·h）]、神志改变和血乳酸升高等。（3）血流动力学表现：①持续性（超过 30min）低血压（如收缩压＜ 90mmHg 或者低于基线水平 30mmHg，或者需要药物或机械支持使血压维持在 90mmHg 左右）；②心排血量显著下降，心脏指数（cardiac index，CI）严重降低 [＜ 2.2L/（min · m² ）]；③心室充盈压升高（肺动脉嵌压＞ 18mmHg 或右心室舒张末压＞ 10 ～ 15mmHg）。CS 诊断须排除其他原因引起的低血压，如低血容量、药物导致的低血压、心脏压塞等。

【问题 2】该患者还需要做哪些鉴别诊断？

答：首先需要与其他可引起胸痛的严重致命性疾病相鉴别。

1. 心绞痛

胸痛部位与 AMI 类似，但持续时间通常较短，一般不超过 30min；休息或含服硝酸甘油常在 1 ～ 2min 内缓解。发作期间心电图可一过性 ST-T 改变，发作间期恢复正常，且无心肌损伤标志物升高。

2. 主动脉夹层

向背部放射的严重撕裂样疼痛伴有呼吸困难或晕厥，但无典型的 STEMI 心电图变化者，应警惕主动脉夹层。

3. 急性肺栓塞

常表现为呼吸困难，胸痛，血压降低，低氧血症。CTA 为明确肺栓塞的一线检查方法。

4. 急腹症

急性胰腺炎、消化性溃疡穿孔、急性胆囊炎、胆石症等均可出现上腹部疼痛，伴恶心、呕吐及休克等。详细询问病史、体格检查、心电图和心肌损伤标志物等有助于诊断。

5. 心包炎

常表现为发热、胸膜刺激性疼痛，向肩部放射，前倾坐位时减轻，部分患者可闻及心包摩擦音，心电图表现 PR 段压低、ST 段呈弓背向下型抬高，无镜像改变。

6. 气胸

可以表现为急性呼吸困难、胸痛和患侧呼吸音减弱。胸部 X 线片和 CT 等可明确诊断。

上述这些疾病一般不出现 STEMI 的典型心电图特点和演变过程，亦不伴心肌损伤标志物动态变化。本例患者问诊提示胸痛性质符合心绞痛 – 心肌梗死性质，持续时间 2 小时，心电图检查发现胸前导联广泛 ST 段弓背向上抬高改变，对诊断具有确定意义。虽然心电图有显著变化，但 cTnI 仍正常，结合肌红蛋白升高，考虑可能由发病时间较短所致，故 cTnI 正常不能排除 AMI，建议间隔 1 ～ 2h 再次复查心肌损伤标志物，观察动态演变。患者此种心电图改变多见于左前降支近端病变导致的广泛前壁心肌缺血，病情凶险。

【问题 3】该患者目前需要哪些紧急处理？

答：目前急诊处理原则是保护和维持心脏功能，挽救濒死的心肌，防止梗死面积的扩大，缩小心肌缺血范围，积极循环支持，及时处理严重心律失常、泵衰竭和各种并发症，防止猝死。

积极循环支持和早期、快速及完全开通梗死相关动脉是改善 STEMI 伴 CS 患者预后的关键。应尽可能缩短患者就诊时间和院前检查、处理、转运所需的时间，尽早进行冠状动脉血运重建。应遵循 ABC（airway，breath，circulation）原则，并力争在 10 ～ 20min 内完成病史重点询问、临床检查和心电图检查，以早明确诊断。在典型缺血性胸痛和心电图 ST 段抬高已能确诊为 AMI 时，决不能因等待心肌损伤标志物检查结果而延迟再灌注治疗。

知识点：急性心肌梗死急诊处理策略

1. 吸氧。鼻导管或面罩吸氧，维持 SpO_2 98% ～ 100%。

2. 持续心电监护。力争在 10min 内完成 12 或 18 导联心电图检查，同时注意神志、出入量和末梢循环，以及时发现和处理心律失常、血流动力学异常。

3. 建立静脉通路，同时急诊抽血检测心肌标志物、血电解质、肝肾功能、血糖、动脉血气分析等。注意，溶栓治疗患者尽量避免动脉穿刺。

4. 吗啡镇痛。吗啡是 AMI 镇痛和治疗急性左心衰、肺水肿非常有效的药物。静脉通道一旦建立，立即给予吗啡，剂量为 2 ～ 5mg 静脉注射，必要时 5 ～ 15min 可重复，总量不宜超过 15mg。注意吗啡可引起低血压和呼吸抑制。

5. 硝酸酯类。硝酸甘油舌下含服或静脉泵入可增加冠脉血流量、降低心脏前负荷，适合于大多数 AMI 患者。收缩压＜ 90mmHg 或较基础血压降低＞ 30%、严重心动过缓（＜50次／分）或心动过速（＞100次／分）、拟诊右心室梗死的AMI患者慎用或忌用硝酸酯类药物。

6.抗血小板治疗。所有无禁忌证的AMI患者急诊均应立即口服水溶性阿司匹林或嚼服肠溶阿司匹林300mg，继以75～100mg/d长期维持。

7.循环支持。无肺水肿表现的患者，适当输注晶体液，30min左右静脉输注100～300ml。若血压上升，继续按照100～200ml/h补液。若补液治疗后血压无上升或下降，给予多巴酚丁胺泵入或静脉滴注。必要时可给予去甲肾上腺素。

8.若有直接PCI条件，应尽快通知胸痛中心介入小组和心导管室准备，直接进行冠状动脉造影，行球囊扩张或支架置入等治疗。

【问题4】该患者是否需要直接再灌注治疗？如何选择再灌注治疗策略？

答：该患者需要立即考虑紧急再灌注治疗。早期、快速和完全地开通梗死相关动脉，使心肌得到再灌注，挽救濒死的心肌或缩小心肌梗死的范围，是改善STEMI患者预后的关键。与NSTE-ACS相比较，STEMI的病理基础是血栓形成造成冠状动脉完全闭塞，因此尽早开通"罪犯"血管并挽救受损心肌是治疗的重要手段。

再灌注治疗包括溶栓治疗、经皮冠状动脉介入治疗（percutaneous coronary intervention，PCI）和冠状动脉旁路移植术（CABG）治疗，其中PCI作为有效再灌注的手段，其地位在不断提高。

必须指出，通过症状和心电图能够明确诊断STEMI的患者不需等待心肌损伤标志物和（或）影像学检查结果，而应尽早给予再灌注及其他相关治疗。

目前PCI已被公认为首选的最安全有效的恢复心肌再灌注的治疗手段，其效果较溶栓治疗更好，尤其适用于有溶栓治疗禁忌证的患者。包括直接PCI（不做溶栓治疗，直接施行PCI）、补救性PCI（溶栓治疗后闭塞动脉未再通，PCI作为补救治疗措施）等。

知识点：2012年制定的《中国经皮冠状动脉介入治疗指南》

我国对STEMI的再灌注策略主要建议如下：

建立院前诊断和转送网络，将患者快速转至可行直接PCI的中心，若患者被送到有急诊PCI设施但缺乏有足够资质医师的医疗机构，也可考虑让上级医院的医师（事先已建立好固定联系者）迅速到该医疗机构进行直接PCI。

急诊 PCI 中心须建立每天 24h、每周 7 天的应急系统，并能在接诊 90min 内开始直接 PCI；如无直接 PCI 条件，对于患者中无溶栓禁忌者应尽快行溶栓治疗，并考虑给予全量溶栓剂；除心源性休克外，PCI（直接、补救或溶栓后）应仅限于开通"罪犯"病变；在可行直接 PCI 的中心，应避免将患者在急诊科或监护病房进行不必要的转运。

对无血流动力学障碍的患者，应避免常规应用主动脉球囊反搏；对血流动力学不稳定的 AMI 患者，若有条件，急诊 PCI 治疗宜首先置入主动脉内球囊反搏。

STEMI 伴心源性休克患者不论发病时间，也不论是否曾行溶栓治疗，均应行紧急冠状动脉造影，若病变适宜，立即直接 PCI，建议处理所有主要血管的严重病变，达到完全血管重建；药物治疗后血流动力学不能迅速稳定者应用主动脉内球囊反搏支持。血流动力学不稳定或 CS 的 NSTE-ACS 建议紧急 CAG。

知识点：直接 PCI

适应证：①胸痛发病 12h 内伴持续 ST 段抬高或新发生的左束支完全阻滞患者行直接 PCI；②发病 > 12h 仍有胸痛或不适和持续 ST 段抬高或新发生的左束支完全阻滞，或合并心力衰竭、血流动力学不稳定患者，直接 PCI 是合理的；③发病 12 ~ 24h 已无明显症状但有持续 ST 段抬高或新发生的左束支完全阻滞或高危患者可考虑行直接 PCI。

一般患者优先选择经桡动脉径路，重症患者可考虑经股动脉入路。常规支架置入，首选药物洗脱支架（DES）。除心源性休克或梗死相关动脉 PCI 后仍有持续性缺血外，应仅对梗死相关动脉病变行直接 PCI。对于发病超过 24h、无心肌缺血、血流动力学和心电稳定的患者不宜行直接 PCI。

溶栓后 PCI：溶栓后尽早将患者转运到有 PCI 条件的医院，溶栓成功者于 3 ~ 24h 内进行冠状动脉造影和血运重建治疗；溶栓失败者尽早实施挽救性 PCI。溶栓治疗后无心肌缺血症状或血流动力学稳定者不推荐紧急 PCI。

本例患者诊断为冠心病、STEMI、CS，考虑前降支病变可能性大。患者 STEMI 时间约为 2h，目前出现 CS，存在血流动力学障碍，具有直接 PCI 指征，拟准备对冠状动脉病变包括梗死相关血管和非梗死相关血管行直接 PCI，置入支架。该患者血流动力学不稳定，准备置入 IABP。鉴于本院开展 PCI 经验尚不充分，上级医院到达时间约在 2h 内，积极术前准备，包括 IABP，并请上级医院协助指导进行直接 PCI，并准备处理所有主要血管的严重病变。注意，临床上对于无血流动力学障碍的 STEMI 患者，不应对非梗死相关血管进行急诊 PCI，也不推荐常规使用主动脉内球囊反搏。

【问题 5】该患者除可进行 PCI 治疗外，还有哪些治疗方案？

答：目前除 PCI 外还可以选择溶栓治疗以及冠状动脉搭桥手术。

溶栓治疗是通过溶解动脉中的新鲜血栓使血管再通，从而部分或完全恢复组织和器官的血流灌注。对发病 3h 内的患者，溶栓治疗的即刻疗效与直接 PCI 基本相似；有条件时可在救护车上开始溶栓治疗。

不具备 PCI 条件的医院，对有适应证的 STEMI 患者，静脉内溶栓仍是较好的选择。对发病 3h 内的患者，溶栓治疗的即刻疗效与直接 PCI 基本相似。建议有条件时可在救护车上开始溶栓治疗。

知识点：溶栓治疗的适应证和禁忌证

若无直接 PCI 条件时，出现以下情况可选择溶栓治疗：①发病 12h 以内，预期至 PCI 时间延迟大于 120min，无溶栓禁忌证；②发病 12 ~ 24h 仍有进行性缺血性胸痛和至少 2 个胸前导联或肢体导联 ST 段抬高 > 0.1mV，或血流动力学不稳定的患者。

溶栓治疗绝对禁忌证：①既往脑出血史或不明原因的卒中；②已知脑血管结构异常；③颅内恶性肿瘤；④ 3 个月内缺血性卒中（不包括 4.5h 内急性缺血性卒中）；⑤可疑主动脉夹层；⑥活动性出血；⑦ 3 个月内严重头部闭合伤或面部创伤；⑧ 2 个月内颅内或脊柱内外科手术；⑨严重未控制的高血压 [收缩压 > 180mmHg 和（或）舒张压 > 110mmHg，对紧急治疗无反应]。相对禁忌证：①年龄≥ 75 岁；② 3 个月前有缺血性卒中；③创伤（3 周内）或持续（> 10min）心肺复苏；④ 3 周内接受过大手术；⑤ 4 周内有内脏出血；⑥近期（2 周内）不能压迫止血部位的大血管穿刺；⑦妊娠；⑧不符合绝对禁忌证的已知其他颅内病变；⑨活动性消化性溃疡；⑩正在使用抗凝药物 [国际标准化比值（INR）水平越高，出血风险越大]。

计划进行直接 PCI 前不推荐溶栓治疗；NSTEMI（除正后壁心肌梗死或合并 aVR 导联 ST 段抬高）者不应采取溶栓治疗；STEMI 发病超过 12h，症状已缓解或消失的患者不应给予溶栓治疗。

当 STEMI 患者出现持续或反复缺血、心源性休克、严重心力衰竭，而冠状动脉解剖特点不适合行 PCI 或出现心肌梗死机械并发症而需外科手术修复时，可选择急诊 CABG。

本例患者为 STEMI 合并 CS，具备直接再灌注适应证，且在再灌注治疗时间窗内。该患者在导管室置入 IABP 后，在上级医院医师协助指导下，冠状动脉造影显示左前降支近开口处 95% 狭窄，右冠状动脉近端 70% 狭窄，随后对两处冠状动脉病变进行球囊扩张和置入支架。患者直接 PCI 后携带 IABP 转入 ICU 加强监护和治疗。

入 ICU 1 小时后情况

患者感胸痛基本缓解，稍感头晕、胸闷，无呼吸困难。入科查体：体温 37.5℃，呼吸 22 次/分，右上肢血压 110/72mmHg[多巴胺 8μg/（kg·min），多巴酚丁胺 5μg/（kg·min）]，脉氧 97%（鼻导管吸氧 5L/min）；神志清楚，稍烦躁；无鼻翼煽动及发绀；颈静脉无怒张；双肺呼吸音粗，两下肺可闻及中小水泡音；心率 110 次/分，律齐，心音略低钝，各瓣膜区未闻及病理性杂音；腹软，无压痛、反跳痛，未触及包块；双下肢不肿，四肢皮肤温度基本正常。

心电图复查示：窦性心律，V2～V6 导联 ST 段明显回落（图 3-2）。

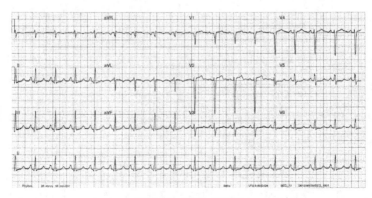

图 3-2　复查心电图

复查实验室结果：PCI 术后 1.5h 心肌损伤标志物：肌红蛋白 > 500μg/L，cTnI 5.32μg/L，CK-MB 58.0μg/L。BNP：628pg/ml。血常规：白细胞计数 14.2×10⁹/L，

中性粒细胞比值 83.1%，Hb 132g/L。生化全套：ALT 38U/L，AST 58U/L，Bun 7.77mmol/L，Cr 132μmol/L，血糖 8.6mmol/L，TG 3.9mmol/L，TC 4.9mmol/L，K^+ 3.4mmol/L。凝血功能检查示：PT 16s，APTT 55s，INR 1.3，D-二聚体 1235μg/L。动脉血气分析：pH 7.478，PaO_2 89.4mmHg（氧流量 5L/min），$PaCO_2$ 25.9mmHg，乳酸 3.2mmol/L。

床旁超声心动图示 LVEF 45%，节段性室壁运动异常，左心房增大，二尖瓣轻度反流，肺动脉高压（轻度），左心收缩功能降低。

患者 PCI 术后置入 PiCCO 监测显示：PCCI 2.9L/（min·m^2），GEF 18%，ITBI 960ml/m^2，SVV 12%，EVLW 8.0ml/kg，SVRI 1960dyn·s·cm^{-5}·m^2。

【问题6】患者如何进行心功能评估？

答：发生于急性心肌梗死时的心力衰竭称为泵衰竭，目前建议采用 Killip 分级法和（或）Forrester 心泵功能分级法评估心功能。该患者存在 CS，且多次查体均可闻及双下肺中小水泡音，符合 Killip 心泵功能分级法和 Forrester 心泵功能分级 IV 级。

急性心肌梗死时，重度左心衰竭或肺水肿与心源性休克同样是左心室排血功能障碍所引起的。在血流动力学上，肺水肿是以左心室舒张末压及左心房压与肺动脉楔嵌压的增高为主，而对于休克则心排血量和动脉压的降低更为突出，心排血指数比左心衰竭时更低。因此，心源性休克较左心衰竭更严重。此两者可以不同程度合并存在，是泵衰竭的最严重阶段。

知识点：急性心肌梗死 Forrester 和 Killip 心泵功能分级法（表3-1、表3-2）

表3-1　急性心肌梗死 Forrester 心泵功能分级法

分类	分类依据
I 类	无肺淤血，亦无周围灌注不足；肺动脉楔嵌压和心排血指数正常
II 类	单有肺淤血，肺动脉楔嵌压增高（PAWP > 18mmHg），心排血指数正常 [CI > 2.2L/（min·m^2）]
III 类	单有周围灌注不足；肺动脉楔嵌压正常（PAWP < 18mmHg），心排血指数降低 [CI < 2.2L/（min·m^2）]。这类主要与血容量不足引起的心动过缓有关，可见于右心室梗死
IV 类	合并有肺淤血和周围灌注不足；肺动脉楔嵌压增高（PAWP > 18mmHg），心排血指数降低 [CI < 2.2L/（min·m^2）]

表 3-2　急性心肌梗死 Killip 心泵功能分级法

级别	分级依据
I 级	无明显的心力衰竭
II 级	有左心衰竭，肺部啰音＜ 50% 肺野，奔马律，窦性心动过速或其他心律失常，静脉压升高，有肺淤血的 X 线表现
III 级	肺部啰音＞ 50% 肺野，可出现急性肺水肿
IV 级	心源性休克，有不同阶段和程度的血流动力学障碍

【问题 7】患者在介入治疗后还需要哪些处理？

答：治疗原则为维持循环，缩小心肌缺血范围，防止梗死面积扩大，保护和维持心脏功能，及时处理泵衰竭、心律失常和各种并发症，防止猝死。

循环功能支持主要包括三部分，即液体管理、使用血管活性药物及机械辅助。

1. 液体管理

血流动力学监测下仔细评估前负荷，可考虑放置 PAC 或 PiCCO，特别是 CS 合并 ARDS。如果无血流动力学监测条件，可根据临床表现或超声来调整补液。

补充液体通常选用 5% 葡萄糖溶液。有明显液体丧失、PAWP 显著降低者可输生理盐水或血浆蛋白、低分子右旋糖酐等。低蛋白血症（＜ 30g/L）患者需补充白蛋白，但需注意输注速度。如血压低，心率及肺部啰音增加明显，加用多巴酚丁胺或 IABP 辅助。

右心室梗死合并心源性休克者面临的首要问题是要维持右心室足够的前负荷，因此在闭塞的右冠状动脉血运重建之前要补足液体量，以免再灌注时的血压显著下降。

2. 使用血管活性药

血管活性药物包括正性肌力药物和舒缩血管药物。正性肌力药物可增加心肌收缩力、心率，但也增加心肌氧耗，增加心肌做功，可能使心肌缺血恶化、器官严重缺血。使用时需谨慎。

多巴酚丁胺主要通过兴奋 β_1 受体和 β_2 受体，产生剂量依赖性的正性肌力和变时作用，并反射性降低交感紧张，从而降低血管阻力。对于收缩压＞ 70mmHg 的泵衰竭患者，多巴酚丁胺是首选的正性肌力药物。小剂量多巴酚丁胺的净效应为降低外周血管阻力，减轻心脏后负荷，增加心排血量，大剂量的可引起血管收缩，心率增快。使用多巴酚丁胺时，只要调整剂量使心率不显著增快，该药不会增大心肌梗死范围和诱发心律失常。

多巴胺在低剂量时主要刺激多巴胺受体，扩张动脉床；中剂量时激动 β 受体，增加心率和心肌收缩力；高剂量时则主要激动 α 受体，收缩外周血管。多巴胺可增加 CO，收缩外周血管，但容易诱发心律失常，需谨慎使用。

肾上腺素对 $β_1$、$β_2$ 和 α 受体均有较高的亲和力，可以提高血压和心脏指数，但被作为二线升压药使用。

地高辛起效缓慢，增加心肌收缩力作用相对较弱，在 CS 中作用不大，AMI 后24h 内禁用。

经过适量补充液体和使用多巴酚丁胺均无法维持血压及器官的灌注时，应考虑选用缩血管药物，如去甲肾上腺素等，以保证心、脑、肾等器官灌注。

3. 机械辅助

IABP 舒张早期气囊充气，舒张压升高，可增加冠状动脉及脑血供。舒张末期气囊放气，后负荷突然减少会增加 CO，不增加心肌氧耗，不导致低血压状态恶化。CS特别是伴有室间隔破裂或者急性二尖瓣大量反流者，应尽快使用 IABP，争取手术机会。血运重建治疗术前置入 IABP 有助于稳定血流动力学状态，但对远期病死率的作用尚有争论。

经皮左心室辅助装置可部分或完全替代心脏的泵血功能，有效地减轻左心室负担，保证全身组织、器官的血液供应，但其治疗的有效性、安全性以及是否可以普遍推广等相关研究证据仍较少。

顽固心源性休克患者经常规药物治疗无明显改善时，有条件的可应用左心室辅助装置，如体外模式人工肺氧合器（extracorporeal membrane oxygenation，ECMO）/ 心室辅助泵（如可置入式电动左心辅助泵、全人工心脏）。短期循环呼吸支持（如应用ECMO）可明显改善预后。

当血流动力学平稳，超声心动示左心室射血分数 EF＞0.40，血管活性药物多巴胺＜10μg/（kg·min）和（或）肾上腺素＜0.1μg/（kg·min），血气分析等指标证实心、肺功能基本恢复并有一定储备时，逐渐减少流量，终止 ECMO；同时酌情增加血管活性药物用量。

【问题8】临床中有哪些药物可改善心肌缺血？

答：临床中可改善心肌缺血的药物如下：

1. β 受体阻滞剂

β 受体阻滞剂有利于缩小心肌梗死面积，减少复发性心肌缺血、再梗死、心室颤动及其他恶性心律失常，对降低急性期病死率有肯定的疗效。无禁忌证的 STEMI 患者应在发病后 24h 内常规口服 β 受体阻滞剂。

建议口服美托洛尔，从低剂量开始，逐渐加量。若患者耐受良好，2～3d 后换用相应剂量的长效控释制剂。

以下情况时需暂缓或减量使用 β 受体阻滞剂：①心力衰竭或低心排血量；②心源性休克高危患者（年龄＞70 岁、收缩压＜120mmHg、窦性心率＞110 次 / 分）；③其他相对禁忌证：P-R 间期＞0.24s、二度或三度 AVB、活动性哮喘或反应性气道疾病。

发病早期有 β 受体阻滞剂使用禁忌证的 STEMI 患者，应在 24h 后重新评价并尽早使用；STEMI 合并持续性房颤、心房扑动并出现心绞痛，但血流动力学稳定时，可使用 β 受体阻滞剂；STEMI 合并顽固性多形性室性心动过速（室速），同时伴交感兴奋电风暴表现者，可选择静脉 β 受体阻滞剂治疗。

2. 硝酸酯类

静脉滴注硝酸酯类药物用于缓解缺血性胸痛、控制高血压或减轻肺水肿。如患者收缩压＜90mmHg 或较基础血压降低＞30%、严重心动过缓（＜50 次 / 分）或心动过速（＞100 次 / 分）、拟诊右心室梗死的 STEMI 患者不应使用硝酸酯类药物。

静脉滴注硝酸甘油应从低剂量（5～10μg/min）开始，酌情逐渐增加剂量（每5～10min 增加 5～10μg），直至症状控制、收缩压降低 10mmHg（血压正常者）或30mmHg（高血压患者）的有效治疗剂量。在静脉滴注硝酸甘油的过程中，应密切监测血压（尤其大剂量应用时），如出现心率明显加快或收缩压≤90mmHg，应降低剂量或暂停使用。静脉滴注二硝基异山梨酯的剂量范围为 2～7mg/h，初始剂量为30μg/min，如滴注 30min 以上无不良反应则可逐渐加量。静脉用药后可过渡到口服药物维持。

使用硝酸酯类药物时可能出现头痛、反射性心动过速和低血压等不良反应。如硝酸酯类药物造成血压下降而限制 β 受体阻滞剂的应用时，则不应使用硝酸酯类药物。此外，硝酸酯类药物会引起青光眼患者眼压升高；24h 内曾应用磷酸二酯酶抑制剂（治疗勃起功能障碍）的患者易发生低血压，应避免使用。

3. 钙拮抗药

不推荐 STEMI 患者使用短效二氢吡啶类钙拮抗药。对无左心室收缩功能不全或 AVB 的患者，为缓解心肌缺血、控制房颤或心房扑动的快速心室率，如果 β 受体阻滞剂无效或禁忌使用（如支气管哮喘），则可应用非二氢吡啶类钙拮抗药。STEMI 后合并难以控制的心绞痛时，在使用 β 受体阻滞剂的基础上可应用地尔硫䓬。STEMI 合并难以控制的高血压的患者，可在血管紧张素转换酶抑制剂（ACEI）或血管紧张素受体阻滞剂（ARB）和 β 受体阻滞剂的基础上应用长效二氢吡啶类钙拮抗药。

【问题 9】该患者如何进行抗栓治疗？

答：STEMI 的主要原因是冠状动脉内易损斑块破裂诱发血栓性阻塞。因此，抗栓治疗（包括抗血小板和抗凝治疗）十分必要。

1. 抗血小板治疗

（1）阿司匹林

通过抑制血小板环氧化酶使血栓素 A_2 合成减少，达到抗血小板聚集的作用。所有无禁忌证的 STEMI 患者均应立即口服水溶性阿司匹林或嚼服肠溶阿司匹林 300mg，继以 75 ～ 100mg/d 长期维持。

（2）二磷酸腺苷（ADP）受体拮抗药

其作用机制为干扰 ADP 介导的血小板活化。氯吡格雷为前体药物，需肝脏细胞色素 P450 酶代谢形成活性代谢物。替格瑞洛和普拉格雷具有更强和快速抑制血小板的作用，且前者不受基因多态性的影响。

STEMI 直接 PCI（特别是置入 DES）患者，应给予氯吡格雷 600mg 负荷量，以后为 75mg/ 次，每日 1 次，至少 12 个月；或给予替格瑞洛 180mg 负荷量，以后为 90mg/ 次，每日 2 次，至少 12 个月。肾功能不全（肾小球滤过率＜ 60ml/min）的患者无需调整剂量。

STEMI 静脉溶栓患者，如年龄≤ 75 岁，应给予氯吡格雷 300mg 负荷量，以后为 75mg/d，维持 12 个月。如年龄＞ 75 岁，则给予氯吡格雷 75mg，以后为 75mg/d，维持 12 个月。

挽救性 PCI 或延迟 PCI 时，ADP 受体拮抗药的应用与直接 PCI 相同。未接受再灌注治疗的 STEMI 患者可给予任何一种 ADP 受体拮抗药，正在服用 ADP 受体拮抗剂而拟行 CABG 的患者应在术前停用 ADP 受体拮抗药，择期 CABG 需停用氯吡格雷至少 5d，急诊时至少停用 24h；择期 CABG 需停用替格瑞洛 5d，急诊时至少停用 24h。

（3）血小板糖蛋白（glycoprotein，GP）IIb/IIIa 受体拮抗药

在有效的双联抗血小板及抗凝治疗情况下，不推荐 STEMI 患者造影前常规应用 GP IIb/IIIa 受体拮抗药。高危患者或造影提示血栓负荷重、未给予适当负荷量 ADP 受体拮抗药的患者可静脉使用替罗非班或依替巴肽。直接 PCI 时，冠状动脉内注射替罗非班有助于减少无复流、改善心肌微循环灌注。

2. 抗凝治疗

（1）直接 PCI 患者

静脉推注普通肝素（70 ～ 10U/kg），维持活化凝血酶时间（activated clotting time，ACT）250 ～ 300s。联合使用 GP IIb/IIIa 受体拮抗药时，静脉推注普通肝素（50 ～ 70U/kg），维持 ACT 200 ～ 250s。出血风险高的 STEMI 患者，单独使用比伐卢定优于联合使用普通肝素和 GP IIb/IIIa 受体拮抗药。使用肝素期间应监测血小板计数，及时发现肝素诱导的血小板减少症。

（2）静脉溶栓患者

应至少接受 48h 抗凝治疗（最多 8d 或至血运重建）。建议：①静脉推注普通肝素 4000U，继以 1000U/h 滴注，维持 APTT 1.5 ～ 2.0 倍（50 ～ 70s）；②根据年龄、体质量、肌酐清除率（CrCl）给予依诺肝素。年龄＜ 75 岁的患者，静脉推注 30mg，继以每 12h 皮下注射 1mg/kg（前 2 次最大剂量 100mg）；年龄＞ 75 岁的患者仅需每 12h 皮下注射 0.75mg/kg（前 2 次最大剂量 75mg）。如 CrCl ＜ 30ml/min，则不论年龄，每 24h 皮下注射 1mg/kg。

（3）溶栓后 PCI 患者

可继续静脉应用普通肝素，根据 ACT 结果及是否使用 GP IIb/IIIa 受体拮抗药调整剂量。对已使用适当剂量依诺肝素而需 PCI 的患者，若最后一次皮下注射在 8h 之内，PCI 前可不追加剂量，若最后一次皮下注射在 8 ～ 12h 之间，则应静脉注射依诺肝素 0.3mg/kg。

（4）发病 12h 内未行再灌注治疗或发病＞ 12h 的患者

须尽快给予抗凝治疗，磺达肝癸钠有利于降低病死率和再梗死率，而不增加出

血并发症。

【问题 10】如何降脂治疗？

答：他汀类药物除调脂作用外，还具有抗炎、改善内皮功能、抑制血小板聚集的多效性。因此，所有无禁忌证的 STEMI 患者入院后应尽早开始他汀类药物治疗，且无需考虑胆固醇水平。

本例患者在入 ICU 后血压、心率等基本稳定情况下，逐步降低 IABP 辅助，患者 PiCCO 示 CI 恢复至 3.5L/（min·m^2）左右，于第 3 天拔出 IABP。本例患者入 ICU 后即开始口服阿托伐他汀钙，第 2 天开始减少多巴酚丁胺剂量，患者血流动力学基本稳定，第 3 天停用血管活性药及正性肌力药，开始加用小剂量 ACEI 和 β 受体阻滞剂治疗。

入 ICU 后第 3 天情况

患者转入 ICU 后第 3 天下床解大便突发心悸、胸闷，位于胸前区，持续数分钟，稍感气促。无晕厥、抽搐、意识障碍，无明显胸痛，亦无其他明显特异性伴随症状。

体格检查：体温 37.1℃，脉搏 155 次 / 分，呼吸 24 次 / 分，血压 108/66mmHg，脉氧 96%（鼻导管吸氧 4L/min）；神志清楚，烦躁；无鼻翼煽动及发绀；颈静脉无怒张；双肺呼吸音稍粗，两下肺底少许细湿啰音；心率 155 次 / 分，律尚齐，心音略低钝，A$_2$ = P$_2$，各瓣膜区未闻及病理性杂音；腹软，无压痛、反跳痛；双下肢不肿。

心电图示宽 QRS 心动过速（图 3-3）。

实验室检查结果：肌红蛋白 66μg/L，cTnI 1.46μg/L，CK-MB 12.5μg/L。BNP：478pg/ml。血常规：白细胞计数 8.46×10^9/L，中性粒细胞比值 76.1%，Hb、血小板正常。生化全套：ALT 16U/L，AST 48U/L，Bun 6.76mmol/L，Cr 96.2μmol/L，血糖 8.0mmol/L，K$^+$ 3.6mmol/L。D-二聚体 857μg/L。动脉血气分析：pH 7.433，PaO$_2$ 111.4mmHg，PaCO$_2$ 32.8mmHg，乳酸 2.2mmol/L。

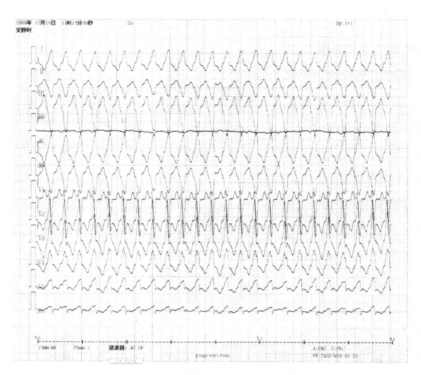

图 3-3　患者入 ICU 第 3 天的心电图

【问题 11】患者目前病情改变的可能原因是什么？

答：患者冠心病、STEMI 诊断明确，虽已行 PCI 等治疗，但患者活动中突感胸闷、心悸；查体示心动过速；心电图示宽 QRS 的心动过速，可基本确定为快速性室性心律失常。

知识点：AMI 合并心律失常判断流程

1. 心律失常类型：①是快速性心律失常还是缓慢性心律失常？②快速性心律失常者是窄 QRS 波还是宽 QRS 波？窄 QRS 心动过速一般系室上性心动过速（窦性、房性、房室交接性），而宽 QRS 波心动过速以室性心动过速最为常见，也可见于快速室上性心律失常伴有束支或室内传导阻滞、房室旁路前传。若有室房分离，则可明确为室性心动过速。③宽 QRS 心动过速是非持续性还是持续性？前者通常持续时间不超过在 30s，后者通常超过 30s。④宽 QRS 心动过速 QRS 波形需要明确是单形性还是多形性（尖端扭转性室速等）。通常 QT 间期正常的多形性室性心动过速较 QT 间期延长的多形性室性心动过速多见，常见于器质性心脏病。合并心肌缺血、心力衰竭、低氧血症及其他诱发因素者出现短阵多形性室性心动过速，常是出现严重心律失常的征兆。持续性多形性室性心动过速可蜕变为心室扑动或心室颤动，而心室颤动或无脉性室性心动过速是心跳骤停的常见形式。

2. 血流动力学改变：持续性室速易诱发明显血流动力学障碍和心肌缺血，如低血压、晕厥、心绞痛、心力衰竭、休克等，甚至室颤。血流动力学不稳定考虑直接同步电复律。若血流动力学稳定者，可通过询问病史，查阅可及的既往病历，了解既往发作情况、诊断和治疗措施，协助诊治。

本例患者考虑为冠心病、AMI 基础上并发持续性单形性室性心动过速。患者目前神志清楚，但血压趋于下降，心律失常需要紧急处理。事实上，心肌梗死伴有新发生的宽 QRS 波心动过速，极可能为室性心动过速。AMI 时有可能发生室性心动过速 / 心室颤动风暴，后者指 24h 内自发的室性心动过速 / 心室颤动 ≥ 2 次，并需紧急治疗的临床症候群。

【问题 12】目前患者病程中这种病情的改变需要与哪些情况鉴别？

答：需要与急性心力衰竭、机械并发症及肺栓塞、感染等鉴别。

1. 急性左心衰

AMI 患者突发胸闷、心悸、气促需要考虑急性左心衰、肺水肿。体格检查、BNP 及胸部 X 线片、超声心动图等有助于鉴别诊断。

2. 急性肺栓塞

可表现为胸闷、胸痛、咯血、气促等。体检有右心过负荷表现，如 P2 音亢进。心电图可出现 $S_I Q_{III} T_{III}$ 表现。超声心动图可发现肺动脉高压、右心室扩大和右心室负荷增加表现。CTA 对亚段以上肺栓塞具有确诊价值。

3. AMI 机械并发症

AMI 机械并发症多发生于第 1 周，可出现室间隔破裂、乳头肌断裂等。体格检查可能闻及新出现的心脏杂音。超声心动图等可明确诊断。

4. 感染

患者有感染病灶，出现发热、血常规升高、PCT 升高等表现。

【问题 13】患者的室性心动过速如何处理？

答：对于这类心律失常处理的紧急程度，取决于血流动力学状况。若血流动力学状态不稳定（包括进行性低血压、休克、急性心力衰竭、进行性缺血性胸痛、晕厥、意识障碍等），需要在加强基础疾病的治疗的基础上，进行控制诱发因素、抗心律失常治疗，尽快稳定循环。

严重血流动力学障碍者，需立即纠正心律失常。对快速心律失常应采用电复律，见效快又安全。电复律不能纠正或纠正后复发者，需兼用药物。对于心动过缓者，需使用提高心率的药物或置入临时起搏治疗。对于血流动力学相对稳定者，根据临床症状、心律失常性质，选用适当治疗策略，必要时可观察。

值得注意的是，心律失常在血流动力学不稳定时不应苛求完美的诊断流程，而应追求抢救治疗的效率。宽 QRS 波心动过速，若无室房分离或无法判断，不要求急性情况下精确诊断，可按照室性心动过速处理。

知识点：室性心律失常的处理原则

1. 原发病处理。应积极纠正病因和诱因，如对急性冠状动脉综合征患者纠正缺血，有利于控制室性心律失常。

2. 纠正诱发因素。如有电解质紊乱和酸碱失衡，应积极静脉及口服补钾，将血钾维持在 4.0 ～ 5.0mmol/L。

3. 选择恰当的抗心律失常药物治疗。

【问题 14】该患者适合哪类抗心律失常药物？

答：抗心律失常药物的选择需要依据心律失常的种类而定。STEMI 急性期持续性和（或）伴血流动力学不稳定的室性心律失常需要及时处理。

单形性室速伴血流动力学不稳定或药物疗效不满意时，也应尽早采用同步直流电复律。对于室速经电复律后仍反复发作的患者建议静脉应用胺碘酮联合 β 受体阻滞剂治疗。①胺碘酮通常作为首选。静脉胺碘酮应使用负荷量加维持量的方法，应用的剂量、持续时间因人及病情而异。静脉应用一般为 3 ～ 4 天，病情稳定后逐渐减量。但减量过程中，若室性心动过速复发，常为胺碘酮累积剂量不足所致，可静脉或口服再负荷，并适当增加维持剂量。若有口服胺碘酮的指征，可于当天开始静脉使用，起始剂量为 200 mg/ 次，每日 3 次。静脉使用的早期，应尽早取血查甲状腺功能、肝功能、胸部 X 线片，除外胺碘酮应用的禁忌证。静脉使用胺碘酮的第 2 天起应每日复查肝功能。一旦出现明显肝功能改变，应减量或停药，并给予保肝治疗。胺碘酮的输注最好选择中心静脉，也可选择较大外周静脉，应用套管针，以减少静脉炎。胺碘酮溶液的配制应使用葡萄糖注射液，不应用盐水或其他溶液。②利多卡因只在胺碘酮不适用或无效时，或合并心肌缺血时作为次选药。近年来应用减少。

偶尔出现短阵多形性室性心动过速，没有严重的血流动力学障碍者，可观察或口服 β 受体阻滞剂治疗，一般不需静脉抗心律失常药物。

室性心律失常处理成功后不需长期应用抗心律失常药物，但长期口服 β 受体阻滞剂将提高 STEMI 患者远期生存率。

入 ICU 后第 5 天情况

患者用力排便时突发意识障碍，呼之不应，床旁心电监测提示心室颤动，心率及血压无法测出。

【问题 15】患者此时出现心室颤动，继续给予什么处理？

答：心室颤动 / 无脉性室性心动过速均属于心跳骤停的范畴，需要紧急给予高质量的心肺复苏。尽早电复律。一旦取得除颤器，立即予以最大能量（双相波 200J，单相波 360J）非同步直流电复律。电复律后立即重新恢复 CPR，直至 5 个周期的按压与通气（30 ： 2）后再判断循环是否恢复，确定是否需再次电复律。

在 CPR 和电复律后，可开始建立静脉通道，考虑药物治疗。

1. 行至少 1 次电复律和 2min CPR 后心室颤动 / 无脉室性心动过速仍持续时，可静脉应用肾上腺素，之后再次电复律。

2. 对于使用 CPR、电复律和肾上腺素无效时，可快速静脉推注胺碘酮，之后再次电复律。

3. 在无胺碘酮或不适用时，可用利多卡因。

4. 必要时可考虑静脉推注硫酸镁，主要适用于尖端扭转性室性心动过速。其他类型心律失常不推荐使用。

5. 心室颤动或室性心动过速终止后，应进行复苏后处理，并处理心跳骤停的病因及诱因。

当患者 24h 内自发 2 次或 2 次以上心室颤动或快速室性心动过速时，可诊断为交感风暴。静脉注射 β 受体阻滞剂是治疗多形性室性心动过速的有效药物，也可静脉注射胺碘酮或两药合用。与交感风暴不同，顽固性心室颤动是指心室颤动发生后连续 3 次高能量的直流电除颤无效者，发生时可迅速推注胺碘酮负荷量 300mg，需要时再追加 150mg。

血流动力学障碍的快速性心律失常建议立即同步直流电复律。同步直流电复律的适应证：心房颤动、阵发性室上性心动过速、阵发性室性心动过速，尤其适用于伴心绞痛、心力衰竭、血压下降等血流动力学障碍及药物治疗无效者。

【问题 16】该患者需要行起搏器植入术吗？

答：患者病情危重，无法转运进行永久起搏器植入，因此出现以下情况时则可选择进行临时起搏术。

1. 血流动力学障碍的缓慢性心律失常。

2. 长间歇依赖的尖端扭转性室性心动过速。

3. 终止某些持续单形性室性心动过速。

入 ICU 后第 9 天情况

患者生命体征改善，逐渐停用血管活性药物，心电稳定，转入心内科普通病房，1 周后出院。

【问题 17】患者出院前后需要注意哪些问题？

答：1. 出院前评估：如心电图、心脏超声、动态心电图等。

2. AMI 患者出院前，应根据具体情况制定详细、清晰的出院后随访计划，包括药物治疗的依从性和剂量调整、定期随访、饮食干预、心脏康复锻炼、精神护理、戒烟计划，以及对心律失常和心力衰竭的评估等。

3. 应积极采用可改善预后的药物治疗（ACEI 或 ARB、β 受体阻滞剂、阿司匹林联合 ADP 受体阻滞剂、醛固酮受体拮抗药、他汀类药物）。

4. 二级预防包括非药物干预和药物治疗。需保持合理膳食、适量运动、戒烟限酒、心理健康。体力运动应循序渐进，避免诱发心绞痛和心力衰竭。

5. 随访。一般性随访应每 1 ～ 2 个月一次，内容包括：①了解患者的基本状况；

②药物应用的情况（顺从性和不良反应）；③体检：肺部啰音、水肿程度、心率和节律等。重点随访每 3 ～ 6 个月一次，除一般性随访中的内容外，还应做心电图、生化检查、BNT-proBNP 检测，必要时做胸部 X 线和超声心动图检查。

知识拓展

1.急性冠状动脉综合征的相关基本概念

急性冠状动脉综合征（acute coronary syndrome，ACS）是冠心病的危重状态，是以冠状动脉粥样硬化斑块破裂或糜烂，继发闭塞或非闭塞性血栓形成为病理基础，以胸痛为主要表现的一组临床综合征。ACS 包括不稳定心绞痛（unstable angina，UA）和急性心肌梗死（acute myocardial infarction，AMI）。

按照心电图上 ST 段是否抬高，AMI 又分为 ST 抬高型心肌梗死（ST elevation myocardial infarction，STEMI）和非 ST 抬高型心肌梗死（non-ST elevation myocardial infarction，NSTEMI）。前者多发展为 Q 波型心肌梗死（QMI），后者多发展为非 Q 波型心肌梗死（NQMI）。随着 STEMI 早期溶栓或 PCI 等再灌注治疗技术的提高，病理性 Q 波的发生率明显下降。

同样，按照心电图上 ST 段是否抬高，ACS 分为非 ST 抬高型 ACS（non-ST elevation ACS，NSTE-ACS）和 ST 抬高型 ACS（ST elevation ACS，STE-ACS）（图3-4）。NSTE-ACS 包括 UA 和 NSTEMI，两者病因和临床表现相似，但程度不同，主要差别在于缺血是否严重到足够引起心肌损伤，临床鉴别取决于急性期中是否可以检测到心肌损伤标志物。NSTE-ACS 是临床上最常见的冠心病类型之一，其并发症多，病死率高。

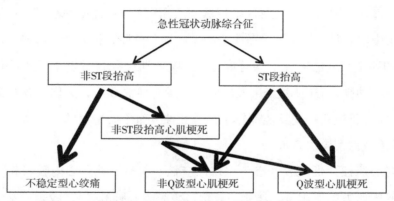

图 3-4　急性冠状动脉综合征（箭头粗细代表发展的可能性大小）

2. ACS 的病理生理基础

冠状动脉粥样硬化斑块的形态与 ACS 的发生密切相关，其中斑块破裂和糜烂是最常见的病理生理基础。依据粥样硬化斑块的脂质池大小、炎症细胞数量和纤维帽厚度等多种因素，斑块的稳定性不同，将其分为稳定性斑块和易损斑块（vulnerable plaque）。

易损斑块是指所有不稳定和易于发生血栓，以及可能快速进展而成为"罪犯"斑块的那些粥样病变。冠状动脉易损斑块破裂或糜烂，继发不同程度富含血小板的血栓形成，可导致冠状动脉不完全堵塞，引起心肌缺血或坏死，是 NSTE-ACS 主要的病理基础。患者常有一过性或短暂 ST 段压低或 T 波倒置、低平或"伪正常化"，也可无心电图改变。此外，NSTE-ACS 也可继发于冠状动脉痉挛、冠状动脉炎、冠状动脉夹层、心肌桥和冠状动脉栓塞等。

与 NSTE-ACS 不同，STE-ACS 患者常在冠状动脉易损斑块破裂的基础上，并发红色血栓形成，造成冠状动脉完全闭塞，因此需直接行冠状动脉介入治疗（PCI）或静脉溶栓治疗，以早期、充分和持续开通血管，使心肌充分再灌注。

3. AMI 病理改变

心肌梗死在病理上被定义为由于长时间缺血导致的心肌细胞死亡。心肌细胞死亡病理分类为凝固性坏死和（或）收缩带坏死。心肌细胞凋亡在 AMI 发展中起一定作用。

依据心肌梗死范围，将 AMI 梗死灶分为三型：①透壁性心肌梗死：梗死累及心室壁的全层或大部分，病灶较大，直径在 2.5cm 以上，多由于闭塞性冠状动脉内血栓形成，引起某一支冠状动脉的血流分布区域的局限性缺血；心电图上有 ST 段抬高并大多出现异常 Q 波，此时可称为"Q 波性心肌梗死"和"ST 段抬高性心肌梗死"，此型较常见。②非透壁性心肌梗死（心内膜下心肌梗死）：此型的心肌坏死累及心内膜下和（或）中层心肌，但未波及整个心肌壁扩展到外膜，梗死灶分布较广泛，严重者左心室壁的四个面的心内膜下均有病灶，此类心肌梗死常常发生于严重狭窄但未完全闭塞的冠状动脉；心电图上 ST 段压低，一般无异常 Q 波，又称"非 Q 波性心肌梗死"。③灶性心肌梗死：梗死范围较小，呈灶性分布于心室壁的一处或多处，心电图上无 ST 段抬高也无异常 Q 波。

AMI 时心肌梗死灶可波及心包出现反应性心包炎，波及心内膜引起附壁血栓形成。在心腔内压力的作用下，坏死的心壁可破裂（心脏破裂），破裂可发生在心室游离壁、乳头肌或心室间隔处。坏死的心肌细胞随后逐渐溶解，渐有肉芽组织形成。坏死组织约 1～2 周后开始吸收，并逐渐纤维化，在 6～8 周后进入慢性期形成瘢痕而愈合，称为陈旧性心肌梗死。瘢痕大者可逐渐向外凸出而形成室壁膨胀瘤。

4. AMI 心室运动异常

冠状动脉急性闭塞时相关心肌依次发生四种异常收缩形式：①运动同步失调，即相邻心肌节段收缩时相不一致；②收缩减弱，即心肌缩短幅度减小；③无收缩；④反常收缩，即矛盾运动，收缩期膨出。在梗死部位发生功能异常的同时，正常心肌在早期出现收缩增强。由于非梗死节段发生收缩加强，使梗死区产生矛盾运动，因而此种代偿性收缩增强为无效做功。梗死发生后的 2 周内，非梗死区的过度收缩减弱，在梗死部位出现某种程度的收缩恢复（尤其是梗死部位有再灌注，心肌顿抑减轻时）。如遭受缺血损伤的范围太大，左心室泵功能受损，可引起收缩末期容积增加。左心室心肌有 20%～25% 停止收缩时，通常出现左心室功能衰竭。如果 40% 以上左心室心肌不收缩，就出现心源性休克。

AMI 时左心室舒张功能亦发生改变。起初左心室顺应性增加，随后梗死区域心肌水肿、炎细胞浸润和纤维化等导致左心室顺应性下降。如同心肌坏死伴随收缩功能损害一样，舒张功能异常可能也与梗死范围相关。

5. 心肌梗死部位与心律失常

AMI 患者心肌梗死部位与心律失常存在一定关系。左心室前壁心肌梗死易发生室性心律失常。左心室下壁（膈面）心肌梗死易发生房室传导阻滞，其阻滞部位多在房室束以上处，预后较好。因前壁心肌梗死而发生房室传导阻滞时，往往是多个束支同时发生传导阻滞的结果，其阻滞部位在房室束以下处，且常伴有休克或心力衰竭，预后较差。

6.ACS 的诊疗流程（图 3-5）

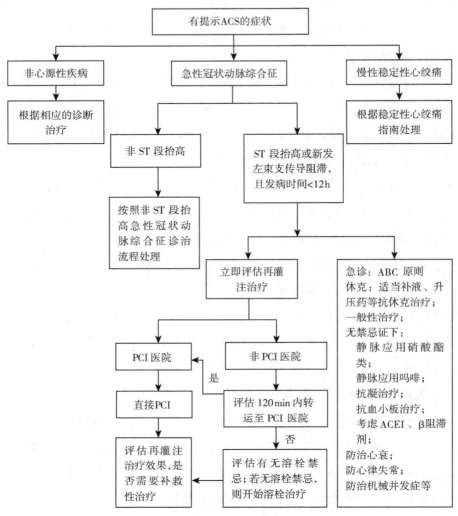

图 3-5 ACS 的诊疗流程

参考文献

[1] Mebazaa A，Tolppanen H，Mueller C，et al. Acute heart failure and cardiogenic shock: a multidisciplinary practical guidance. Intensive Care Med，2016，42（2）：147-163.

[2] O'Gara PT，Kushner FG，Ascheim DD，et al. 2013 ACCF/AHA guideline for the management of ST-elevation myocardial infarction: executive summary: a report of the American College of Cardiology Foundation/American Heart Association Task Force on

Practice Guidelines. Circulation，2013，127（4）：529-555.

[3] Jneid H，Anderson JL，Wright RS，et al. 2012 ACCF/AHA focused update of the guideline for the management of patients with unstable angina/non-ST-elevation myocardial infarction（updating the 2007 guideline and replacing the 2011 focused update）： a report of the American College of Cardiology Foundation/American Heart Association Task Force on Practice Guidelines. J Am Coll Cardiol，2012，60（7）：645-681.

[4] Wright RS，Anderson JL，Adams CD，et al. 2011 ACCF/AHA focused update of the Guidelines for the Management of Patients with Unstable Angina/Non-ST-Elevation Myocardial Infarction（updating the 2007 guideline）： a report of the American College of Cardiology Foundation/American Heart Association Task Force on Practice Guidelines developed in collaboration with the American College of Emergency Physicians, Society for Cardiovascular Angiography and Interventions, and Society of Thoracic Surgeons. J Am Coll Cardiol，2011，57（19）：1920-1959.

[5] Libby P. Mechanisms of acute coronary syndromes and their implications for therapy. N Engl J Med，2013，368（21）：2004-2013.

[6] Armstrong PW，Gershlick AH，Goldstein P，et al. Fibrinolysis or primary PCI in ST-segment elevation myocardial infarction. N Engl J Med，2013，368（15）：1379-1387.

[7] Levine GN，Bates ER，Blankenship JC，et al. 2015 ACC/AHA/SCAI Focused Update on Primary Percutaneous Coronary Intervention for Patients With ST-Elevation Myocardial Infarction: An Update of the 2011 ACCF/AHA/SCAI Guideline for Percutaneous Coronary Intervention and the 2013 ACCF/AHA Guideline for the Management of ST-Elevation Myocardial Infarction: A Report of the American College of Cardiology/American Heart Association Task Force on Clinical Practice Guidelines and the Society for Cardiovascular Angiography and Interventions. Circulation，2016，133（11）：1135:1147.

[8] Grover FL. Current status of off-pump coronary-artery bypass. N Engl J Med，2012，366（16）：1541-1543.

直通刘军更新内容

（刘　军）

第四章　上消化道出血——失血性休克

入院病例概要

现病史　患者女，50岁。因"黑便4天"入住消化内科。既往胃溃疡病史2年，未规律治疗。有高血压病史8年，最高血压180/90mmHg，长期口服卡托普利，一次12.5mg，3次/日，血压控制在135/85mmHg左右。否认糖尿病、胆囊炎、肝炎等病史。入院后给予禁食水、抑酸、止血对症处理。入院治疗第2天，患者出现恶心，呕吐鲜血约200ml，半小时后自解暗血性大便一次，约500ml，随即出现意识障碍。

查体　床旁心电监测提示：心率140次/分，血压85/45mmHg，呼吸28次/分，指脉氧饱和度97%。留置中心静脉导管，测得中心静脉压4cmH$_2$O，神志模糊，皮肤、黏膜苍白，四肢湿冷。腹韧，剑突下压痛可疑，反跳痛阴性，肠鸣音亢进。余未查见阳性体征。

实验室检查　血常规：WBC 14.2×10^9/L，Hb 66g/L，HCT 0.22，PLT 170×10^9/L；肝功能：AST 32U/L，ALT 12U/L，总胆红素10.3μmol/L，白蛋白28.9g/L；肾功能：BUN 12.7mmol/L，Scr 68μmol/L；凝血功能：PT 11.2s，APTT 26.3s；血气分析：pH 7.25，PaCO$_2$ 31mmHg，PaO$_2$ 98mmHg，BE — 10mmol/L，Lac 5.4mmol/L。

患者病情危重，请ICU会诊，转ICU抢救治疗。

【问题1】患者目前初步诊断是什么？诊断依据是什么？

答：根据患者病史、体征，初步诊断为上消化道出血（upper gastrointestinal hemorrhage）、失血性休克、高血压病3级（很高危）。

上消化道出血是临床常见病，典型的临床表现为呕血、黑便，甚至血便，失血量大则常伴休克症状，如意识障碍、少尿或无尿等。该患者符合以上依据。

知识点：上消化道出血的流行病学

上消化道出血是临床常见急重症之一，发病率每年为 37～172 人 / 万，男性多于女性，病死率为 3%～14%。

发生上消化道出血的危险因素有肝脏疾病、酗酒、消化性溃疡、服用多种药物［包括非甾体抗炎药（NSAIDs）、抗血小板药、抗凝药］及各类应激因素等。本例患者既往存在消化性溃疡，同时长期服用卡托普利，两者共同导致消化道出血。

根据病史及临床表现，初步判断患者出血部位。

1. 根据出血部位分为上消化道出血和下消化道出血。上消化道出血通常指屈氏韧带（Treitz 韧带）以上的消化道，包括食管、胃、十二指肠、胆道和胰管等病变引起的出血。下消化道出血通常指屈氏韧带（Treitz 韧带）以下的消化道，主要指空肠、回肠和结肠等。

2. 不同出血部位可能出现不同的临床表现。

知识点：消化道出血部位与可能的临床表现（表 4-1）

表 4-1　消化道出血部位与可能的临床表现

出血部位	临床表现				
	呕血	黑便	便血	大便带血	大便隐血
上消化道出血	很常见	常见	可见	少见	可见
下消化道出血	少见	少见	常见	很常见	可见

3. 通过鼻胃管引流液及灌洗液的性状可以帮助临床判断出血的部位。经鼻胃管灌洗液清亮且有胆汁颜色，则出血来源不可能是胃、十二指肠以及胆道、胰腺。同时需要注意排除鼻腔、口腔、咽喉出血，以及呼吸道出血。

【问题 2】上消化道出血的病因有哪些？

答：根据出血的病因可将上消化道出血分为非静脉曲张性出血和静脉曲张性出血。常见的非静脉曲张性出血：消化性溃疡、应激性溃疡、胃癌、胆道及胰腺出血等。常见的静脉曲张性出血：大多数为肝硬化门静脉高压所致的食管胃静脉出血（EGVB）。

知识点：上消化道出血的常见病因

最常见的病因是：十二指肠溃疡、胃溃疡和食管静脉曲张。在排除常见原因后可考虑一些少见疾病：贲门黏膜撕裂综合征（Mallory-Weiss syndrome）、食管裂孔疝、憩室、血管发育不良等。

【问题3】如何快速评估患者病情严重程度？

答：上消化道出血的严重程度与失血量密切相关。呕血量、黑便量及鼻胃管引流量对病情判断有一定提示作用，但均不能精确估计失血量。上消化道大出血出现休克症状时常常直接危及患者生命，需要积极地诊断与复苏，必要时需要多学科会诊。

知识点：上消化道大出血定义

失血量大于血容量的 30% 或 24 小时内需要输注 ≥ 6U 的红细胞一般定义为上消化道大出血。

若存在上消化道活动性出血，通常病情进展迅速，临床上需及时做出判断：

1.呕血或黑便次数增多，呕吐物呈鲜红色或排出暗红色血便，或伴有肠鸣音亢进；鼻胃管引流液通常为新鲜血。

2.经液体复苏及输血治疗后，休克仍不能得到有效缓解，或暂时好转继而恶化，中心静脉压波动大。

3.红细胞计数、血红蛋白、HCT 持续下降，网织红细胞计数可持续增高。

4.补液与尿量足够的情况下，血尿素氮持续或再次升高。

临床上常使用 Blatchford 评分表对上消化出血患者病情程度进行分层，建议对所有未行内镜检查的上消化道出血患者行此评分。

知识点：Blatchford 评分表（表 4-2）

表 4-2　Blatchford 评分表

临床表现	评分				
	1	2	3	4	6
收缩压（mmHg）	100～109	90～99	＜90	—	—
尿素氮（mmol/L）	—	6.5～7.9	8.0～9.9	10.0～24.9	≥25.0
血红蛋白（g/L）					
男	120～129	—	100～119	—	＜100
女	100～119	—	—	—	＜100
脉搏（次/min）	＞100	—	—	—	—
黑便	是	—	—	—	—
昏厥	—	是	—	—	—
肝脏疾病	—	是	—	—	—
心功能衰竭	—	是	—	—	—

Blatchford 评分根据临床和实验室指标评分，最高 23 分。0～3 分为低危组，一般不需要特殊干预；＞6 分为高危组，通常需要积极治疗干预，高危组患者通常需要转入 ICU 进行积极治疗。4～6 分组需根据临床实际情况判断是否需要干预。

【问题 4】该患者上消化道出血诊断明确，目前最需要解决的问题是什么？如何实施？

答：患者目前出血量较多，导致血压下降、意识障碍，存在休克，需要紧急处理。立即建立有效静脉通路，快速补液、输血纠正休克，但需警惕过快的输液可能导致心功能不全患者继发心源性肺水肿的情况。

1. 可建立多处外周静脉通路，若有条件可建立中心静脉通路，便于快速补液、输血。如有必要可进行连续动脉内血压监测，一般选用桡动脉。对于急性大量出血者，应尽可能行血流动力学监测，以指导临床体复苏。

2. 若出现以下情况，则考虑输血治疗：收缩压＜90mmHg，或较基础收缩压降低幅度＞40mmHg；血红蛋白≤70g/L，HCT＜0.25；心率增快（＞120次/分）。但需注意，病情紧急时，不宜单独输血，因为患者急性失血后血液浓缩，此时单独输血并不能有效地改善微循环的缺血、缺氧状态。

3. 注意凝血因子补充。新鲜冰冻血浆含有纤维蛋白原与其他凝血因子；冷沉淀含凝血因子Ⅴ、Ⅷ、Ⅻ、纤维蛋白原等，酌情输注可改善凝血功能。血小板计数＜$50×10^9$/L时，亦可考虑输注血小板。

【问题5】该患者何时需要加用血管活性药物治疗？

答：血管活性药有加重器官灌注不足和组织缺氧的风险，仅用于容量复苏开始前就存在致命性低血压或经充分液体复苏仍存在低血压的失血性休克患者，以改善重要脏器的血液灌注。

1. 多巴胺

不同剂量多巴胺所作用的受体不同，包括血管多巴胺受体、心脏 $β_1$ 受体和血管 $α_2$ 受体。当剂量为 $0.5～2.0μg/（kg·min）$ 时，作用于多巴胺受体，可扩张脑、肾、肠系膜血管；当剂量为 $2～10μg/（kg·min）$ 时，作用于心脏 $β_1$ 受体，使心肌收缩力增强，心排血量增加，但会导致心肌耗氧增加；仅当剂量＞$10μg/（kg·min）$时，作用于血管 $α_2$ 受体，可以收缩血管升高血压。需要注意的是，多巴胺可能诱发心律失常，因此使用时需注意。

2. 多巴酚丁胺

$β_1$、$β_2$ 受体激动药可增强心肌收缩力，增加心率，同时降低血管阻力，减少后负荷。剂量范围：$2～20μg/（kg·min）$。多适用于合并心功能不全患者。

3. 去甲肾上腺素、肾上腺素

仅用于难治性休克。

【问题6】休克纠正的同时还需要做哪些药物处理？

答：在明确病因诊断前，推荐经验性使用质子泵抑制剂与生长抑素联合用药，以控制不同病因引起的上消化道出血，降低严重并发症发生率及病死率。

1. 质子泵抑制剂

能提高胃液 pH 值，既可促进血小板聚集和纤维蛋白凝块的形成，避免血凝块过早溶解，有利于止血和预防再出血，又可治疗消化性溃疡。明确病因前，推荐使用奥美拉唑 80mg 静脉推注后，以 8mg/h 的速度持续输注 72 小时。

2. 生长抑素

临床常用于急性静脉曲张出血和急性非静脉曲张出血的治疗，可显著降低消化性溃疡出血患者的手术率，预防早期再出血。推荐首剂 250μg 快速静脉滴注后，以 250μg/h 的速度持续泵入，一般疗程为 5 天。

3. 抗生素

当患者高度怀疑静脉曲张破裂出血时，则需预防性使用抗生素，可减少早期再出血及感染率。

【问题 7】除药物治疗外，还需要使用器械治疗吗？

答：上消化道出血的患者，在进行药物治疗的同时可考虑行胃镜检查，或者三腔二囊管置入，甚至必要时可行介入血管治疗。

胃镜检查可发现病变部位，同时可以实施止血等治疗，但在活动性大出血的情况下亦有可能无法明确出血部位。三腔二囊管置入则主要适用于食管胃底静脉曲张出血的患者。进行介入血管造影检查时，一方面可以找到出血部位，另外一方面可选择性栓塞出血血管，达到止血的目的，但仍可能无法发现出血病灶。

【问题 8】患者需要气管内插管、机械通气吗？

答：不推荐常规行气管内插管。若休克、肝性脑病等原因造成患者意识状态改变或存在误吸风险时，可酌情行气管内插管、机械通气治疗。

治疗 6 小时后情况

患者意识逐渐转清，心率 100 次／分，血压 115/65mmHg（血管活性药物干预），呼吸 22 次／分，指脉氧饱和度 97%。中心静脉压 9cmH$_2$O，每小时尿量 55ml 左右，四肢末梢温暖。仍呕吐出鲜红色血液约 100ml。

复查血常规：WBC 13.0×10^9/L，Hb 87g/L，HCT 0.36，PLT 102×10^9/L；血气分析：pH 7.39，PaCO$_2$ 37mmHg，PaO$_2$ 78mmHg，BE —2.0mmol/L，Lac 2.1mmol/L。

【问题 9】目前患者生命体征相对平稳，下一步该如何治疗？

答：若急性出血得到控制，患者血流动力学稳定，需尽快行急诊内镜检查以明确病因并进行相应的内镜下治疗。无法行内镜检查的患者，可根据情况进行经验性诊断、评估和治疗。

消化道出血的部位和病因诊断是治疗的关键，而内镜检查是病因诊断中的关键，诊断准确率可达 90%。可进行定位、定性诊断，直观病变形态与范围，检查同时可进行止血治疗。

知识点：病因诊断

重视病史及体征；内镜检查应尽早在出血后 24 小时内进行；内镜检查阴性者，可行小肠镜检查、血管造影、胃肠钡剂造影或放射性核素扫描、选择性腹腔动脉或肠系膜上动脉造影。

非静脉曲张性出血的常见病因为消化性溃疡，Forrest 分级是目前最权威的内镜下消化性溃疡评估分级，对于治疗选择和判断预后有重要价值。

1. Forrest 分级分为 Forrest Ⅰa（喷射样出血）、Forrest Ⅰb（活动性渗血）、Forrest Ⅱa（血管裸露）、Forrest Ⅱb（血凝块附着）、Forrest Ⅱc（黑色基底）、Forrest Ⅲ（基底洁净）。

2. Forrest 分级 Ⅰa～Ⅱb 的再出血风险大，需要积极内镜下治疗。

【问题 10】病因诊断明确后该如何治疗？

答：治疗方法分为非静脉曲张出血和静脉曲张出血，具体见表 4-3。

表 4-3　上消化道出血的治疗方案

治疗方案	非静脉曲张出血	静脉曲张出血
药物治疗	抑酸药物（质子泵抑制剂） 生长抑素及其类似物	生长抑素及其类似物 抗生素 血管加压素及其类似物
内镜治疗	药物局部注射（不单独使用） 热凝止血（高频电凝、氩离子凝固术等） 机械止血（局部压迫、止血夹）	内镜硬化术（EIS） 内镜套扎（EVL）
介入治疗	选择性血管造影及栓塞	颈静脉肝内门－体静脉支架分流术（TIPS）
手术治疗	药物和介入治疗无效者，可结合术中内镜止血治疗	分流手术或断流手术 肝移植

治疗 24 小时后情况

患者恶心，但未吐，自解褐色大便约 400ml，轻度腹胀，查体：心率 92 次 / 分，血压 110/70mmHg，呼吸 22 次 / 分，指脉氧饱和度 97%。中心静脉压 10cmH$_2$O，意识清醒，四肢末梢温暖。腹部略膨隆，无明显压痛、反跳痛，肠鸣音亢进。

复查血常规：WBC 13.5×10^9/L，Hb 90g/L，HCT 0.37，PLT 91×10^9/L；血气分析：pH 7.38，PaCO$_2$ 36mmHg，PaO$_2$ 75mmHg，BE — 1mmol/L，Lac 0.4mmol/L。经床旁胃镜检查，见患者胃小弯近后壁处溃疡面，附着血痂，未见明显出血。

【问题 11】根据患者目前的情况，下一步的治疗计划是什么？

答：患者目前病情稳定，可转入普通病房继续专科处理。若继续于 ICU 治疗，消化性溃疡出血患者如幽门螺杆菌阳性，应给予抗幽门螺杆菌治疗；肝硬化曲张出血的患者应针对其病因如病毒性肝炎、酒精性、胆汁淤积性等进行相应治疗。

【问题 12】急性上消化道出血患者的预后如何？

答：非静脉曲张性上消化道出血较静脉曲张性上消化道出血预后好。这是由于门脉高压食管胃静脉曲张破裂出血者易发生再次出血，首次出血后的最初 5 天内再出血的风险最高，发生率达到 40%，尤其在最初的 48 ～ 72 小时内再出血风险最高。

参考文献

[1]　《中华内科杂志》编委会，《中华消化杂志》编委会，《中华消化内镜杂志》编委会. 急性非静脉曲张性上消化道出血诊治指南. 中华消化内镜杂志，2009，26（9）：499-452.

[2]　Hegade VS，Sood R，Mohammed N，et al. Modern management of acute non-variceal upper gastrointestinal bleeding. Postgrad Med J，2013，89（1056）：591-598.

[3]　Graham DY. Upper Gastrointestinal Bleeding Due to a Peptic Ulcer. N Engl J Med，2016，375（12）：1197-1198.

[4]　中国医师协会急诊医师分会. 急性上消化道出血急诊诊治专家共识. 中国急救医学，2010，30（4）：289-293.

[5]　Wilkins T，Khan N，Nabh A，et al. Diagnosis and management of upper

gastrointestinal bleeding. Am Fam Physician，2012，85（5）：469-476.

[6] Lu Y，Loffroy R，Lau JY，et al. Multidisciplinary management strategies for acute non-variceal upper gastrointestinal bleeding. Br J Surg，2014，101（1）：e34-50.

[7] Alshamsi F，Belley-Cote E，Cook D，et al. Efficacy and safety of proton pump inhibitors for stress ulcer prophylaxis in critically ill patients: a systematic review and meta-analysis of randomized trials. Crit Care，2016，20（1）：120.

[8] Kim DH，Park JY. Prevention and management of variceal hemorrhage. Int J Hepatol，2013：434609.

直通王洪亮更新内容

（王洪亮）

第五章　梗阻性休克——肺栓塞

入院病例概要

病史及诊疗经过　患者女，78岁，因"发现卵巢癌3个月拟行化疗"入院。入院1年前发现卵巢癌拟行化疗收住肿瘤科，诊断为卵巢癌，拟行化疗。入院化疗结束后第5天下床如厕时突发晕厥倒地，5min后苏醒，诉胸闷、胸痛、呼吸困难。否认冠心病、糖尿病、慢性阻塞性肺疾病（chronic obstructive pulmonary disease，COPD）病史，高血压病史5年，最高达190/110mmHg，平素服药血压控制在（130～140）/（80～90）mmHg。

体格检查　体温37.0℃，呼吸35次/分，脉搏120次/分，BP 85/45mmHg。神志清楚，双瞳孔3mm等大等圆。呼吸窘迫，鼻导管吸氧，SpO_2 85%。心率120次/分，律齐，各瓣膜听诊区未闻及杂音。两肺闻及哮鸣音，未闻及湿啰音，腹软，无压痛及反跳痛，四肢肌力及肌张力正常。双下肢未见明显水肿。

实验室检查　急查血常规：白细胞计数$9.6×10^9$/L，血红蛋白120g/L，PLT $136×10^9$/L，中性粒细胞比值79.2%。TNI 0.03ng/ml。血气分析：pH 7.36，PaO_2 56mmHg，$PaCO_2$ 28mmHg，HCO_3^- 24mmol/L，Lac 1.8mmol/L，Na^+ 138mmol/L，K^+ 3.8mmol/L，Mg^{2+} 0.6mmol/L。纤溶功能检查：PT 13s，APTT 28s，D-二聚体6342μg/L，心电图如图5-1所示。

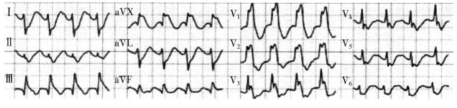

图5-1　心电图

【问题1】 该患者可能的诊断是什么？还需进行哪些检查？

答：1. 该患者最可能的诊断

①急性肺栓塞，Ⅰ型呼吸衰竭，梗阻性休克；②卵巢癌；③高血压病3级（极高危）。

2. 已有的诊断依据

（1）肺栓塞的危险因素：肿瘤病史。

（2）临床症状体征：下床活动后突然发作的晕厥、胸闷、胸痛，伴有呼吸窘迫，两肺哮鸣音，SpO_2 降低。

（3）实验室检查：血气分析提示Ⅰ型呼吸衰竭，D-二聚体明显升高，心电图 S_I $Q_{II}T_{III}$ 改变，V1～V2导联ST段明显抬高，V1～V6 T波倒置。

3. 仍需完善的临床及实验室检查

（1）进行肺栓塞临床预测评分：通过简化的Geneva评分法或者简化的Wells评分法对肺栓塞的临床可能性进行评估，进行初始的肺栓塞危险分层。该患者Wells≥2分，评估该患者可能为肺栓塞。

（2）影像学检查：如条件允许，应首选CT肺动脉造影检查，明确是否为肺栓塞及栓塞部位。也可以采用肺动脉造影、磁共振肺动脉造影、放射性核素肺通气灌注扫描与其他影像学结合的检查，提高灵敏度与特异度。胸部X线片往往缺乏特异性。

（3）超声检查：如果患者生命体征不稳定，转运风险大，或者其他条件不允许，应立即行床旁心脏超声检查，观察是否有右心室超负荷的表现。对可疑急性肺栓塞的患者应检测有无下肢深静脉血栓形成。

（4）心脏生物标志物：动态监测TNI、BNP、CK-MB等心脏生物标志物的变化，排查是否有急性心肌梗死、气胸等其他可能引起胸闷胸痛的疾病。

知识点：肺栓塞临床预测评分

常用的肺栓塞临床评估标准有加拿大Wells评分法和修正的Geneva评分法，简化版的评分增加了临床实用性，有效性也得到证实（表5-1、表5-2）。

表 5-1 评估急性肺栓塞临床可能性的 Wells 评分标准

项目	原始版评分	简化版评分
既往肺栓塞或 DVT 病史	1.5	1
心率 ≥ 100 次 / 分	1.5	1
过去 4 周内有手术或制动史	1.5	1
咯血	1	1
肿瘤活动期	1	1
DVT 临床表现	3	1
其他鉴别诊断可能性低于肺栓塞	3	1

注：根据各项得分总和推算临床可能性；原始版中总分 0～1 分为低度可能，2～6 分为中度可能，≥7 分为高度可能；对于简化版评分而言，0～1 分为可能性小，≥2 分为可能 DVT（深静脉血栓形成）

表 5-2 评估急性肺栓塞临床可能性的 Geneva 评分标准

项目	原始版评分	简化版评分
既往肺栓塞或 DVT 病史	3	1
心率		
75～94 次 / 分	3	1
≥95 次 / 分	5	2
过去 1 个月内有手术史或骨折史	2	1
咯血	2	1
肿瘤活动期	2	1
下肢深静脉触痛和单侧肿胀	4	1
年龄 > 65 岁	1	1

注：根据各项得分总和推算临床可能性；对于原始版评分而言，总分 0～3 分为低度可能、4～10 分为中度可能、≥11 分为高度可能；对于简化版评分而言，0～1 分为低度可能，2～4 分为中度可能，≥5 分为高度可能

【问题 2】该患者有哪些肺栓塞的危险因素？

答： PTE 的易患因素包括患者自身因素（多为永久性因素）与获得性因素（多为暂时性因素）。6 周到 3 个月内的暂时性或可逆性危险因素均可诱发 PTE。

不同危险因素的相对危险度（*odds ratio*，*OR*）不同。*OR* > 10 认为是强危险因素，常见的强危险因素包括重大创伤、外科手术、下肢骨折、关节置换和脊髓损伤等；*OR* 2～9 为中等危险因素，常见的中等危险因素包括膝关节镜手术、自身免疫疾病、遗传性血栓形成倾向、炎症性肠道疾病、肿瘤、口服避孕药、激素替代治疗、中心静脉血栓形成等；*OR* < 2 为弱危险因素，常见的弱危险因素包括妊娠、卧床 > 3d、久坐不动（如长时间乘车或飞机旅行）、老龄、静脉曲张。

PTE 与动脉疾病尤其是动脉粥样硬化有着共同的危险因素，如吸烟、肥胖、高脂血症、高血压、糖尿病等。3 个月内发生过心肌梗死或因心力衰竭、心房颤动或心房扑动而住院等有心内科常见临床情况的患者 PTE 发生风险显著增加。PTE 风险贯穿妊娠全程，包括体外受精、妊娠初期 3 个月、产后 6 周。除了肿瘤本身，化疗及应用促红细胞生成因子等肿瘤相关治疗也可增加 PTE 风险。

感染（尤其是呼吸系统、泌尿系统感染或 HIV 感染）是住院期间 PTE 的常见诱发因素，一些临床常规操作如输血和腹腔镜手术（如腹腔镜下胆囊切除术）也可增加 PTE 风险。但在缺少任何已知获得性危险因素的情况下仍可发生急性肺栓塞。这些患者中部分可检测到遗传缺陷，涉及血管内皮、凝血、抗凝、纤溶等系统相关基因的变异，称为遗传性血栓形成倾向，或遗传性易栓症。目前，蛋白 C、蛋白 s 和抗凝血酶 III 缺乏以及凝血因子 V Leiden 突变和凝血酶原 G20210A（PTG20210A）突变为明确的 PTE 危险因素。

立即临床处理后情况

患者目前所在医院无条件进行肺动脉 CTA，床旁心脏超声提示如图 5-2，床旁胸部 X 线片未见明显异常，TNI 1.3ng/dl，BNP 580ng/dl，患者经补液治疗及多巴胺 15μg/（kg·min）持续静脉输注情况下，神志清楚，心率 115 次 / 分，BP 102/60mmHg。面罩吸氧 8L/min，SpO_2 92%，呼吸频率 34 次 / 分，两肺哮鸣音较前明显减少，未闻及湿啰音。

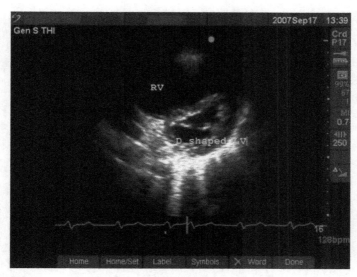

图 5-2　床旁心脏超声（左心室短轴切面提示存在"D"字征）

【问题 3】患者肺栓塞诊断是否成立？危险程度如何？

答：该患者肺栓塞临床诊断成立，依据如下：该患者有肺栓塞的高危因素，通过 Wells ≥ 2 分评估该患者可能为肺栓塞，虽然没有肺动脉 CTA 检查直接证实肺动脉栓子的存在，但相关生物标志物明显升高，心脏超声提示右心室有明显负荷过重的表现，临床确诊为肺栓塞。

肺动脉 CTA 等直观的影像学表现并不作为诊断肺栓塞的必要条件。按照急性肺栓塞早期死亡风险分层的标准，该患者早期死亡的风险极高。且该患者存在梗阻性休克，心脏超声提示"D"字征，右心功能不全，心脏生物标志物升高，早期死亡风险分层为高危。

知识点：肺栓塞的诊断

对于伴有和不伴有低血压休克的怀疑肺栓塞的患者，可分别采用不同的诊断流程（图 5-3、图 5-4）。

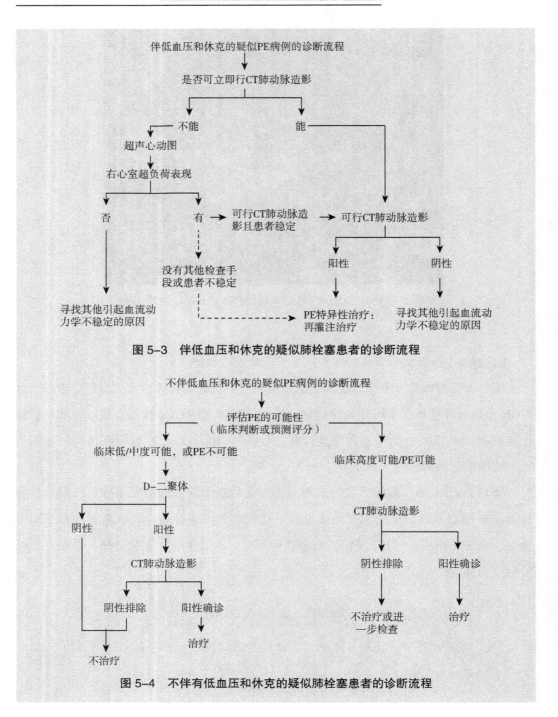

图 5-3　伴低血压和休克的疑似肺栓塞患者的诊断流程

图 5-4　不伴有低血压和休克的疑似肺栓塞患者的诊断流程

【问题 4】如何进行急性肺栓塞早期死亡风险分层?

　　答: 肺栓塞的治疗方案应根据病情严重程度而定, 必须迅速准确地对患者进行危险度分层，然后制定相应的治疗策略。首先根据是否出现休克或持续性低血压对疑诊或确诊急性肺栓塞的患者进行初始危险度分层，识别早期死亡高危患者。出现休克或持续性低血压的血流动力学不稳定者为高危患者，立即进入紧急诊断流程，一旦确诊，应迅速启动再灌注治疗。对不伴休克或持续性低血压的非高危患者，需进行有效临床预后风险评分，采用肺栓塞严重指数（pulmonary embolism severity index，PESI）或其简化版本，以区分中危和低危患者（表5-3）。对中危患者，需进一步评估风险。超声心动图或CT血管造影证实右心室功能障碍，同时伴有心肌损伤生物标志物肌钙蛋白升高者为中高危，钙蛋白正常者为中低危。

表5-3　肺栓塞严重指数评分（PESI）

项目	原始版本评分	简化版本评分
年龄	以年龄为分数	1（若年龄＞80岁）
男性	10	—
肿瘤	30	1
慢性心力衰竭	10	1
慢性肺部疾病	10	1
脉搏≥110次/分	20	1
收缩压＜100次/分	30	1
呼吸频率＞30次/分	20	—
体温＜36℃	20	—
精神状态改变	60	—
动脉血氧饱和度＜90%	20	1

注：原始版本评分中，总分≤65分为Ⅰ级，66～85分为Ⅱ级，86～105分为Ⅲ级，106～125分为Ⅳ级，＞125分为Ⅴ级；危险度分层：原始版本评分Ⅰ～Ⅱ级或简化版本评分0分为低危，原始版本评分Ⅲ～Ⅳ级或简化版本评分≥1分为中危，原始版本评分Ⅴ级为高危；简化版本中存在慢性心力衰竭和（或）慢性肺部疾病评为1分；1mmHg = 0.133kPa

急性肺栓塞早期死亡风险分层见表5-4。

表5-4 急性肺栓塞早期死亡风险分层

早期死亡风险分层		风险指标和评分			
		休克或低血压	PESI分级Ⅲ～Ⅴ级或sPESI>1	影像学提示右心室功能不全	心脏实验室生物标志物
高		+	（＋）*	+	（＋）*
中	中－高	－	+	双阳性	
	中－低	－	+	一个（或没有）阳性	
中－低		－	－	选择性检查，若检查，双阴性#	

注：*对于伴有休克或低血压的PE患者无须评估PESI或sPESI或行实验室检查；#对PESI分级Ⅰ～Ⅱ或sPESI＝0的患者，若血浆标志物升高或影像学提示右心室功能不全，也被列为中－低风险组。这适用于影像学或生物标志物检查结果早于临床严重程度指数评估的情况

【问题5】该患者目前需要接受何种治疗？

答：针对肺栓塞：患者预后评估为早期高死亡风险，根据2014年欧洲心脏病学会肺栓塞诊断与管理指南提出的肺栓塞分层治疗，应迅速启动再灌注治疗。视患者具体情况及所在医院条件采取溶栓、血栓切除术、经皮导管治疗（碎栓、切除、抽吸、旋磨等）。本患者没有溶栓的禁忌证，可采用静脉溶栓治疗。

针对梗阻性休克：在溶栓等解除梗阻的基础上，给予适当补充液体以增加心排血量，并应用正性肌力药物及缩血管药物维持心排血量及体循环血压，维持组织灌注。去甲肾上腺素等血管活性药及多巴酚丁胺等正性肌力药物常用于维持肺栓塞患者血流动力学的稳定及增加心排血量。吸入一氧化氮可能改善急性肺栓塞患者的血流动力学状态和气体交换。对于常规治疗手段难以逆转的右心功能衰竭、组织灌注不足及顽固性低氧血症的患者，可以早期考虑经静脉－动脉体外膜氧合（VA-ECMO）治疗。

针对呼吸衰竭：患者仍存在呼吸窘迫，可采用无创通气治疗，如无创通气治疗失败，需气管插管进行有创通气。但应注意正压通气可能减少静脉回流，影响血流动力学不稳定的急性肺栓塞患者的右心功能。因此，机械通气时呼气末正压要慎用，应给予较低的潮气量[6ml/kg（标准体重）]以保持吸气末平台压力<30cmH$_2$O（1cmH$_2$O＝0.098kPa），以避免出现不良血流动力学效应。

知识点：急性肺栓塞的分层治疗原则

根据急性肺栓塞患者早期死亡风险分层，采用不同的分层治疗（图 5-5）。

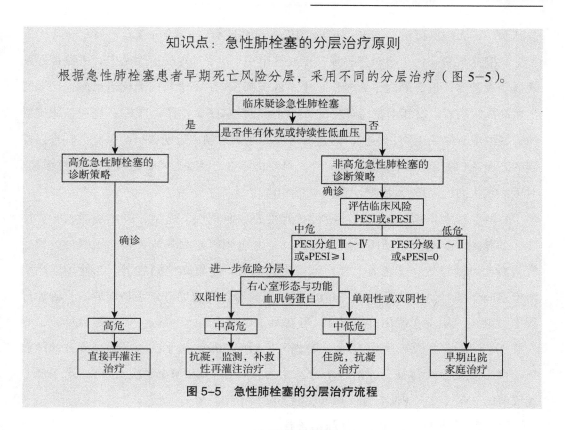

图 5-5　急性肺栓塞的分层治疗流程

溶栓治疗情况

　　鉴于目前病情，经讨论决定给患者进行溶栓治疗。医师与家属充分沟通，征得患者家属的同意，并签署知情同意书。给予 rt-PA 50mg 静脉滴注，期间监测患者无明显病情恶化。目前患者神志清楚，心率 105 次 / 分，BP 112/60mmHg。无创通气 IPAP 10cmH_2O，EPAP 4cmH_2O，FiO_2 40%，SpO_2 96%，4 小时后测定 APTT 为 115s。全身无明显出血倾向。

【问题 6】溶栓规范化治疗主要注意哪些？

答：溶栓治疗需注意以下几方面：

　　1. 溶栓的时间窗通常在肺栓塞发生或复发的 2 周以内，症状出现 48 小时以内溶栓获益最大，越早开始疗效越好。

　　2. 我国临床上常用的溶栓药物有尿激酶和 rt-PA 阿替普酶。急性肺栓塞者尿激酶的用法为 20 000IU/（kg·2h）静脉滴注。rt-PA 目前的推荐方案是 50 ～ 100mg 持续静脉滴注，无须负荷量，体重＜65kg的患者总剂量不超过1.5mg/kg。

3. 溶栓禁忌证：①绝对禁忌证：出血性卒中；6个月内缺血性卒中；中枢神经系统损伤或肿瘤；近3周内重大外伤、手术或头部损伤；1个月内消化道出血；已知的出血高风险患者。②相对禁忌证：6个月内短暂性脑缺血发作（TIA）；应用口服抗凝药；妊娠或分娩后1周；不能压迫止血部位的血管穿刺；近期曾行心肺复苏；难以控制的高血压（收缩压＞180mmHg）；严重肝功能不全；感染性心内膜炎；活动性溃疡。对于危及生命的高危急性肺栓塞有一定作用。

4. 溶栓注意事项：①溶栓前应行常规检查，血常规、血型、凝血功能、肝肾功能、动脉血气、超声心动图、胸部X线片、心电图等作为基线资料，用以与溶栓后资料对比判断疗效。②备血，并向家属交代病情，签署知情同意书。③使用尿激酶溶栓期间勿同时使用普通肝素，rt-PA溶栓时是否停用普通肝素无特殊要求，输注过程中可继续应用。④使用rt-PA时，可在第1小时内泵入50mg，如无不良反应，则在第2小时内序贯泵入另外50mg。溶栓开始后每30min做1次心电图，复查动脉血气，严密观察生命体征。⑤溶栓治疗结束后，每2～4h测定1次APTT，水平低于基线值的2倍（或＜80s）时，开始规范的肝素治疗。

【问题7】此时是否应该开始抗凝治疗？

答：目前患者APTT仍＞80s，暂不开始抗凝治疗，每2～4小时监测1次APTT，当APTT小于基础值的2倍或者＜80s时开始抗凝治疗。

4小时后情况

患者目前生命体征同前，自觉症状略好转，复测APTT为58s。

【问题8】此时应该采用何种抗凝治疗？如何调整抗凝药物剂量？

答：该患者此时生命体征相对改善，推荐采用普通肝素继续进行抗凝治疗。首先给予普通肝素负荷剂量2000IU静脉注射，继之以15IU/（kg·h）持续静脉滴注。在初始24h内，需每4～6h测定活化部分凝血活酶时间（APTT）1次，并根据APTT调整普通肝素的剂量（表5-5），每次调整剂量4h后再测APTT，直至达到正常值的1.5～2.5倍。治疗达到稳定水平后，改为每日测定APTT 1次。

知识点：肺栓塞的抗凝治疗

肺栓塞患者抗凝：普通肝素、低分子量肝素或磺达肝癸钠均有即刻抗凝作用。在初始抗凝治疗中，低分子量肝素和磺达肝癸钠优于普通肝素，发生大出血和肝素诱导血小板减少症（HIT）的风险也低。而普通肝素具有半衰期短、抗凝效应容易监测、可迅速被鱼精蛋白中和的优点，推荐用于拟直接再灌注的患者，以及严重肾功能不全（肌酐清除率＜30ml/min）或重度肥胖患者。

普通肝素：首先负荷量2000～5000IU或80IU/kg静脉注射，继之以18IU/（kg·h）持续静脉滴注。初始24h内需每4～6h测定APTT 1次，并根据APTT调整普通肝素的剂量（表5-5），每次调整剂量4h后再测APTT，直至达到正常值的1.5～2.5倍。治疗达到稳定水平后，改为每日测定APTT 1次。应用普通肝素可能会引起HIT，在使用的第3～5天必须复查血小板计数。若需较长时间使用普通肝素，应在第7～10天和14天复查血小板计数，普通肝素使用2周后则较少出现HIT。若患者出现血小板计数迅速或持续降低＞50%，或血小板计数＜100×10⁹/L，应立即停用，一般停用10天内血小板数量开始恢复。

表5-5　根据活化部分凝血活酶时间（APTT）调整普通肝素剂量的方法

APTT	调整普通肝素剂量的方法
＜35s（＜1.2倍正常对照值）	静脉注射80IU/kg，然后静脉泵入剂量增加4IU/（kg·h）
35～45s（1.2～1.5倍正常对照值）	静脉注射40IU/kg，然后静脉泵入剂量增加2IU/（kg·h）
45～70s（1.5～2.3倍正常对照值）	无须调整剂量
＞90s（＞3倍正常对照值）	停药1h后静脉泵入剂量减少32IU/（kg·h）

低分子量肝素：所有低分子量肝素均应按体重给药。一般不需常规监测，但在妊娠期间需定期监测抗Xa因子活性。

磺达肝癸钠：磺达肝癸钠是选择性Xa因子抑制剂，2.5mg皮下注射，每天1次，无须监测。对体重＜50kg的患者慎用。严重肾功能不全（肌酐清除率＜30ml/min）者应禁用。中度肾功能不全（肌酐清除率30～50ml/min）者应减量50%。

抗凝治疗后情况

该患者采用肝素持续静脉泵入抗凝，监测 APTT 维持在 $60 \sim 70s$，7 天后患者神志清楚，无明显胸闷胸痛及呼吸困难，心率 82 次 / 分，鼻导管吸氧 3L/min，SpO_2 98%，无血管活性药物干预，血压在 125/70mmHg 左右。

【问题 9】该患者可否改为口服抗凝治疗，如何调整？

答：该患者可以加用口服华法林 $1 \sim 3mg/d$，但不能立即停止静脉抗凝治疗，应与普通肝素重叠应用 5d 以上，当国际标准化比值（INR）达到目标范围（$2.0 \sim 3.0$）并持续 2d 以上时，方可停用普通肝素。当抗凝效果达到稳态后每月监测 1 次 INR 即可。肿瘤合并肺栓塞的患者，无限期延长抗凝治疗时限（超过 $3 \sim 6$ 个月）或直至肿瘤治愈后继续口服抗凝治疗至少 3 个月。

知识点：肺栓塞口服抗凝治疗

维生素 K 拮抗药（vitamin K antagonist，VKA）包括华法林、硝苄丙酮香豆素、苯丙香豆素、苯茚二酮、达比加群、利伐沙班、阿哌沙班和依度沙班等，其中华法林在国内最常用。

华法林：通常初始与普通肝素、低分子量肝素或磺达肝癸钠联用。不建议给予负荷剂量，推荐初始剂量为 $1 \sim 3mg$，某些患者，如老年、肝功能受损、慢性心力衰竭和出血高风险患者，初始剂量还可适当降低。为达到快速抗凝的目的，应与普通肝素、低分子量肝素或磺达肝癸钠重叠应用 5d 以上，当国际标准化比值（INR）达到目标范围（$2.0 \sim 3.0$）并持续 2d 以上时，停用普通肝素、低分子量肝素或磺达肝癸钠。需注意的是，口服华法林期间，需注意饮食的种类，尽量避免食用动物内脏等富含维生素 K 的食物，每日进食绿叶蔬菜的量相近，以免降低华法林的抗凝效果。

【问题 10】肺栓塞抗凝的疗程如何制定？

答：急性肺栓塞患者抗凝治疗的目的在于预防 VTE 复发。目前证据表明，急性肺栓塞患者应接受至少 3 个月的抗凝治疗。抗凝治疗 6 个月或 12 个月与 3 个月相比，患者急性肺栓塞复发风险相似。长期抗凝可降低 VTE 复发风险约 90%，但同时大出血风险每年增加 1% 以上。

长时程抗凝治疗应因人而异。①有明确诱发危险因素的急性肺栓塞：一些暂时性或可逆性危险因素，如手术、创伤、制动、妊娠、口服避孕药或激素替代治疗，可诱发 VTE，称为有明确诱发危险因素的急性肺栓塞。此类患者，如已去除暂时性危险因素，推荐口服抗凝治疗 3 个月。②无明确诱发危险因素的急性肺栓塞：患者的复发风险较高，应给予口服抗凝治疗至少 3 个月。此后，根据复发和出血风险决定抗凝治疗时程。③肿瘤合并急性肺栓塞：活动期肿瘤是 VTE 复发的重要危险因素，肿瘤患者发生急性肺栓塞后应接受长期抗凝治疗。建议给予 VTE 合并肿瘤患者至少 3 ~ 6 个月的低分子量肝素治疗。6 个月后给予何种治疗方案尚不明确，建议只要肿瘤仍处于活动期，即应长期给予低分子量肝素或华法林治疗。④长期抗凝治疗的药物选择：大部分患者可长期应用华法林，肿瘤患者长期应用低分子量肝素更为安全有效。

知识拓展

1. 肺栓塞、肺血栓栓塞症及深静脉血栓的概念

肺栓塞是由内源或外源性栓子阻塞肺动脉引起肺循环和右心功能障碍的临床综合征，包括肺血栓栓塞、脂肪栓塞、羊水栓塞、空气栓塞、肿瘤栓塞等。

肺血栓栓塞症（pulmonary thromboembolism，PTE）是最常见的急性肺栓塞类型，由来自静脉系统或右心的血栓阻塞肺动脉或其分支所致，以肺循环和呼吸功能障碍为主要病理生理特征和临床表现，占急性肺栓塞的绝大多数，通常所称的急性肺栓塞即 PTE。深静脉血栓（deep venous thrombosis，DVT）是引起 PTE 的主要血栓来源，DVT 多发于下肢或骨盆深静脉，脱落后随血流循环进入肺动脉及其分支，PTE 常为 DVT 的合并症。由于 PTE 与 DVT 在发病机制上相互关联，是同一疾病病程中两个不同阶段的临床表现，因此统称为静脉血栓栓塞症（venous thromboembolism，VTE）。

2. 肺栓塞导致的血流动力学改变

急性肺栓塞导致肺动脉管腔阻塞，血流减少或中断，引起不同程度的血流动力学和气体交换障碍。轻者几乎无任何症状，重者因肺血管阻力突然增加，肺动脉压升高，压力超负荷，导致右心室衰竭甚至心跳骤停。

急性肺栓塞可导致肺循环阻力增加，肺动脉压升高。肺血管床面积减少 25% ~ 30% 时肺动脉平均压轻度升高；肺血管床面积减少 30% ~ 40% 时肺动脉平均压可达

30mmHg（1mmHg = 0.133kPa）以上，右心室平均压可升高；肺血管床面积减少40%～50%时肺动脉平均压可达40mmHg，右心室充盈压升高，心脏指数下降；肺血管床面积减少50%～70%时可出现持续性肺动脉高压；肺血管床面积减少 > 85%时可导致猝死。此外，急性肺栓塞时血栓素A等物质释放可诱发血管收缩。解剖学阻塞和血管收缩导致肺血管阻力增加，动脉顺应性下降。

肺血管阻力突然增加导致右心室压力和容量增加、右心室扩张，使室壁张力增加、肌纤维拉伸，影响右心室的收缩性，使右心室收缩时间延长。神经体液激活引起右心室变力和变时效应。上述代偿机制与体循环血管收缩共同增加了肺动脉压力，以维持阻塞肺血管床的血流，暂时稳定体循环血压。但这种即刻的代偿程度有限，未预适应的薄壁右心室无法产生40mmHg以上的压力以抵抗增高的肺动脉阻力，最终可发生右心功能不全。右心室壁张力增加使右冠状动脉相对供血不足，同时右心室心肌氧耗增多，可导致心肌缺血，进一步加重右心功能不全。

右心室收缩时间延长，室间隔在左心室舒张早期突向左侧，右束支传导阻滞可加重心室间不同步，致左心室舒张早期充盈受损，加之右心功能不全导致左心回心血量减少，使心排血量降低，造成体循环低血压和血流动力学不稳定。

3. 外科血栓清除术

在血流动力学失稳前，多学科迅速干预并实施个体化血栓清除术，可使围术期的死亡率降低至6%或更低。术前溶栓增加出血风险，但不是外科血栓清除术的绝对禁忌证。研究表明，术后患者存活率、世界卫生组织（WHO）心功能分级和生活质量均有所提高。

4. 经皮导管介入治疗

经皮导管介入治疗可去除肺动脉及主要分支内的血栓，促进右心室功能恢复，改善症状和存活率，适用于溶栓绝对禁忌证的患者。介入方法包括通过猪尾导管或球囊导管行血栓碎裂，通过液压导管装置行血栓流变溶解，利用抽吸导管血栓，需注意体循环出血、心脏压塞、心脏传导阻滞或心动过缓、溶血、造影剂相关肾病以及穿刺等并发症。

5. 静脉滤器

不推荐急性肺栓塞患者常规置入下腔静脉滤器。在有抗凝药物绝对禁忌证以及接受足够强度抗凝治疗后仍复发的急性肺栓塞患者中，可选择静脉滤器置入。观察性研究表明，静脉滤器置入可减少急性肺栓塞患者急性期病死率，但增加 VTE 复发风险。尚无证据支持对近端静脉有漂浮血栓的患者常规置入静脉滤器。

参考文献

[1]　Konstantinides SV. 2014 ESC Guidelines on the diagnosis and management of acute pulmonary embolism. Eur Heart J，2014，35（45）：3145-3146.

[2]　中华医学会心血管病学分会肺血管病学组．急性肺栓塞诊断与治疗中国专家共识（2015）．中华心血管病杂志，2016，44（3）：197-211.

直通刘玲更新内容

（刘　玲）

第六章　急性肾损伤

入院病例概要

现病史　患者女，65 岁，体重 60kg。以"间断性右上腹痛 2 年，伴发热、皮肤黄染 2 天"为主诉来我院就诊。患者近 2 年来反复出现右上腹绞痛，多于进食油腻食物后出现，曾于外院行超声检查诊断为"胆囊炎，胆囊结石"，2 天前无诱因突发持续性右上腹绞痛，恶心，呕吐，伴寒战、发热及皮肤黄染，为进一步治疗来我院。病程中进食少，无大便，小便减少。既往糖尿病史 10 年，否认高血压病、冠心病史。

入院查体　体温 39.0℃，血压 85/40mmHg，呼吸 26 次 / 分，心率 125 次 / 分。嗜睡状态，皮肤中度黄染，右上腹压痛及反跳痛阳性，腹肌紧张，墨菲征阳性，四肢末梢凉。

根据患者病史、症状和体征及腹部 CT 等相关检查结果，初步诊断为：胆囊结石、急性梗阻性化脓性胆管炎、感染性休克、糖尿病，于急诊全麻下行胆囊切除＋胆总管切开取石＋T 管引流术。手术时间约 2 小时，术中入液量约 1200ml，手术出血量约 100ml，尿量 60ml，术后转入 ICU。当时患者全麻未醒，经口气管插管，给予机械通气。监测体温 38.5℃，血压 95/45mmHg，心率 125 次 / 分，SpO$_2$ 100%。

【**问题 1**】根据患者情况，除确诊为胆囊结石、急性梗阻性化脓性胆管炎、感染性休克、糖尿病外，目前还有其他可疑诊断吗？

答：根据患者病史、查体、辅助检查和尿量情况，高度怀疑急性肾损伤（acute kidney injury, AKI）。

老年女性，有慢性基础疾病，急性发病后行手术治疗，术后入 ICU。患者为 AKI 好发人群，应引起重视。

知识点：AKI 的流行病学

AKI 是严重威胁重症患者生命的常见疾病。流行病学调查显示，2013 年中国 AKI 的发病率约为 11.6%，而 ICU 中 AKI 的患病率可高达 31%。研究显示，在疾病严重程度类似的情况下，伴有 AKI 的患者的死亡风险较非 AKI 患者高 4 倍，AKI 成为影响和决定重症患者预后的关键性因素。

AKI 早期高危因素的识别，对于早期诊断和防治具有十分重要的临床意义，与预后密切相关，是提高治愈率的关键。ICU 医护人员应高度重视 AKI 的早期诊断与防治。

知识点：AKI 的危险因素

根据患者的易感性和暴露情况判定 AKI 发生的风险（表 6-1）。

表 6-1　AKI 的危险因素

暴露因素	易感因素
脓毒症	脱水或容量不足
重症疾病	高龄
循环衰竭	女性
烧伤	贫血
创伤	慢性肾疾病
心脏手术（特别是体外循环）	慢性心、肺、肝疾病
非心脏大手术	糖尿病
肾毒性药物	癌症
放射造影剂	其他
有毒植物和动物	

【问题 2】入 ICU 后，如何尽快明确 AKI 的诊断？

答：通过血肌酐值的测定和每小时尿量的监测。

知识点：AKI 的诊断标准

目前 AKI 的诊断标准一般是采用血肌酐值和尿量作为判定指标。

AKI 的定义为满足以下任一项：

1. 48 小时内血肌酐增加 ≥ 0.3mg/dl（≥ 26.5μmol/L）；

2. 已知或推测在过去 7 天内血肌酐增加至大于或等于基础值的 1.5 倍；

3. 尿量 < 0.5ml/（kg·h）持续 6 小时。

【问题3】目前患者尿量较少，应进行哪些紧急处置？为什么？

答：应做以下处理：

1. 液体复苏：患者尿量减少的主要原因在于感染性休克引起肾脏灌注不足，因此以肾前性因素为主。可以通过补充充足的液体维持肾脏的有效灌注，亦可能解决肾前性肾功能不全的问题。

知识点：AKI 患者的容量管理

1. 在没有失血性休克的情况下，建议使用晶体液而非胶体液（白蛋白或人工胶体）作为 AKI 高危患者或 AKI 患者扩容治疗的初始选择。

2. 不推荐将羟乙基淀粉用于 AKI 高危患者的扩容治疗。

3. 对于伴感染性休克的 AKI 高危患者或 AKI 患者，推荐联合使用液体治疗和升压药物，以保证肾脏灌注。

2. 补液前应该对患者的容量状态进行评估。

（1）无创评估方法：快速补液试验、被动抬腿试验等；

（2）有创评估方法：根据病情积极进行适合的血流动力学监测，如 PiCCO、Swan-Ganz 导管等。

知识点：AKI 的补液需要评估

对于围术期高危患者或感染性休克患者，建议应用基于血流动力学和氧合指标的管理策略，以防止 AKI 的发生或恶化。

3. 避免应用肾毒性药物等危险因素。

> ### 知识点：避免 AKI 的危险因素
>
> 1. 应迅速对可疑 AKI 患者进行评估，确定危险因素，尤其是可逆性因素。
> 2. 根据患者的易感性和暴露情况进行干预可以降低 AKI 发生的风险。

入 ICU 6 小时后情况

患者入 ICU 后给予呼吸机辅助呼吸，适度镇静，进行液体复苏、抗感染等治疗。6 小时后，患者体温 37.8℃，血压 104/55mmHg，心率 113 次 / 分，SpO_2 100%。四肢末梢温，6 小时液体总入量为 1800ml，尿量共 150ml，CVP 由 7mmHg 升高至 14mmHg。现患者出现气喘，气道内吸出稀水样痰液，量较多，双肺听诊可闻及湿啰音，四肢水肿。

转入 ICU 后的化验检查回报结果：血常规：WBC $23×10^9$/L，Hb 98g/L，PLT $32×10^9$/L；肝功能：AST 87U/L，ALT 92U/L，TBIL 153.6μmol/L，ALB 23g/L；肾功能：BUN 12.4mmol/L，Scr 122.6μmol/L；纤溶功能：PT 18s，APTT 52s，INR 1.6。

血气分析：入 ICU 时：pH 7.28，$PaCO_2$ 41mmHg，PaO_2 128mmHg，BE — 9.6mmol/L，乳酸 8.4mmol/L；入 ICU 6 小时后：pH 7.36，$PaCO_2$ 38mmHg，PaO_2 86mmHg，BE — 4.3mmol/L，乳酸 3.6mmol/L。微生物学：PCT 5.4ng/ml。

超声检查：心脏无明显异常，肾脏超声提示双侧肾脏体积均有轻度增大，舒张末期流速及平均流速降低明显。

【问题 4】患者是否可以诊断为 AKI？其严重程度如何分级？

答：通过患者血肌酐以及尿量情况，可确诊为 AKI。按照 KDIGO AKI 分级标准，其目前为 1 级。AKI 患者的分级对于评估患者病情的严重程度、指导治疗和判断预后具有非常重要的意义。

知识点：AKI 的分期（表6-2）

表6-2　AKI 的分期

分期	血肌酐	尿量
1	基础值的 1.5 ～ 1.9 倍或增加 ≥ 0.3mg/dl（≥ 26.5μmol/L）	< 0.5ml/（kg·h）×（6～12）h
2	基础值的 2.0 ～ 2.9 倍	< 0.5ml/（kg·h）× ≥ 12h
3	基础值的 3.0 倍或 肌酐升高至 ≥ 4.0mg/dl（≥ 353.6μmol/L）或 开始进行肾脏替代治疗或 年龄 < 18 岁时，eGFR 下降至 < 35ml/（min·1.73m^2）	< 0.3ml/（kg·h）× ≥ 24h 或 无尿 ≥ 12h

【问题5】确诊为 AKI 后，首先急需考虑的事情是什么？

答：应尽快明确 AKI 的病因，其对指导治疗和预后判断尤其重要。尤其是可逆性病因，对其进行早期干预，可以避免 AKI 的恶化和慢性肾病的转归，降低依赖肾脏替代治疗的比率，降低病死率及缩短 ICU 住院时间。问诊时应注意患者现病史、既往史、药物治疗史的收集，特别需要注意询问患者有无肾脏基础疾病。

知识点：AKI 的诊疗思路

1. 应迅速对 AKI 患者进行评估，确定病因，尤其是可逆性病因。

2. 详细的病史采集和体格检查有助于 AKI 病因的判断。

3. 按照病因的不同将 AKI 分为肾前性、肾性和肾后性 AKI。

4. 24 小时之内进行基本的检查，包括相应的实验室检查和泌尿系超声（怀疑有尿路梗阻者）。

5. 应根据病因和分级选择相应的治疗策略。

【问题6】是否可以应用利尿药维持尿量？

答：患者在容量超负荷的情况下可以考虑应用利尿药，但利尿药本身对于 AKI 并没有防治作用。

知识点：AKI 时利尿药的应用指征

建议不使用利尿药预防和治疗 AKI，除非在容量负荷过多时。

【问题 7】对于 AKI 的药物治疗，我们可以考虑的药物有哪些？

答：目前临床上暂时还未有明确有效的预防和治疗性药物。不建议应用非诺多巴、心房利钠肽以及小剂量多巴胺等预防或治疗 AKI。

【问题 8】在选择药物进行疾病治疗时需要注意什么问题？

答：需遵守以下几个原则：

1. 首选非肾脏代谢的药物；

2. 次选肝肾双通道代谢的药物；

3. 避免使用肾毒性大的药物；

4. 根据肾肌酐清除率进行抗生素剂量调整；

5. 有条件者可监测血药浓度。

入 ICU 12 小时后情况

经充分液体治疗后，循环及内环境情况明显好转，患者现仍机械通气，适度镇静，体温 37.3℃，血压 120/60mmHg，心率 96 次 / 分，SpO_2 94%。呼吸较前急促，双肺呼吸音较前增粗，湿啰音明显增多。四肢末梢温，12 小时液体入量为 3600ml，尿量为 320ml，CVP 18mmHg。

化验回报结果：血常规：WBC $21×10^9$/L，Hb 95g/L，PLT $28×10^9$/L；肝功能：AST 97U/L，ALT 113U/L，TBIL 67.8μmol/L，ALB 21g/L；肾功能：BUN 16.5mmol/L，Scr 228.9μmol/L；纤溶功能：PT 19.6s，APTT 62s，INR 1.7；血气分析：入 ICU 12 小时后：pH 7.38，$PaCO_2$ 37mmHg，PaO_2 76mmHg，BE — 2.6mmol/L，乳酸 1.7mmol/L。

【问题 9】此时治疗 AKI 应考虑的进一步措施是什么？

答：按照 KDIGO 分级标准，其目前为 2 级，应该考虑应用肾脏替代治疗技术治疗 AKI。

知识点：AKI 的分级管理策略（图 6-1）

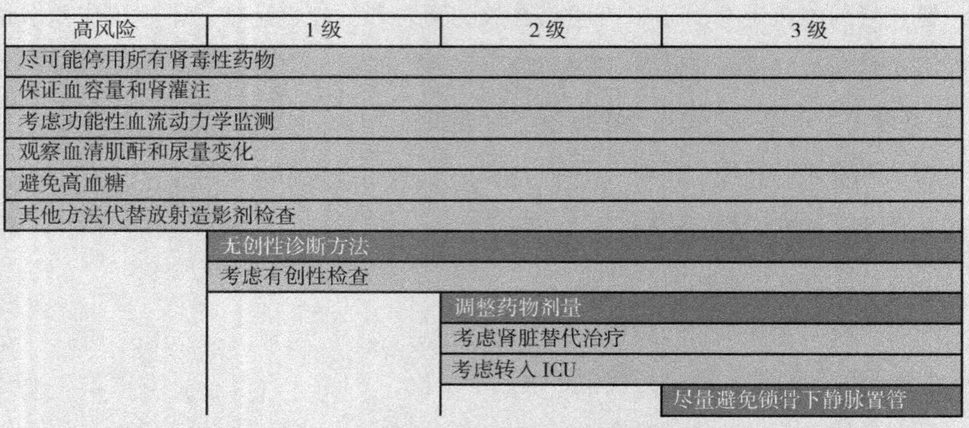

高风险	1 级	2 级	3 级
尽可能停用所有肾毒性药物			
保证血容量和肾灌注			
考虑功能性血流动力学监测			
观察血清肌酐和尿量变化			
避免高血糖			
其他方法代替放射造影剂检查			
	无创性诊断方法		
	考虑有创性检查		
		调整药物剂量	
		考虑肾脏替代治疗	
		考虑转入 ICU	
			尽量避免锁骨下静脉置管

图 6-1　AKI 的分级管理策略

【问题 10】 如何把握 AKI 患者肾脏替代治疗的时机？

答：肾脏替代治疗的时机能够影响 AKI 的预后。该患者经补液扩容后尿量仍少，肌酐进一步增加，AKI 严重程度进一步加重，同时患者出现容量负荷加重的情况，因此，应积极考虑肾脏替代治疗。

知识点：AKI 时肾脏替代治疗的时机

1. 时机问题是 RRT 过程中的焦点问题。RRT 开始时机共识建议：

（1）当代谢和液体管理需求超过肾脏功能时，需要考虑紧急行 RRT。

（2）对肾脏功能的需求由非肾性并发症、疾病的危重程度、溶质和液体负荷决定。

（3）肾脏功能由多种不同的方法评估，肾脏功能的变化和受损后肾脏功能可维持的时间可以用肾脏损伤标志物预测。

（4）肾脏的"需求"与"能力"的失衡是动态变化的，应定期进行评估。

（6）对于需要多种器官支持的患者，RRT 开始与结束时机应当结合其他治疗综合考虑。

（6）一旦启动 RRT，需要立即实施，通常时限在 3 小时内。若出现危及生命的容量、电解质和酸碱平衡改变时，应紧急开始 RRT。

2. 需全面考虑临床情况来决定是否进行 RRT，明确病情是否可以通过 RRT 纠正，以及实验室检查结果的变化趋势，而不应仅根据 BUN 和肌酐水平。

【问题 11】 如何选择肾脏替代治疗的模式?

答：目前肾脏替代治疗的模式主要是 CRRT 和 IHD。对于血流动力学不稳定的患者应该进行 CRRT。

知识点：AKI 肾脏替代治疗模式

1.AKI 患者应使用持续和间断 RRT 作为相互补充。

2.对于血流动力学不稳定的患者，建议使用 CRRT 而非标准的间断 RRT。

3.对于急性脑损伤或罹患可导致颅内高压或弥漫性脑水肿的其他疾病的 AKI 患者，建议使用 CRRT 而非间断 RRT。

【问题 12】 血管通路如何选择?

答：股静脉、颈内静脉、锁骨下静脉均可作为 CRRT 的血管通路。通路的选择应考虑流量、感染可能性及治疗持续时间等问题。

知识点：肾脏替代治疗时血管通路的选择

1.AKI 患者选择静脉置入血管通路时，可选择股静脉或颈内静脉，但考虑到各血管通路的优点、缺点以及 ICU 患者的治疗需要，推荐首选股静脉。

2.推荐在超声引导下置入血管通路。

3.置入颈内静脉后，在首次使用前应拍摄胸部 X 线片。

【问题 13】 该患者应如何选择抗凝方式?

答：目前该患者存在血小板下降以及凝血功能异常，同时考虑患者为外科术后，因此 CRRT 的抗凝方式的选择应该慎重。首选枸橼酸盐抗凝或无肝素 CRRT。

知识点：CRRT 的抗凝

1.如果患者没有明显的出血风险或凝血功能障碍，且未接受全身抗凝治疗，推荐在 RRT 期间使用抗凝。建议如下：①对于 IRRT 的抗凝，推荐使用普通肝素或低分子量肝素；②对于 CRRT 的抗凝，如果患者没有枸橼酸抗凝禁忌证，建议使用局部枸橼酸抗凝而非肝素；③对于具有枸橼酸抗凝禁忌证的患者，CRRT 抗凝期间，建议使用普通肝素或低分子量肝素。

2.对于高危出血风险患者，如果未使用抗凝治疗，推荐 CRRT 期间采取以下抗凝措施：①对于没有枸橼酸禁忌证的患者，建议使用局部枸橼酸抗凝；②建议避免使用局部肝素抗凝。

3.对于罹患肝素诱导血小板缺乏（HIT）患者，应停用所有肝素，推荐 RRT 期间使用凝血酶直接抑制药（如阿加曲班）或 Xa 因子抑制药（如达那肝素或达肝癸钠），而不应使用其他抗凝措施。

【问题 14】AKI 患者 CRRT 的治疗剂量如何选择？

答：CRRT 剂量对于 AKI 患者预后存在一定影响。该患者为感染性休克，治疗剂量应保证至少为 35ml/（kg·h）。

知识点：CRRT 的治疗剂量

1.每次 RRT 开始前应当确定 RRT 的治疗剂量，并经常评估实际治疗剂量以便进行调整。

2.AKI 患者进行 CRRT 时，推荐的置换液剂量为 20～25ml/（kg·h）。

3.脓毒症相关 AKI 患者进行 CRRT 时，推荐置换液剂量为 35～40ml/（kg·h）。

4.RRT 时电解质、酸碱、溶质和液体平衡目标应当满足患者治疗需求。

5.AKI 患者采用间断或延长 RRT 时，推荐应达到 Kt/V 3.9/ 周。

【问题 15】接受 CRRT 治疗期间，其他治疗用药还需要调整吗？

答：CRRT 相当于肾脏，具有清除溶质的作用，因此在进行 CRRT 治疗时，需注意肾脏代谢或排泄的药物，酌情调整药物的使用剂量、频次等。

知识点：CRRT 时药物的调整

1.CRRT 完成其有效治疗的同时，对药物也起到清除作用。因此，在 CRRT 治疗的同时也要保证药物治疗的有效性与安全性。

2.CRRT 时影响患者药物代谢及药效的因素有药物本身因素、患者因素、滤器及血液净化的方式和相关参数等。

入ICU 5天后情况

患者于术后当天开始 CRRT 治疗。目前神志清楚，面罩吸氧，呼吸 22 次 / 分，SpO$_2$ 100%，HR 85 次 / 分左右，BP 124/65mmHg，四肢末梢温暖，尿量大于 2ml/（kg·h）。

【问题 16】患者尿量增多时，需要注意哪些问题？

答：该患者整体病情改善，逐渐进入多尿期，容易出现容量异常、代谢紊乱等情况，但仍可通过 CRRT 来调节。

知识点：多尿期特点

多尿期早期仍可发生高钾血症，多尿期后期易发生低钾血症。另外，此期仍易发生感染、血容量不足、心血管意外和上消化道出血等并发症。

【问题 17】何时可以考虑停止 CRRT 治疗？

答：针对 CRRT 停止时机的问题，目前还没有共识。应依据患者的原发病恢复情况、一般状态、肌酐及尿量、内环境等情况进行综合判断。

知识点：CRRT 停止的时机

1. 依据什么指标终止 CRRT，目前尚未达成共识。

2. 关于 RRT 停止时机的推荐如下：

（1）如果肾脏功能已经恢复到足以满足机体代谢所需的预期水平时，可以考虑撤离 RRT。

（2）为了解持续肾脏功能恢复情况，建议在 RRT 期间监测尿量和肌酐。

（3）对需要多种器官功能支持治疗的患者，需与其他治疗综合考虑是否撤离 RRT。共识明确提出，针对 RRT 开始与停止的时机问题，应综合考虑机体需求与肾脏功能之间的关系，针对不同患者应进行个体化治疗。

3. 目前一般认为，只要重症 AKI 患者的传统透析指征未被纠正，就应继续 CRRT。

【问题 18】AKI 患者的预后如何？

答：AKI 患者常常合并 MODS，导致临床死亡。脓毒症所致 AKI 患者的病死率要高于非脓毒症引起的 AKI。大部分 AKI 患者的肾功能经积极干预均可恢复，严重者可迁延为慢性肾功能不全。早期诊断、早期预防和治疗是改善 AKI 患者预后的关键。

总之，AKI 是 ICU 常见的脏器功能损伤，发病率及病死率均较高。如何有效预防、早期发现及有效治疗仍然是重症医学科医师所要面临的难题。

参考文献

[1] Khwaja A. KDIGO clinical practice guidelines for acute kidney injury. Nephron Clin Pract，2012，120（4）：c179–184.

[2] Pisoni R，Wille KM，Tolwani AJ.The epidemiology of severe acute kidney injury: from BEST to PICARD, in acute kidney injury: new concepts. Nephron Clin Pract，2008，109（4）：c188–191.

[3] Daher EF，Marques CN，Lima RS，et al. Acute kidney injury in an infectious disease intensive care unit – an assessment of prognostic factors. Swiss Med Wkly，2008，138（9–10）：128–133.

[4] Chertow GM，Burdick E，Honour M，et al. Acute kidney injury, mortality, length of stay, and costs in hospitalized patients. J Am Soc Nephrol，2005，16（11）：3365–3370.

[5] Ostermann M，Joannidis M，Pani A，et al. Patient Selection and Timing of Continuous Renal Replacement Therapy. Blood Purif，2016，42（3）：224–237.

直通刘海涛更新内容

（刘海涛　于凯江）

第七章　急性重症胰腺炎合并急性胃肠功能障碍

入院病例概要

现病史　患者女，51 岁，农民。因"上腹胀痛伴呕吐 2 天余"入院。患者入院 2 天前中午大量进食油腻食物后出现上腹部疼痛，难以忍受，疼痛往腰背部放射，呕吐 3 次，呕吐物为胃内容物，未见咖啡色样液体。平卧休息后症状无改善，并伴有明显呼吸急促、发热、尿量减少等症状。为诊治入院。患者 15 年前因"胆囊结石"行"胆囊切除术"，2 年前曾发现"高血压"，一直未予正规监测及治疗，否认冠心病、糖尿病等病史。

入院查体　体温 38.1℃，血压 101/60mmHg，呼吸 36 次 / 分，脉搏 125 次 / 分。神志清楚，烦躁，呼吸急促，双肺叩诊清音。两肺呼吸音粗，可闻及湿啰音。腹部膨隆，腹壁静脉不明显，未见肠形及蠕动波，腹部右侧有一约 15cm 纵向手术瘢痕，未见异常搏动。腹肌稍紧张，脐周及左侧腹部轻压痛，无液波震颤，全腹未触及包块，肝脾肋下未触及，肝 - 颈静脉回流征阴性，胆囊未触及，墨菲氏征（—），膀胱不胀，双肾未触及。叩诊呈鼓音。移动性浊音（＋），肝区叩击痛（—），双侧肾区叩击痛（—）。肠鸣音弱，1～2 次 / 分，未闻及振水音及血管杂音。

实验室检查　行腹部增强 CT 检查示胰腺坏死明显、渗出严重，腹腔大量积液（图 7-1）。血常规：白细胞 12.72×10^9/L、中性粒细胞百分数 90.10%；血生化：白蛋白 25.0g/L、淀粉酶 453U/L、结合胆红素 2.6μmol/L、肌酐 148.5μmol/L、三酰甘油 23.32mmol/L、尿素 11.72mmol/L、钾 6.25mmol/L。

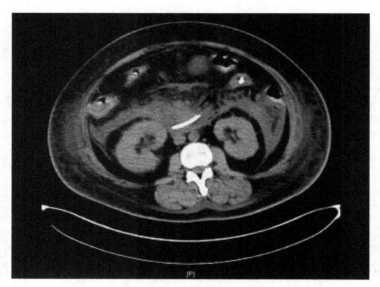

图 7-1　腹部增强 CT 示胰腺坏死明显、渗出严重

【问题 1】根据患者情况，该患者的诊断是什么？

答：患者急性起病，在大量进食油腻食物后出现上腹部疼痛，难以忍受，疼痛往腰背部放射，呕吐，淀粉酶显著升高，具备急性胰腺炎的临床表现和生化改变。且具下列之一者：局部并发症（胰腺坏死、假性囊肿、胰腺脓肿）；器官衰竭；Ranson 评分≥3 分；APACHE-Ⅱ评分≥8 分；CT 分级为 D、E。首先考虑为急性重症胰腺炎。

知识点：急性胰腺炎的诊断

符合下列 3 条标准中的 2 条即可诊断为急性胰腺炎：

1. 临床症状：上腹痛。

2. 实验室检查：血清淀粉酶或脂肪酶大于正常值高限 3 倍。

3. 符合影像学（CT、MRI、B 超）检查标准：影像学检查（如对比增强腹部CT）对急性胰腺炎的诊断是有用的，但通常不是必需的，而其适用于某些情况下对诊断的确认，包括镇静状态下的患者、临床怀疑有十二指肠穿孔的患者或者发病和实验室指标变化之间时间间隔较长的患者。

增强 CT 显示胰腺和胰周出现大量坏死组织，腹腔大量积液，并伴有 ARDS（重度），AKI（3 级）超过 48h，提示为急性重症胰腺炎（危重型）。

知识点：急性胰腺炎的病因

多种病因均可导致急性胰腺炎：

1. 胆源性胰腺炎（在国内的急性胰腺炎中占比＞50%）：①胆结石；②胆道感染；③胆道蛔虫。

2. 大量饮酒和暴饮暴食：①乙醇——胰腺外分泌增加；②食糜——胰液大量增加。

3. 胰管阻塞：①胰管结石；②胰管蛔虫；③胰管肿瘤；④胰腺分裂。

4. 十二指肠降段疾病：①球后穿透溃疡；②近十二指肠乳头的憩室炎。

5. 手术和创伤：①腹腔手术；②腹部钝挫伤；③ERCP（引起明显胰腺炎的约占 3%）。

6. 代谢障碍：①高三酰甘油血症；②高钙血症。

7. 药物：噻嗪类利尿药、硫唑嘌呤、糖皮质激素、2 个月内磺胺类服药史，以上药物无论剂量多少。

8. 感染与全身炎症反应。

9. 其他特发性胰腺炎。

知识点：急性胰腺炎的严重程度分级

急性胰腺炎严重程度的分级基于局部决定因素和全身决定因素以及两种决定因素的相互联系：

1. 局部决定因素是指胰腺和（或）胰周组织坏死，这被概括为胰腺（胰周）坏死。其定义如下：

（1）胰腺（胰周）坏死是指胰腺和（或）胰周出现坏死组织。坏死组织可以是固体或者半固体状（部分为液体），影像上没有包壁。

（2）无菌性胰腺（胰周）坏死是指在坏死部位缺乏感染证据。

（3）感染性胰腺（胰周）坏死即至少存在以下一项：①CT 提示胰腺或胰周气泡；②影像引导下细针穿刺获取的胰腺或胰周坏死组织细菌培养结果阳性；③首次引流和（或）坏死组织清除术获取的胰腺或胰周坏死组织细菌培养结果阳性。

2. 全身决定因素是指急性胰腺炎造成的远隔器官功能障碍，这被概括为器官衰竭。其定义如下：

（1）器官衰竭：其定义是基于 24h 内 3 个器官系统（心血管、肾脏以及呼吸）最差的评价。对于之前没有器官功能障碍的患者，器官衰竭即为 SOFA 评分≥2 分，或者达到以下标准：①心血管系统：需要使用正性肌力药物；②肾脏系统：肌酐≥171μmol/L(≥2.0mg/dl)；③呼吸系统：PaO_2/FiO_2≤300mmHg(40kPa)。

（2）持续性器官衰竭：指同一个器官系统衰竭持续或者超过 48h。

（3）暂时性器官衰竭：指同一个器官系统衰竭持续时间少于 48h。

3. 严重程度分级：

（1）轻型急性胰腺炎：特征是不存在胰腺（胰周）坏死以及器官衰竭。

（2）中型急性胰腺炎：特征是存在无菌性胰腺（胰周）坏死和（或）暂时性的器官衰竭。

（3）重型急性胰腺炎：特征是存在感染性胰腺（胰周）坏死或者持续性的器官衰竭。

（4）危重型急性胰腺炎：特征是感染性胰腺（胰周）坏死合并持续性器官衰竭。

【问题2】入院后该患者需要做哪些鉴别诊断？

答：由于临床医师对重症急性胰腺炎的认识逐步提高，加之检查方法的进步，急性重症胰腺炎的诊断正确率近年来有了显著提高。但在非典型患者中，还是较易与其他急腹症相混淆，需注意进行鉴别诊断。

知识点：急性重症胰腺炎的鉴别诊断

1. 急性重症胆管炎：可以有发热、黄疸、腹痛、血压降低等表现，B 超和 CT 有助于诊断。

2. 消化道穿孔：多有胃溃疡病史，腹痛突然发作，有板状腹，X 线片示膈下游离气体。

3. 慢性胃炎：主要表现为上腹部饱胀不适（特别是在餐后）、无规律性上腹部隐痛及消化不良，胃镜可确诊。

4. 消化性溃疡：表现为慢性病程、周期性发作及节律性疼痛，腹痛与进食关系密切，常于春秋季节发病或症状加重，上消化道钡餐或胃镜有助于鉴别。

5. 慢性胰腺炎急性发作：上腹部疼痛向背部放射，常伴有食欲减退、体重下降、糖尿病或脂肪泻等。腹部 X 线片可见胰腺钙化，B 超、CT 和 ERCP 对诊断有一定帮助。

6. 急性阑尾炎：根据典型的转移性右下腹痛伴右下腹麦氏点压痛阳性，急性阑尾炎的诊断并不困难。但遇有高位阑尾炎或低位胆囊炎时，鉴别尚有困难。急性胆囊炎疼痛可放射至右肩胛区，B 超检查帮助大。急性阑尾炎时，结肠充气试验阳性。

7. 心肌梗死：心肌梗死多有冠心病史，胸前压迫感和胸闷，心电图常有各种心肌梗死表现，肌酸磷酸激酶是升高的，多无急腹症表现。

【问题3】患者入院后诊断为急性重度胰腺炎，有哪些基本治疗原则？

答：应该根据病程分期选择治疗方案。目前患者处于急性反应期，首先应该去除病因，患者三酰甘油 23.32mmol/L，为急性高血脂症性胰腺炎。要限用脂肪乳剂，避免应用可能升高血脂的药物。药物治疗可以采用小剂量低分子肝素和胰岛素，主要是增加脂蛋白酶的活性，加速乳糜微粒的降解；快速降脂技术有血脂吸附和血浆置换。

知识点：急性反应期病因的治疗

1. 胆源性急性胰腺炎：首先要鉴别有无胆道梗阻病变，凡伴有胆道梗阻者，一定要及时解除梗阻。首选经纤维十二指肠镜下行 Oddi 括约肌切开取石及鼻胆管引流，或联合腹腔镜行胆囊切除，或做开腹手术，包括胆囊切除术、胆总管切开探查术，明确胆总管下端有无阻塞。胰腺受累明显者需要可加做小网膜囊胰腺区引流。

2. 急性高血脂性胰腺炎：近年来明显增多，因此入院时一定要询问高血脂、脂肪肝和家族性高血脂病史，以及是否应用可能升高血脂的药物，静脉抽血时注意血浆是否已成乳糜状，需要早期监测血脂。三酰甘油 > 11.3mmol/L 者易发生急性胰腺炎，需要在短时间内将其降至 5.65mmol/L 以下。这类患者要限用脂肪乳剂，避免应用可能升高血脂的药物。药物治疗可以采用小剂量低分子肝素和胰岛素，主要是增加脂蛋白酶的活性，加速乳糜微粒的降解；快速降脂技术有血脂吸附和血浆置换。

3. 酒精性急性胰腺炎：针对酒精性急性胰腺炎的可能致病机制，强调减少胰液分泌、胃酸分泌以及改善十二指肠酸化状态；强调缓解 Oddi 括约肌痉挛，改善胰液的引流状态。

4. 其他病因：对于其他能发现的病因，也要及时针对病因进行治疗，如高钙性急性胰腺炎大多与甲状旁腺功能亢进有关，需要做降钙治疗和相应的甲状旁腺手术。对于病因不明者，在按病程分期选择相应治疗的同时，仔细观察有无隐匿病因出现。

由于胰周及腹膜后大量渗出，容易造成血容量丢失和血液浓缩，具体干预措施包括：加强液体复苏，维持水、电解质平衡和加强监护治疗；胰腺休息；预防性抗生素应用；镇静、解痉、止痛处理；中药治疗；预防真菌感染；营养支持；必要时进行肾脏替代治疗。

知识点：急性反应期的非手术治疗

1. 液体复苏，维持水、电解质平衡和加强监护治疗。由于胰周及腹膜后大量渗出，造成血容量丢失和血液浓缩，又由于毛细血管渗漏存在，需要以动态监测 CVP 或 PWCP 及 HCT 作为指导，进行扩容，并要注意晶体、胶体比例，减少组织间隙液体潴留。推荐使用平衡盐液，以 5 ~ 10ml/（kg·h）的速度进行静脉输注，在第 1 个 24 小时内输注 2500 ~ 4000ml 液体，同时应注意观察尿量和腹内压的变化，维护机体的氧供和内脏功能监测。

2. 胰腺休息疗法。如禁食、胃肠减压、抑酸和抑酶治疗。

3. 预防性应用抗生素。主要针对肠源性革兰阴性杆菌易位，应采用能通过血胰屏障的抗生素，如喹诺酮类、头孢他啶、碳青霉烯类及甲硝唑等。

4. 镇静、解痉、止痛处理。

5. 中药生大黄 15g，胃管内灌注或直肠内滴注，每日 2 次。中药皮硝全腹外敷，500g，每日 2 次。

6. 预防真菌感染。可采用氟康唑。

7. 营养支持。在内环境紊乱纠正后，在肠功能恢复前，可酌情选用肠外营养；

一旦肠功能恢复，就要早期进行肠内营养，一定要采用鼻空肠管输注法，根据肠道功能状况，选用合适的配方、浓度和速度，一定要逐步加量，同时严密观察耐受反应。

8.肾脏替代治疗：连续性 CVVH 或 CVVH 联合腹膜透析。

治疗中若出现坏死感染者应中转手术治疗：在正规的非手术治疗过程中，若怀疑有感染时，则要做 CT 扫描，判断有困难时可以在 CT 导引下做细针穿刺抽吸术（FNA），以判别胰腺坏死及胰外侵犯是否已有感染。对临床上出现明显脓毒综合征或腹膜刺激征者，或 CT 上出现气泡征者，以及在细针穿刺抽吸物涂片中找到细菌或真菌者，均可判为坏死感染，应立即转手术治疗。

知识点：手术治疗时机

对于怀疑或证实有感染性坏死的胰腺炎患者，侵袭性操作（包括经皮穿刺置管引流、内镜下经胃穿刺置管引流或坏死组织清除、微创或开放式坏死组织清除术）应当尽量延迟到发病至少 4 周以后，以利于积液形成包裹。

在部分患者中，外科操作无法延迟到 4 周以后进行，即使早期进行了经皮穿刺置管引流，也应等待积液形成包裹后再行坏死组织清除。而再次外科操作（包括再次经皮穿刺置管引流、内镜下坏死组织清除或中转开放手术）的时机应基于临床和影像学指标，对此无严格的指南推荐。建议在行外科操作前，举行专家组会诊。

入 ICU 当日情况

入 ICU 后，给予静脉补液，同时给予头孢他啶、生长抑素，经气管插管、呼吸机辅助通气（气管插管接呼吸机辅助通气中，P-CMV 模式，PI 18cmH$_2$O，PEEP 6cmH$_2$O，FiO$_2$ 50%）及血液滤过治疗后，行腹腔穿刺置管引流术。6h 后患者出现腹胀、呕吐。粪便分析：红细胞 3～5 个/HP，白细胞满视野，隐血＋。胃液涂片可见大量革兰阳性球菌、革兰阴性杆菌。B 超显示：肠壁炎症水肿、肠腔液体聚集（图 7-2）。

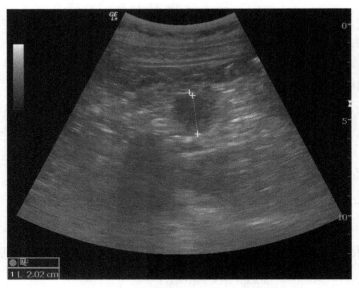

图 7-2 B 超显示肠壁炎症水肿、肠腔液体聚集

【问题 4】入 ICU 后该患者除了急性重症胰腺炎外，还出现了什么情况？

答：根据患者术后临床症状体征，结合腹部 B 超以及实验室检查结果，考虑为急性胃肠功能障碍（二级）。

知识点：**急性胃肠功能障碍的定义**

定义：由重症患者急性疾病本身导致的胃肠道功能障碍。

重症患者由于炎症介质大量释放，毛细血管渗漏，大量液体渗出，血管舒缩障碍等，都会累及胃肠脏器，当胃肠功能受到损伤后，会影响到胃肠对营养物质和水的消化吸收功能，影响肠道菌群及其产物的吸收和调控功能，进而影响胃肠的内分泌功能和免疫功能。急性胃肠功能障碍，常常发生在危重症的过程中，是多器官功能障碍综合征的一个组成部分，当受累脏器越多，其发生率越高，病死率也明显增高。

急性胃肠功能障碍主要的胃肠道症状有以下几种：呕吐与反流、胃潴留、腹泻、消化道出血、下消化道瘫痪（麻痹性肠梗阻）、异常肠鸣音、肠管扩张、喂养不耐受综合征。

知识点：急性胃肠功能障碍的胃肠道症状

呕吐与反流：为任何可视的胃内容物反流，无论呕吐物量的多少。

胃潴留：单次胃液回抽超过 200ml 被定义为大量胃潴留。WGAP 仍将 24 小时残留总量超过 1000ml 作为异常胃排空的一项指征。

腹泻：每日解 3 次以上稀水样便，并且量大于 200～250g/ 天（或超过 250ml/天），建议在 ICU 中，将其分为疾病相关性、药物相关性、食物/喂养相关性腹泻。

消化道出血：为任何进入胃肠道内腔的出血，并经呕吐液、胃内容物或粪便等标本隐血试验证实。

下消化道瘫痪（麻痹性肠梗阻）：在没有机械性梗阻的情况下，至少 3 天肛门停止排便，肠鸣音存在或消失。

异常肠鸣音：肠鸣音减弱、消失或者亢进。

肠管扩张：腹部 X 线片或 CT 显示结肠直径超过 150px（盲肠直径超过 225px）或小肠直径超过 75px。

喂养不耐受综合征（feeding intolerance syndrome，FI）：连续肠内营养 72 小时未达到 20kcal/kg BW/d 的营养需求目标，或者由于任何临床原因需要中止肠内营养。

患者粪便中出现隐血，肠壁水肿，肠液大量聚集，出现下消化道麻痹症状，提示为急性胃肠功能障碍（二级）。

知识点：急性胃肠功能障碍的分级

根据患者粪便或者胃内容物中可见性出血、腹泻次数、下消化道麻痹、喂养不耐受、恶心、呕吐、大便次数、肠鸣音、胃潴留和腹腔内压等客观指标，将急性胃肠功能障碍按严重程度分成四级：

一级：所谓存在胃肠道功能障碍和衰竭的风险。

界定为有明确病因的胃肠道功能部分受损。

常见症状为腹部术后早期恶心、呕吐；休克早期肠鸣音消失；肠动力减弱。

二级：胃肠功能障碍。

定义为肠道不具备完整的消化和吸收功能，无法满足机体对营养物质和水的需求。

常见症状为胃轻瘫伴大量胃潴留或反流；下消化道麻痹、腹泻；胃内容物或粪便中可见出血；存在喂养不耐受。

同时二级 AGI 开始引入腹腔内高压（IAH）概念，I 级（IAP 12～15mmHg）。

三级：胃肠功能衰竭。

定义为给予干预处理后，胃肠功能仍不能恢复，整体状况没有改善。

临床上表现为治疗后肠内营养不耐受、持续存在胃大量潴留和持续胃肠道麻痹，肠道扩张，出现或加重 IAH 进展至 Ⅱ 级（IAP 15～20mmHg），腹腔灌注压下降（APP < 60mmHg，APP = MAP － IAP）。

四级：胃肠功能衰竭伴有远隔器官功能障碍。

定义为 AGI 逐步进展，MODS 和休克进行性恶化，随时有生命危险。

临床表现为肠道缺血坏死、导致失血性休克的胃肠道出血、Ogilvies 综合征、需要积极减压的腹腔间隔室综合征（ACS）。

【问题 5】患者出现急性胃肠功能障碍的原因是什么？

答：患者由于急性重症胰腺炎，炎症介质大量释放，影响到胃肠对营养物质和水的消化吸收功能，影响肠道菌群及其产物的吸收和调控功能，进而影响胃肠的内分泌功能和免疫功能。导致胃肠黏膜微循环障碍、肠道屏障功能受损，从而出现急性胃肠功能障碍。

知识点：**急性胃肠功能障碍的病因**

急性胃肠功能障碍常见于以下外科疾病：

1. 感染性疾病。如全身严重感染、重度感染性休克等，特别是大肠杆菌和铜绿假单胞菌引起的腹腔感染。

2. 非感染性疾病。包括严重烧伤、战伤、创伤大出血、各种非感染性休克、DIC、重症胰腺炎、重要脏器的衰竭等。

3. 医源性因素。如大手术、麻醉并发症、持续全胃肠外营养、心肺复苏后等。

发病机制：本病的发生主要与胃肠黏膜缺血、缺氧有关。

胃肠黏膜缺血导致黏膜微循环障碍、能量不足、渗透性增加，抵抗 H^+ 的能力下降，同时，胃黏膜分泌碳酸氢根减少，如有胆汁反流，将遭受进一步破坏。胃内的 H^+ 浓度相对增高，黏膜的损害使 H^+ 逆向弥散更容易且难于清除，造成黏膜糜烂、出血。黏膜缺血致细胞坏死、凋亡，尤其是肠绒毛对缺血、缺氧非常敏感，黏膜上皮的坏死、脱落，使胃肠道机械屏障功能受损，通透性增高。在缺血时肠蠕动减弱，胃肠道内存在的很多细菌可大量繁殖，导致细菌及内毒素移位。肠道壁内含有丰富的黄嘌呤脱氢酶，胃肠黏膜缺血 – 再灌注损伤使次黄嘌呤在黄嘌呤氧化酶作用下生成黄嘌呤，释放活性氧自由基，氧自由基与其他炎症介质的作用可进一步损伤肠管，影响黏膜的修复。

【问题 6】急性胃肠功能障碍的治疗原则是什么？

答： 该患者目前处于急性胃肠功能障碍（二级）状态，应当给予可恢复胃肠道功能的干预，如应用胃肠动力药；当促动力药无效时，考虑给予幽门后营养；开始或维持肠内营养；治疗 IAH。

知识点：急性胃肠功能障碍的治疗流程图（图 7-3）

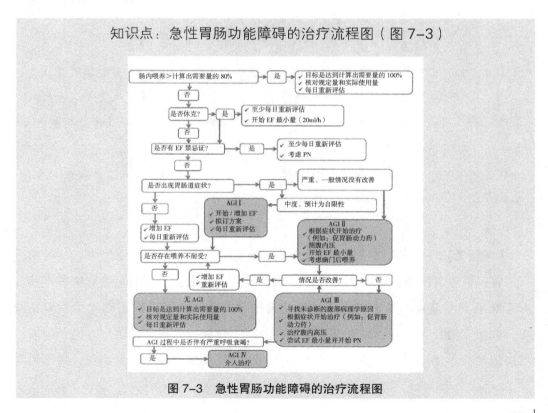

图 7-3 急性胃肠功能障碍的治疗流程图

知识点：各级急性胃肠功能障碍治疗的原则

1. 一级的治疗原则：

（1）建议损伤后 24～48 小时尽早给予肠内营养。

（2）尽可能减少使用损伤胃肠动力的药物（如儿茶酚胺、阿片类药物）。

2. 二级的治疗原则：

（1）IAH 的治疗。

（2）恢复胃肠道功能，如应用胃肠动力药。

（3）开始或维持肠内营养。如果发生大量胃潴留或反流，或喂养不耐受，可尝试给予少量的肠内营养。

（4）胃轻瘫患者，当促胃肠动力药无效时，考虑给予幽门后营养。

3. 三级的治疗原则：

（1）监测和处理 IAH。排除其他腹腔疾病，如胆囊炎、腹膜炎、肠道缺血。尽早停用导致胃肠道麻痹的药物。

（2）避免给予早期的肠外营养（入住 ICU 的前 7 天）以降低院内感染的发生率。

（3）需常规尝试性给予少量的肠内营养。

4. 四级的治疗原则：

（1）保守治疗无效时，需要行急诊剖腹手术或其他急救处理（如结肠镜减压）。

（2）由于鉴别胃肠道急性疾病和慢性疾病非常困难，在出现慢性胃肠道疾病（如克罗恩病）引起的消化道出血、腹泻等症状时，建议使用与急性胃肠道疾病相同的概念。长期肠外营养的患者，胃肠衰竭（相当于 AGI Ⅲ级）缓慢发生，不需要给予紧急干预措施，但需参照 AGI Ⅲ级处理意见，监测 IAP 并排除新的腹部急性疾病。

【问题 7】如何处理该患者急性胃肠功能障碍中出现的胃肠道症状？

答：该患者出现肠液大量潴留、肠道扩展、肠道出血、下消化道麻痹等症状。对于肠液大量潴留、肠道扩展，应当在维持水、电解质平衡的基础上给予胃肠减压，如保守治疗无效者，由于存在穿孔的风险，建议行外科手术治疗。由于患者目前血流动力学稳定，出血量少，考虑为胃肠道黏膜损伤导致的少量出血，目前可观察处理。针对下消化道麻痹，应当停用抑制肠蠕动的药物，使用促动力药物如多潘立酮、胃复安和红霉素，刺激上消化道（胃和小肠）；而新斯的明可以促进小肠和结肠动力。

知识点：急性胃肠功能障碍胃肠道症状的处理

1. 呕吐

可以借鉴预防和处理术后恶心、呕吐的指南，但尚无针对 ICU 机械通气患者呕吐的处理指南。

2. 胃潴留

（1）大量胃潴留时，推荐静脉使用胃复安或红霉素，不推荐使用西沙比利。

（2）不推荐常规使用促动力药物。

（3）尽可能避免或减少使用阿片类药物，降低镇静深度。

（4）如果单次残留超过 500ml，建议暂停胃内营养，考虑给予幽门后营养。

（5）不提倡常规给予幽门后营养，罕见病例幽门后营养可能引起严重的小肠扩张，甚至穿孔。

3. 腹泻

（1）对症治疗——维持水、电解质平衡和血流动力学稳定，保护组织器官。

（2）重症患者发生喂养相关的腹泻时需减慢喂养速度、重新放置营养管或稀释营养配方。加入可溶膳食纤维，延长转运时间。

（3）严重或反复发作的艰难梭状杆菌引起的腹泻首选口服万古霉素，而非甲硝唑。

4. 下消化道麻痹

（1）尽可能停用抑制肠蠕动的药物（如儿茶酚胺、镇静剂、阿片类药物）和纠正损害肠动力的因素（如高血糖、低钾血症）。

（2）由于上述治疗作用显现延迟，必须尽早或预防性使用通便药物。

（3）由于长期使用阿片拮抗药的作用效果和安全性尚不清楚，故不推荐常规使用。

（4）促动力药物如多潘立酮、胃复安和红霉素，可用于刺激上消化道（胃和小肠），而新斯的明可以用于促进小肠和结肠动力。

5. 肠道扩张

（1）除了维持水、电解质平衡以外，胃肠减压也同样有效，择期手术后患者不推荐常规使用鼻胃管减压。

（2）盲肠直径超过 10cm、24 小时内未改善者，在排除机械性肠梗阻后，建议静脉使用新斯的明。

（3）盲肠直径超过 10cm、保守治疗 24～48 小时未改善者，推荐使用结肠镜进行非外科减压。

（4）结肠镜减压有效率高达 80%，但存在一定的发病／死亡风险。当盲肠直径 ≤ 12cm 时，联合结肠镜减压的保守治疗可以持续 48～72 小时。

（5）保守治疗无效者，由于存在穿孔的风险，建议行外科手术治疗。

（6）使用胸椎硬膜外麻醉的腹腔镜手术，术后一定程度上可以改善肠道功能，预防肠道扩张。

6. 胃肠道出血

（1）对于明显的胃肠道出血，血流动力学状态决定了治疗策略。伴血流动力学不稳定的出血，内镜检查可明确诊断。但活动性大量出血时，除内镜检查外，血管造影术是合适的选择。

（2）推荐行早期（24 小时内）上消化道内镜检查，而急性静脉曲张出血需要更紧急（12 小时内）的干预。

（3）肾上腺素注射可与血管夹、热凝固术或注射组织硬化剂等方法联用。

（4）不推荐常规复查内镜，再出血时，推荐复查内镜。

（5）上消化道内镜检查阴性的胃肠道出血，需进行结肠镜检查，而结肠镜亦阴性时，可使用推进式小肠镜检查法。

（6）内镜检查阴性的活动性消化道出血，需考虑腹部手术中内镜检查或介入放射学。

【问题 8】如果患者突然出现腹腔高压，应当如何处理？

答：首先判断其是否是过度复苏所导致的，应密切监测液体复苏。建议使用鼻胃管／结肠减压方法，用于排出胃肠道的内容物，如果出现腹腔积液，推荐使用经皮管道引流减压。

知识点：急性胃肠功能障碍时腹腔高压的处理

1.腹腔内高压（IAH）：指 6 小时内至少 2 次测量 IAP ≥ 12mmHg。

（1）动态监测液体复苏，避免过度复苏。

（2）对于原发 IAH 术后患者，持续的胸椎硬膜外镇痛可以降低 IAP。

（3）建议使用鼻胃管/结肠减压方法，用于排出胃肠道的内容物。

（4）腹腔积液患者，推荐使用经皮管道引流减压。

（5）床头抬高超过 20° 是 IAH 发展的额外危险因素。

（6）肌松药可以降低 IAP，但由于其过多的不良反应，仅在特定的患者中使用。

2.腹腔间隔室综合征：指 IAP 持续增高，6 小时内至少 2 次 IAP 测量均超过 20mmHg，并出现新的器官功能障碍。

尽管外科减压是治疗 ACS 唯一确切的处理措施，但其适应证和手术时机的选择仍存在争议。

（1）对于保守治疗无效的 ACS 患者，推荐外科减压作为抢救生命的重要措施。

（2）当前推荐：①在其他治疗无效时，对 ACS 患者进行救生的外科手术减压介入治疗；②对于存在多个 IAH/ACS 危险因素的患者，在进行剖腹手术时，可以给予预防性减压措施。

（3）在大多数严重的腹主动脉瘤破裂或腹部创伤患者中，可以不关腹，使用人工膜覆盖，避免 ACS 进一步发展。

入 ICU 第 2 天情况

患者出现急性胃肠功能障碍后，给予全身抗感染治疗：达托霉素 50mg/d 静脉滴注、甲硝唑 0.5g Bid 静脉滴注；肠道抗感染治疗：万古霉素 1g/d 鼻胃管饲入；调节肠道菌群：双歧杆菌活菌胶囊；促进肠蠕动：普芦卡必利（2mg/d）、糖皮质激素。增加补液速度，补充白蛋白、血浆，开始实施肠内营养。

CRP 59.2mg/L，WBC 4.4×10^9/L，N 81.7%，PLT 127×10^9/L；血气分析：pH 7.428，PaO_2 78.2mmHg，$PaCO_2$ 42.6mmHg，氧合指数 237mmHg，血乳酸 2.5mmol/L；粪便分析：红细胞 5～10 个/HP，白细胞 15～20 个/HP，隐血＋。B 超显示：肠腔直径减小、腹腔积液（图 7-4）。

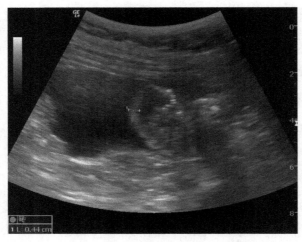

图 7-4　B 超显示肠腔直径减小、腹腔积液

【问题 9】营养支持治疗是急性胃肠功能障碍的重要治疗，那么如何开始实施营养支持？

答：患者目前血流动力稳定，根据不同的急性胃肠功能障碍等级给予滋养喂养（10 ～ 15ml/h）、预消化 EN 配方。

知识点：急性胃肠功能障碍营养支持的患者选择（图 7-5）

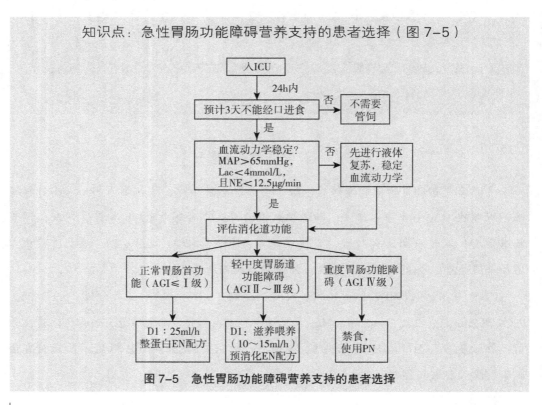

图 7-5　急性胃肠功能障碍营养支持的患者选择

【问题 10】营养支持治疗所需的热卡应该如何确定？

答：推荐使用间接能量测定仪（IC）来确定患者的能量需求，但是 IC 的可获得性以及变量的测量难度都会影响测量的准确性。如果没有 IC，建议使用预测性的 H-B 公式或者一个简化的基于体重的公式 [25 ～ 30kcal/（kg·d）] 来确定患者的能量需求。建议持续评价患者的蛋白质供应是否足够。

知识点：急性胃肠功能障碍营养支持所需的热卡确定（图 7-6）

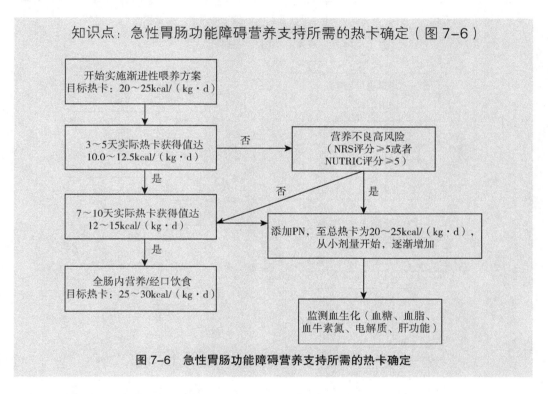

图 7-6　急性胃肠功能障碍营养支持所需的热卡确定

【问题 11】急性胃肠功能障碍时营养支持治疗的具体方案是什么？

答：该患者从 15ml/h 的滋养剂量开始，每 6h 评估是否有呕吐、腹痛腹胀，如无明显症状则每 6h 增加 1 倍的喂养速度直至目标喂养量。当出现上述症状时则降低一半速度，若 2h 内仍出现呕吐、腹胀，则加用胃复安 10mg，同时抬高床头并测量 GRV，GRV＞500ml 时转为幽门后喂养。若突然出现呕吐、腹胀腹痛应停止肠内营养，判断是否存在肠缺血、肠梗阻等，同时使用肠外营养，并进行反复评估。

知识点：急性胃肠功能障碍营养支持流程（图7-7）

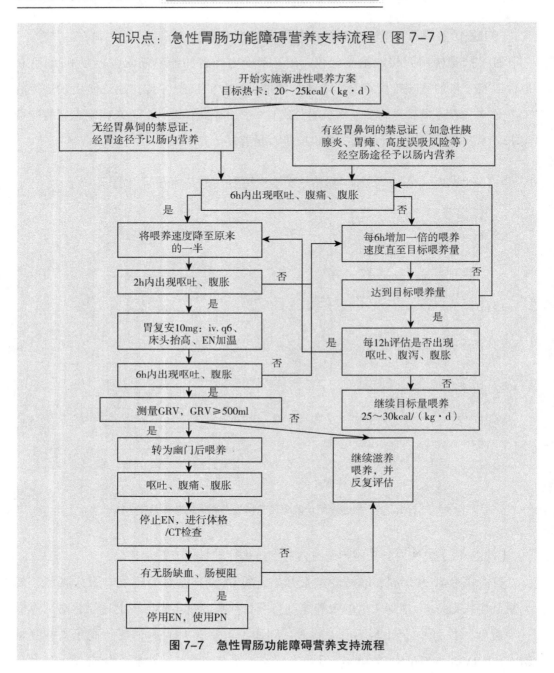

图7-7　急性胃肠功能障碍营养支持流程

入ICU第3天情况

患者肠内营养支持剂量到达60ml/h 3h后出现腹胀、恶心呕吐。CRP 43.2 mg/L，WBC 4.8×10^9/L，N 82.7%，PLT 133×10^9/L；血气分析：pH 7.428，PaO_2 93.2mmHg，

$PaCO_2$ 38.6mmHg，氧合指数 287mmHg，血乳酸 1.2mmol/L。粪便分析：红细胞 5 ~ 10 个 /HP，白细胞 5 ~ 10 个 /HP，隐血＋。粪便培养阴性。

【问题 12】患者给予肠内治疗后出现不耐受情况，应该如何评价肠内营养的耐受性以及有何处理方法？

答：肠内营养耐受性根据腹胀 / 腹痛、恶心 / 呕吐、腹泻三者评分，根据以上标准计算总分，初始行肠内营养，每 4 ~ 6h 评估 1 次，根据评分结果进行 EN 输注调整。

知识点：急性胃肠功能障碍肠内营养耐受性评分（表 7-1）

表 7-1 急性胃肠功能障碍肠内营养耐受性评分

评价内容	分值			
	0分	1分	2分	5分
腹胀 / 腹痛	无	轻度腹胀，无腹痛	明显腹胀，或腹痛自行缓解，或腹内压 15 ~ 20mmHg	严重腹胀，或腹痛不能自行缓解，或腹内压 > 20mmHg
恶心 / 呕吐	无，或持续胃肠减压无症状	恶心，但无呕吐	恶心呕吐（不需要胃肠减压），或 250ml <减压量< 500ml	呕吐，且需要胃肠减压，或胃肠减压量> 500ml
腹泻	无	稀便 3 ~ 5 次 / 天，且量< 500ml	稀便≥ 5 次 / 天，且 500 ~ 1500ml	稀便≥ 5 次 / 天，且≥ 1500ml

根据以上标准计算总分，初始行肠内营养，每 4 ~ 6h 评估 1 次，根据评分结果进行 EN 输注调整。

总分：

0 ~ 2 分：继续肠内营养，增加或维持原速度，对症治疗；

3 ~ 4 分：继续肠内营养，减慢速度，2h 后重新评估；

≥ 5 分：暂停肠内营养，重新评估或者更换输入途径。

患者于肠内营养 3h 后出现腹胀、恶心呕吐，粪便培养阴性，考虑为喂养相关性，应当减慢喂养速度、稀释营养配方，并将床头抬高 30° ~ 45°，予以胃复安治疗。若予以4次胃复安仍然无效，在排除肠梗阻的基础上考虑幽门后喂养并停用促动力药物。

知识点：急性胃肠功能障碍肠内营养耐受性监测与处理（图7-8）

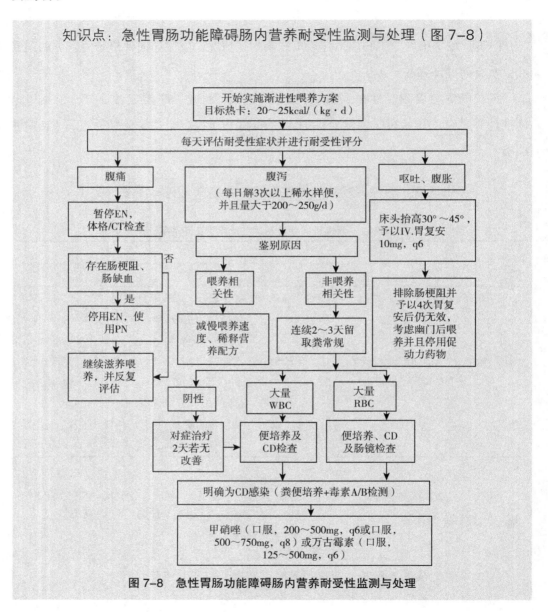

图7-8 急性胃肠功能障碍肠内营养耐受性监测与处理

知识拓展

急性胃肠功能障碍营养支持总流程（图7-9）。

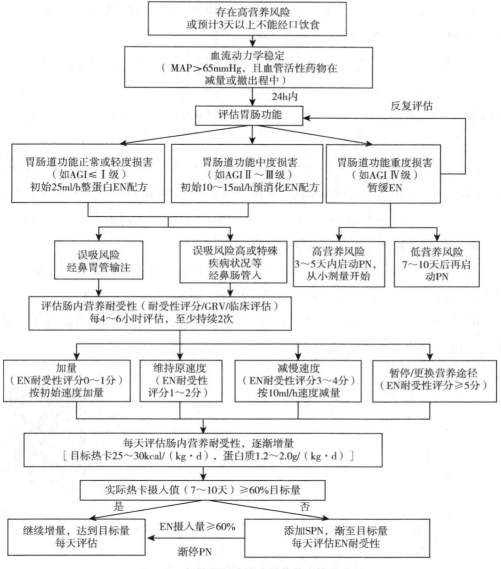

图 7-9　急性胃肠功能障碍营养支持总流程

参考文献

[1] Reintam Blaser A， Malbrain ML, Starkopf J, et al. Gastrointestinal function in intensive care patients: terminology, definitions and management. Recommendations of the ESICM Working Group on Abdominal Problems. Intensive Care Med，2012，38（3）： 384-394.

[2] 中华医学会外科学分会胰腺外科学组 . 急性胰腺炎诊治指南（2014 版）. 中华消化外科杂志 , 2015, 14（1）：173-178.

[3] Kirkpatrick AW，Roberts DJ，De Waele J，et al. Intra-abdominal hypertension and the abdominal compartment syndrome: updated consensus definitions and clinical practice guidelines from the World Society of the Abdominal Compartment Syndrome. Intensive Care Med，2013，39（7）：1190-1206.

[4] Martindale RG，McClave SA，Vanek VW，et al. Guidelines for the provision and assessment of nutrition support therapy in the adult critically ill patient: Society of Critical Care Medicine and American Society for Parenteral and Enteral Nutrition: Executive Summary. Crit Care Med，2009，37（5）：1757-1761.

[5] Reintam A，Parm P，Kitus R，et al. Gastrointestinal failure score in critically ill patients: a prospective observational study. Crit Care，2008，12（4）：R90.

[6] Rahman A，Corbett C. Nutrition in the acute phase of critical illness. N Engl J Med，2014，370（25）：2450.

直通虞文魁更新内容

（虞文魁）

第八章　多发伤

入院病例概要

ICU 接诊时间：× 年 × 月 × 日 23：00

现病史　患者男，25 岁，估测身高 175cm，体重 75kg，被面包车撞伤倒地半小时，急诊科未进行相关排查直接送至 ICU 病房（急诊转运前电话通知 ICU 准备）。接诊患者后直接送至床边。

入院查体　呼喊、拍打无反应，双侧瞳孔 2mm，对光反射微弱，口鼻腔有血性液体，有呛咳但无力咳出，四肢末梢湿冷，口唇发白。心电监护示：HR 121 次 / 分，BP 测不出，SpO_2 测不出。

【问题 1】考虑患者初步诊断是什么？诊断依据是什么？

答：结合患者病史和体格检查，考虑患者目前诊断为多发伤、失血性休克。

诊断依据如下：

1. 车祸伤病史；

2. 意识淡漠，四肢末梢湿冷；

3. 血压极低，测不出。

【问题 2】此患者接诊即刻的处理包括哪些内容？

答：接诊即刻的处理包括：

1. 建立人工气道，保证人工气道通畅。

2. 建立静脉通路，行液体复苏，维持收缩压 80 ～ 100mmHg。

3. 视患者情况给予氧疗或机械通气。

因往往存在危及生命的状况，故多发伤接诊即刻的处置原则会不同于传统的先诊断再治疗流程，而应该是按先处理、再筛查、再处理的顺序。接诊即刻的处理应

遵循 "ABC" 原则。

【问题 3】初始 ABC 评估处理的时长是多久？同时护理需要紧急完成的事项有哪些？

答：初始 ABC 评估处理阶段必须在 5min 内完成。护理需要同步在 5min 内完成的事项包括：心电监护、静脉通路建立、颈托稳定颈椎（除非已影像学排除颈椎骨折）、骨盆带稳定骨盆（除非已影像学排除骨盆骨折）、留取血标本（血型交叉配血、血常规、凝血常规）和保温。

ABC 评估代表了 ICU 医务人员在最初接诊多发伤患者时需要抓住的主要矛盾，并做出针对性处理以迅速稳定呼吸循环，为后续处理争取更多的时间，所以必须要求在 5min 内完成。因为时间很短，所以我们对传统的呼吸循环判断指标进行了精简（A 为有无导致气道梗阻或窒息的高危因素；B 为 SpO_2 低于 90%；C 为 MAP 低于 65mmHg），如存在异常，立刻按照后续流程进行处理。同时需要在日常培训中加强对 ABC 评估与处理的训练，缩短时程。

初始 ABC 评估处置完成后的情况

时间：23：05

患者情况：仍处于昏迷状态，气管插管接呼吸机辅助呼吸，呼吸机参数如下：VT 400ml，F 15 次 / 分，FiO_2 100%，呼吸频率 35 次 / 分，SpO_2 88%，听诊左肺呼吸音消失。建立静脉通路，输注平衡液，在去甲肾上腺素 70μg/min 泵入下，HR 140 次 / 分，ABP 90/50mmHg，腹部膨隆，叩诊呈浊音，四肢末梢湿冷。

【问题 4】患者目前最紧急的筛查和处置伤情的顺序是什么？

答：1. 患者在给予机械通气后，仍然存在呼吸困难，SpO_2 不能提升，甚至进行性下降，同时伴有血流动力学不稳定，即应考虑存在张力性气胸的可能。床旁超声和胸部 X 线片确诊气胸，立即行胸腔闭式引流术。

2. 进行液体复苏和应用缩血管药物后，血压仍呈进行性下降，同时腹部膨隆，叩诊浊音，床旁超声筛查腹盆腔，发现脾肾间隙存在液性暗区，行诊断性穿刺抽出不凝血，考虑腹腔存在活动性出血，立即联系相关外科行手术治疗。

知识点：多发伤患者最需要关注的疾病

如何在多发伤诸多伤情中，快速准确地筛查出最危及生命的伤情并及时处理是多发伤处置的重点与难点。最危及生命，需要立即处理的伤情包括以下 5 个：张力性气胸、急性心包填塞、体表可见的血管破裂或断裂、胸腹盆腔脏器或血管破裂的活动性出血、颅内压进行性升高的重型颅脑创伤。

在这一阶段仍然需要强调的是快速筛查，经过培训的临床医师要在 15min 内完成最危及生命伤情的筛查（不包括颅脑 CT 时间），进入处理阶段。

（1）如果患者在给予氧疗或机械通气后，仍然存在呼吸困难，SpO_2 不能提升，甚至进行性下降，同时伴有血流动力学不稳定，即应考虑存在张力性气胸的可能。立即行床旁超声或胸部 X 线片排查气胸征象；如没有床旁超声或 X 线片检查，立即听诊呼吸音是否消失，在呼吸音消失侧行胸腔诊断性穿刺，如抽出气体，即可诊断。确立诊断后立即行胸腔闭式引流术。

（2）如进行液体复苏和缩血管药物应用后，血压仍呈进行性下降，听诊心音，如心音低钝甚至消失，同时伴有颈静脉怒张，考虑存在急性心包填塞，立即行床旁超声排查急性心包填塞征象，如存在心包填塞，立即行心包穿刺引流术。

（3）如患者存在体表即可发现的活动性出血，或入科时即有加压止血或钳夹血管止血处理，进行液体复苏和应用缩血管药物后，血压仍呈进行性下降，说明有大血管破裂甚至断裂，立即以最快速度联系相关外科或介入科室行手术或介入止血治疗。

（4）如进行液体复苏和应用缩血管药物后，血压仍呈进行性下降，在排除急性心包填塞和体表活动性出血的同时，需排查胸腹腔内出血问题。如有床旁超声，立即筛查胸腹盆腔是否存在液性暗区，在存在液性暗区处行诊断性穿刺；如没有床旁超声，在体格检查怀疑胸腹腔出血时，也可进行诊断性穿刺。如诊断性穿刺抽出不凝血，则考虑存在活动性出血，立即联系相关外科或介入科室行手术或介入止血治疗。

（5）患者入科时即进行意识判断和 GCS 评分，如患者 GCS ≤ 8 分或存在意识障碍进行性加重，瞳孔直径不等大或变化等表现，即考虑存在引起颅内压升高的颅脑损伤，结合颅脑 CT 表现联系神经外科进行减压处理，如入科无头颅 CT，则应千方百计创造条件行头颅 CT 检查。

【问题5】 患者目前活动性出血尚未停止，正确的复苏方法是什么？

答： 在活动性出血尚未停止前，正确的复苏方法为损伤控制性复苏策略，包括以下要点：

1. 为避免出血进一步加重的容许性低血压策略。

2. 以补充凝血因子为核心的止血性复苏策略。

3. 以控制出血、创伤最小化为目的的损伤控制性手术策略。

知识点：损伤控制性复苏策略的实施要点

在活动性出血未停止时，需要采取的是损伤控制性复苏策略，其核心包括：限制性容量复苏（容许性低血压）、止血性复苏和损伤控制性手术。目的就是以最小的代价快速止血，防止或减缓创伤性凝血病的发生。

1. 明确的活动性出血还未停止或者还未行损伤控制性手术期间，动脉血压水平不宜过高，否则有进一步加重出血的风险（可能机制包括增加血管内静水压、移动新生的凝血块）。因此，在这一阶段有更加严格的血压控制水平，2016 年欧洲《严重创伤出血和凝血病处理指南》中明确规定：对于无脑损伤的患者，在大出血控制之前应将收缩压维持在 80～90mmHg。但须注意：这一血压控制策略仅仅适用于活动性出血尚未停止时，如果出血停止，应立即使血压恢复至平均动脉压大于 65mmHg 水平；对于合并严重颅脑损伤（GCS ≤ 8 分）者，基于保证脑灌注的理由，应将血压水平维持在平均动脉压 80mmHg 以上。

2. 此阶段为避免或延缓创伤性凝血病的发生，应尽早进行止血性复苏。所谓止血性复苏即以快速恢复凝血功能为目的的复苏，在筛查最危及生命伤情阶段即可开始，其核心是在补充红细胞的同时，加强新鲜冰冻血浆和血小板的补充，力争做到红细胞、新鲜冰冻血浆、血小板以 1：1：1 输注。复苏目标为：APTT、PT 至正常范围，Hb > 7g/dl，FIB > 1.5g/L，PLT > 75×10^9/L。

3. 手术可达到止血或减压的目的，因此需进行的是损伤控制性手术，即以最短的时间和最简单的方式解决最危及生命的伤情，不需要进行彻底的修复手术，术后返 ICU 治疗，待生命体征平稳后再择期行修复手术。如在筛查最危及生命的伤情时，存在2个以上需要处理的最危及生命伤情时，可考虑手术同时进行，如重型颅脑外伤合并腹腔脏器活动性出血时，可同时行颅脑减压手术和腹腔止血手术，此时需要紧密的多学科协作。

【问题6】患者目前复苏液体的选择是什么？可以补充什么药物用于止血？

答：在活动性出血未停止阶段，推荐使用等渗晶体液进行初始复苏，但须注意：输注晶体液量不宜过多过快，指南推荐限制性容量复苏策略；避免大量使用生理盐水；对于严重颅脑外伤的患者，避免使用低渗液体进行复苏。

在创伤早期（1小时内），可以补充氨甲环酸，用法为：1g首剂10min内输注完毕，随后维持总剂量1g输注8小时。

损伤控制性手术完成后返回ICU时的情况

时间：次日凌晨2：00

患者状态：术后麻醉镇静状态，双侧瞳孔D=1mm，对光反射消失，呼吸机控制呼吸，容控SIMV模式，VT 450ml，F 15次/分，FiO_2 40%，去甲肾上腺素20μg/min泵入，心电监护示HR 112次/分，ABP 102/60mmHg，SpO_2 98%，心肺听诊未及明显异常，腹部伤口敷料干燥，腹腔引流管1根，引流少许血性液体。手术医师告知术中发现肝脏破裂出血已修补止血，但术中发现腹膜后有血肿，不排除腹膜后仍存在出血。

之后1小时内，持续血制品（红细胞、血浆）输注下，去甲肾上腺素剂量有缓慢上升趋势，达到50μg/min，ABP维持于100/60mmHg左右，检查结果提示Hb 62g/L，Lac 3.2mmol/L。

【问题7】此时如何进行处置？

答：多发伤患者一旦损伤控制性手术完成，止血成功，血流动力学会快速恢复平稳，组织灌注改善，表现为MAP≥65mmHg、血乳酸<2mmol/L、不需要大剂量缩血管药物维持血压。如以上三点有任何一条不能达标，即可能仍存在尚未止住的活动性出血，需再进行筛查。而此时的活动性出血，多来自于肉眼不可见的地方，如胸腹盆腔，因此再次超声E-FAST排查非常必要。

此患者术后去甲肾上腺素用量增加，乳酸水平仍然偏高，血红蛋白水平也不稳定，因此须排查仍有未止住的活动性出血。立即进行床旁超声排查，胸腹腔超声未见大量液性暗区，但腹膜后血肿巨大，结合手术医师描述，考虑活动性出血存在于腹膜后。立即联系介入科进行造影，显示右髂内动脉分支出血，予以栓塞止血处理。

介入栓塞手术完成后返回 ICU 时的情况

时间：次日早晨 8∶30（介入手术于凌晨 4∶00 完成后再次转回 ICU）

患者状态：仍处于镇静状态，呼吸参数无明显调整，去甲肾上腺素已撤除，HR 85 次／分，ABP 125/73mmHg，Hb 75g/L，Lac 2.1mmol/L。

【问题 8】此时如何进行评估与处置？

答：患者目前已明确止血，血压平稳，组织灌注明显改善，说明最危及生命的伤情已得到初步控制。此时需进行的是伤情的全面排查，避免伤情未被发现或漏诊。推荐采用 CRASHPLAN 流程进行评估。

伤情评估完成后，需进行二次处理，此时处理的目的则是尽可能进行功能修复。其中重点关注颅脑、脊柱（脊髓）、骨盆、胸腹腔脏器、四肢（尤其早期因出血使用止血带或夹闭血管的肢体，关注其远端神经、肌肉状况）。如存在颅脑损伤加重和胸腹腔脏器破裂，需优先处理；不稳定性骨盆骨折者需及早行外固定术；脊髓损伤患者需评估是否进行急性期处理；挤压综合征和骨筋膜室综合征者需及时行手术减压。

知识点：CRASHPLAN 的评估流程

CRASHPLAN 的每个字母都代表了需要排查的一个器官：

C 为心脏，R 为呼吸，A 为腹部，S 为脊柱，H 为头颅，P 为骨盆，L 为四肢，A 为血管，N 为神经。

每一个字母所代表的解剖部位均须进行严格筛查。在筛查的方法中，影像学占据了非常重要的地位，但千万不能因此忽略了体格检查，尤其是存在神经损伤的患者。

【问题9】此时的液体复苏策略和输血策略是什么？

答：在活动性出血已明确停止后，此时的容量管理和输血管理策略也需改变，临床医师需立即评估容量状态和容量反应性。一旦活动性出血停止，极易出现容量负荷过重的表现。如评估容量已充足，则应立即减慢输液速度，减少输液量；如评估容量仍未充足，则以晶体液为主进行复苏，但需随时关注容量状况，一旦充足，立即减慢输液速度。

此时患者不需要再进行止血性复苏，是否需要补充血液成分则需根据监测指标决定。如患者 Hb 达到 70g/L，PLT 达到 $50 \times 10^9/L$，APTT、PT 在正常范围，FIB 达到 1.5g/L，则不需要补充，如在此水平以下，按照需要可以补充红细胞、血小板、新鲜冰冻血浆和纤维蛋白原。

一旦患者循环稳定，则需及早减轻组织水肿，利于各组织器官功能的改善。

ICU 治疗 1 周后情况

患者神志清楚，鼻导管吸氧 2L/min，SpO_2 99%，双肺未闻及明显啰音，心率 76 次/分，血压 125/88mmHg，肠道功能恢复，四肢功能良好，转普外科继续治疗。

参考文献

[1] 中华医学会创伤学分会创伤急救与多发伤学组.多发伤病历与诊断：专家共识意见（2013版）.创伤外科杂志，2014，16（2）：192.

[2] Rossaint R，Bouillon B，Cerny V，et al. The European guideline on management of major bleeding and coagulopathy following trauma: fourth edition. Crit Care，2016，20：100.

[3] Scalea TM，Rodriguez A，Chiu WC，et al. Focused Assessment with Sonography for Trauma（FAST）: results from an international consensus conference. J Trauma，1999，46（3）；466-472.

[4] CRASH-2 trial collaborators，Shakur H，Roberts I，et al. Effects of tranexamic acid on death, vascular occlusive events, and blood transfusion in trauma patients with significant haemorrhage（CRASH-2）: a randomised, placebo-controlled trial. Lancet，2010，376（9734）：23-32.

直通胡波更新内容

（胡　波）

第九章　有机磷中毒

入院病例概要

现病史　患者男，55 岁，1 小时前被家人发现昏倒在地，口吐白沫、抽搐、大小便失禁，呼吸急促，全身大汗，呕吐（呕吐物为胃内容物，有特殊蒜臭味）。患者倒地旁边发现已开封的甲胺磷农药瓶，瓶中药液减少约 150ml，随即被家属送往当地医院就诊。患者既往体健，无高血压病史，无糖尿病及冠心病史，无传染病史，无手术外伤史，近日因生活琐事与家人发生争执，情绪较差。

入院查体　T 36.1℃，P 61 次 / 分，R 38 次 / 分，BP 85/55mmHg，中度昏迷，双侧瞳孔等大等圆，直径约 1mm，光反射迟钝，口唇发绀，口角流涎，可闻及大蒜味，全身皮肤湿冷，多汗，皮肤黏膜无黄染，无出血点，颈软，呼吸急促，SpO_2 85%（鼻导管吸氧 5L/min）。两肺呼吸音粗，可闻及广泛湿啰音，心律齐，腹软，肠鸣音 10 次 / 分，四肢肌张力增高，可见肌肉纤颤，双侧巴氏征阳性。

实验室检查　暂缺。

【问题 1】该患者目前的初步诊断是什么？有哪些诊断依据？

答：1. 根据患者病史及体征，初步诊断：急性重症有机磷农药（甲胺磷）中毒、急性呼吸衰竭、中毒性休克。

2. 诊断依据如下：

（1）可疑有机磷农药接触史；

（2）呕吐物有特殊蒜臭味；

（3）有胆碱能症状和体征（大汗、呕吐、二便失禁、瞳孔缩小、肺水肿、肌肉纤颤）；

（4）口唇发绀，SpO_2 明显下降；

（5）血压低，且全身湿冷。

【问题2】该患者还需要哪些实验室检查来协助诊断？

答：需要监测胆碱酯酶活性，根据胆碱酯酶活性将中毒分为轻、中、重度中毒。轻度中毒时乙酰胆碱酯酶活性为正常的 50% ~ 70%；中度为 30% ~ 50%；重度则 < 30%。血清胆碱酯酶活性下降与神经突触的胆碱酯酶活性下降及中毒程度相平行；血清胆碱酯酶活性的恢复与中毒缓解程度相平行，可作为病情的动态监测指标。

知识点：有机磷中毒的机制与临床诊断

有机磷农药从消化道、呼吸道和皮肤进入机体，经血液和淋巴液循环分布到全身各器官和组织产生毒性作用，主要是抑制胆碱酯酶的活性。

人体的胆碱能神经包括运动神经、交感神经节前纤维和部分节后纤维以及副交感神经节后纤维，这些神经受刺激后，在其末梢与细胞连接处释放乙酰胆碱支配器官的运动。在生理情况下释放出的乙酰胆碱在胆碱酯酶的作用下迅速被水解而失去活力，当有机磷进入机体后与胆碱酯酶结合使其失去水解乙酰胆碱的能力，造成体内大量乙酰胆碱蓄积，从而引起生理功能紊乱，主要作用是：

1. 兴奋胆碱能神经全部节后纤维使平滑肌收缩，增加腺体分泌，瞳孔缩小、心律减慢、血压下降。

2. 运动神经兴奋可引起肌震颤、痉挛，重时可肌力减弱以至麻痹。交感神经节和节前纤维兴奋使血压升高、心率加快，晚期可致循环衰竭。

3. 对中枢神经系统的作用表现为先兴奋后抑制，晚期出现呼吸中枢麻痹。

【问题3】需要做哪些鉴别诊断？

答：患者目前除初步诊断外还需要做以下鉴别诊断：

1. 中枢神经系统感染

可有发热、头痛、恶心、呕吐、肢体运动感觉障碍、昏迷、惊厥等症状，部分出现皮疹及脑膜刺激征。一般会出现脑脊液成分的改变。但无平滑肌痉挛所致的瞳孔缩小、腹痛腹泻和腺体分泌增加所致的大汗、肺部湿啰音等临床表现。

2. 中暑（HS）

出现高热、无汗、昏迷、休克、呼吸衰竭等表现，一般具有高温环境接触史。可伴有多器官功能衰竭。

3. 拟除虫菊酯类农药中毒

该农药作用于神经膜，影响神经轴突的传导，可产生恶心呕吐、腹痛腹泻、流涎、瞳孔缩小、麻木乏力、肌颤抽搐、昏迷、呼吸困难等症状，皮肤接触可出现红色丘疹，胆碱酯酶活力检查无异常。

4. 急性胃肠炎

可出现恶心呕吐、腹痛腹泻、发热头痛等症状，严重者可出现水、电解质紊乱和休克等表现，但一般不会出现瞳孔缩小、大汗、流涎、肌颤等症状，也不会出现胆碱酯酶活力异常。

5. 甲脒类农药中毒

可有头痛乏力、恶心呕吐、腹痛腹泻等症状，可出现尿频、尿急、尿痛和血尿，可发生心力衰竭、休克、昏迷，可因高铁血红蛋白血症表现为发绀。无瞳孔缩小、大汗、肌颤等表现。

6. 急性安眠药中毒

有药物接触史，有嗜睡或昏迷、瞳孔缩小、腱反射减弱或消失、呕吐、呼吸减慢或不规则、皮肤湿冷、血压下降、休克等表现，无肌颤，胆碱酯酶活力检查无异常。

患者有甲胺磷农药接触史，诊断较为明确，鉴别诊断可考虑简化。

【问题4】目前紧急给予患者哪些处理？

答：患者目前存在呼吸衰竭以及休克，生命垂危，需要紧急抢救，原则如下：

1. 气管插管，机械通气；

2. 积极扩容补液，维持循环稳定；

3. 彻底清除尚未被吸收的毒物：脱去被污染的衣物，清洗皮肤，剃除被污染毛发，用生理盐水反复洗胃，直至洗出液清亮为止。留置胃管，注入活性炭吸附残留毒物。灌肠导泻。

知识点：洗胃

　　洗胃是有机磷农药中毒重要的治疗措施，无论是口服吸收或是其他途径吸收都应该进行洗胃。一般服毒后 6 小时内洗胃效果最佳，但超过 6 小时亦可洗胃处理。

　　近年来多提出改良洗胃法，针对洗胃体位选择、胃管结构及材质、胃管置入深度、洗胃方式、时间和液体量等进行改良。包括开始洗胃先取左侧卧位（胃大弯位于左侧），至洗出液清澈无味时改为右侧卧位，进行各部位彻底的清洗；增加胃管开孔、增加胃管置入深度至 55 ～ 70cm；留置胃管 24 ～ 48h，反复冲洗。而每次洗胃液体量过大，则可能因水分大量吸收引起水、电解质、酸碱失衡，并可能引起反流、误吸，所以建议中毒患者首次充分洗胃后留置胃管，48h 内每次间隔 4 ～ 8h反复洗胃，每次将洗胃液体控制在 5000 ～ 15 000ml 内是安全有效的。对于昏迷患者可建立人工气道防止误吸。

1 小时后情况

　　患者中昏迷状态，全身皮肤潮湿，双瞳孔等大等圆，直径约 1.0mm，对光反射迟钝，经口气管插管接呼吸机辅助通气，双肺散在湿啰音，监测 SpO_2 98%，心率73 次 / 分，血压 90/64mmHg。

　　送检结果回报如下：胆碱酯酶 1000U/L；血常规：HB 187g/L，WBC $18.56×10^9$/L，N 90.5%，PLT $182×10^9$/L；动脉血气示 pH 7.20，PaO_2 55mmHg，$PaCO_2$ 45.0mmHg，K^+ 3.3mmol/L，Glu 9.2mmol/L，Lac 3.2mmol/L，SO_2 92%；生化示：AST 80U/L，ALT 61U/L，Cr 109.0μmol/L。TNI 0.227ng/ml，CK－MB 5.1ng/ml，Myo 775.0ng/ml；凝血常规：FIB 4.58g/L，PT 16.30s，APTT 32.30s， INR 1.44。

　　患者目前病情危重，存在多器官功能障碍，收住 ICU 进一步抢救治疗。

　　【问题 5】入科后针对已吸收的毒物需要给予哪些治疗？

　　答：为清除已吸收的毒物，可选择性进行血液净化治疗，包括血液灌流、血液滤过和血浆置换，而具体方式的选择需依据毒物的物化性质而定。

知识点：有机磷的物化性质

有机磷毒物多数为脂溶性化合物，在体内表观分布容积较大，易贮存于脂肪等组织中，当血中有机磷基本清除后，有机磷农药中毒患者消化道内残留的有机磷仍可吸收入血，且原储存在脂肪组织的有机磷也会持续释放入血，解毒药物治疗可以拮抗中毒症状，但不能清除已吸收入血的毒素。

有机磷农药种类很多，根据其毒性强弱分为高毒、中毒、低毒三类。中国常用有机磷农药的大鼠口服半数致死量（mg/kg）分别如下：对硫磷（1605）为 3.5～15.0mg；内吸磷（1059）为 4.0～10.0mg；甲拌磷（3911）为 2.1～3.7mg；乙拌磷为 4.0mg；硫特普为 5.0mg；磷胺为 7.5mg（以上属高毒类）。敌敌畏为 50～110mg；甲对硫磷（甲基1065）为 14～42mg；甲基内吸磷（甲基1059，4044）为 80～130mg（以上属中毒类）。敌百虫为 450～500mg；乐果为 230～450mg；马拉硫磷（4049，马拉松）为 1800mg；二溴磷为 430mg；杀螟松（杀螟硫磷）为 250mg（以上属低毒类）。高毒类有机磷农药少量接触即可中毒，低毒类大量进入体内亦可发生危害。人体有机磷的中毒量、致死量差异很大，由消化道进入较一般浓度的呼吸道吸入或皮肤吸收中毒症状重、发病急；但如吸入大量或浓度过高的有机磷农药，可在 5min 内发病并迅速致死。

该患者中毒的有机磷，为脂溶性小分子的物质，推荐进行血液灌流联合血液滤过治疗，有利于清除毒物。

血液灌流是当血液流经装有活性炭或树脂等吸附剂的灌流器时，通过吸附作用使血液循环中的毒物得到清除，浓度迅速降低，这是急性重度有机磷农药中毒的重要治疗手段，特别适用于脂溶性及血浆蛋白结合率高的有机磷农药。血液灌流开始的时间越早越好，一般在中毒后 6 小时内效果较好。

血浆置换是一种用来清除血液中大分子物质的血液净化疗法。仅用于重度有机磷农药中毒，对于轻、中度有机磷中毒则没必要使用。

【问题6】进行血液滤过治疗需注意哪些问题？

答：血液滤过时需注意模式、剂量等。鉴于有机磷农药为小分子物质，经肾脏排泄，因此进行血液滤过时可选择含有透析的模式；同时治疗剂量大，利于清除毒物（详见第二篇血液净化第一节）。

【问题 7】需要哪些特效解毒药物？

答：1. 胆碱酯酶复能剂

该患者为急性重度甲胺磷中毒，可选择氯解磷定作为胆碱酯酶复能剂治疗。氯解磷定的半衰期仅 1.5 小时，采取间断重复给药的方式，监测的指标为胆碱酯酶活力达到正常值的 60%，此时可停药，但需继续监测 48 小时以上有无下降。

知识点：胆碱酯酶复能剂

胆碱酯酶复能剂与磷酰化乙酰胆碱酯酶中的磷结合，可恢复胆碱酯酶活性，能对抗外周 N 胆碱受体活性，缓解烟碱样症状，对毒蕈碱样症状和中枢性呼吸抑制无明显作用。常用药物如碘解磷定和氯解磷定。

胆碱酯酶复能剂使用剂量过大可造成呼吸肌神经肌肉接头传导阻滞，从而出现呼吸抑制，所以其每日使用总量不超过 12g。一般在 12 小时内使用。给药方式可采取短期间断给药或持续给药。

2. 胆碱能受体拮抗药

常用药物为阿托品和盐酸戊乙奎醚（长托宁）。阿托品使用中一般需采用静脉推注首次用药与重复用药相结合，重度中毒的首次用药剂量可达 10 ～ 20mg，根据病情反应选择重复用药的剂量和频次，目标是尽快达到"阿托品化"，一般主张达到阿托品化所需的时间应在 6 小时以内。但应注意避免阿托品过量。

知识点：胆碱能受体拮抗药

胆碱能受体分 M、N 两类，M 类包括 M1（肺组织）、M2（心肌）、M3（平滑肌和腺体）3 型，N 类包括 N1（神经节和节后神经元）、N2（骨骼肌）2 型。阿托品是 M 受体阻断剂，是急性有机磷农药中毒最常用的解毒剂，无选择性，对 M 样症状有效，但躁动、心率增快等不良反应较多。盐酸戊乙奎醚为高选择性抗胆碱药，可以透过血脑屏障，具有选择性 M1、M3 和 N1、N2 受体拮抗作用，对外周 M 受体和中枢 M、N 受体均有作用，能全面对抗有机磷类农药烟碱样、毒蕈碱样和中枢神经系统症状。

盐酸戊乙奎醚半衰期长，用药次数明显少，有效剂量小。有研究指出，与阿托品相比，盐酸戊乙奎醚能降低有机磷中毒病死率，药物过量及躁动发生率低。

【问题 8】 如何使用阿托品？怎么判断"阿托品化"？

答： 阿托品用量首剂加倍，逐渐递加首次用量的 1/4 ～ 1/2，间隔 5 ～ 10min 静脉推注一次，直到 M 样作用消失或减轻，后继续以此量静脉推注，15 ～ 30min 一次，直到阿托品化。在使用阿托品时需注意阿托品过量或中毒的发生。阿托品过量有可能出现明显躁动，也有可能存在静默型意识障碍，出现皮肤干燥或大汗，可能出现高热，也可能存在流涎、呕吐、腹泻，瞳孔过大或过小、心率过快或过慢均有可能存在，肌颤有或无，肺部啰音消失后又出现。如出现阿托品过量或中毒，需停用阿托品直至阿托品化后再给予维持剂量，并尽快行血液灌流，可清除部分体内过多的阿托品，可继续使用胆碱酯酶复能剂，并对其他中毒症状，如躁动、高热等予以对症治疗。

知识点：阿托品化

"阿托品化"指出现颜面潮红、皮肤干燥、皮温稍高、心率 100 次 / 分左右、肺部啰音消失、瞳孔有所扩大等症状。其评分见表 9-1。

表 9-1　阿托品化评价表

症状体征	评分
神志清或轻度烦躁	1
谵妄、躁动	2
皮肤干燥	1
体温＞ 38℃	3
瞳孔散大	1
啰音消失	1
心率＞ 120 次 / 分	1
尿潴留	1

注：4 ～ 6 分即为阿托品化，而 7 ～ 9 分则判断为阿托品中毒

入 ICU 治疗后情况

该患者予气管插管，接呼吸机辅助通气（SIMV + PS）模式：VT 480ml，FiO$_2$ 40%，PS 12cmH$_2$O，PEEP 6cmH$_2$O；动脉血气示 pH 7.30，PaO2 98mmHg，PaCO$_2$ 41.0mmHg，K$^+$ 4.2mmol/L，Glu 8.0mmol/L，Lac 1.8mmol/L，积极补液（3 小时内静脉入液量为 3000ml，尿量为 200ml，血压为 110/70mmHg），给予 0.9% 生理盐水洗胃，共 8L，并继续留置胃管，反复洗胃。给予阿托品 10mg iv q4h，2 小时后给予 5mg iv q2h，予氯解磷定 1g im q6h，同时行血液灌流 1 次，治疗 6 小时后患者肺部啰音较前减少，有躁动，腋下仍有汗，心率 95 次 / 分，双侧瞳孔直径约 3mm。

约 10 小时后患者心率增至 150 次 / 分左右，全身大汗，双侧瞳孔直径约 1mm，对光反射迟钝，有肌颤，肺部听诊可闻及广泛湿啰音，考虑为阿托品过量，予停用阿托品，继续行血液灌流 1 次，约 14 小时后患者心率逐渐降至 90 次 / 分，肺部啰音消失，全身大汗减少，瞳孔直径约 4mm，予阿托品 1mg iv qh 维持，继续予氯解磷定 1g im qh，患者逐渐神志清楚，气道分泌物减少，48 小时后复查血胆碱酯酶 0.965kU/L，予氯解磷定改为 1g im q12h，于 62 小时后脱离呼吸机，拔除气管插管。

发病 3 天后，患者出现睁眼无力、吞咽困难、呼吸急促及困难，心电监护示心率 110 次 / 分，SpO$_2$ 80% 左右，血压 130/95mmHg。

【问题 9】该患者目前出现的病情改变是什么情况？

答：考虑存在中间综合征。

急性有机磷中毒中间综合征是多发生在有机磷农药中毒后 2 ~ 7 天，经治疗胆碱能危象好转后和迟发性神经病变发生前，突然出现的第 Ⅲ、Ⅶ、Ⅸ、Ⅹ 对脑神经支配的肌肉无力和呼吸肌麻痹，出现眼睑下垂、眼外展障碍、面瘫和呼吸肌麻痹，引起呼吸衰竭的综合征。存在一定的自限性。

患者一旦出现中间综合征，其呼吸衰竭可持续一段时间，一般为 4 ~ 18 天，故部分患者需行气管切开术。可使用盐酸戊乙奎醚，其不良反应小。而阿托品作用无效或不肯定且不良反应大，使用剂量应该受到限制。血液灌流和血浆置换也对中间综合征的治疗有着较好的疗效。

继续处理后情况

目前再次给患者行气管插管接呼吸机辅助通气，SIMV＋PS模式：VT 480ml，FiO$_2$ 40%，PS 12cmH$_2$O，PEEP 5cmH$_2$O；查动脉血气示 pH 7.30，PaO$_2$ 105mmHg，PaCO$_2$ 45.0mmHg，K$^+$ 4.6mmol/L，Glu 8.5mmol/L，Lac 2.0mmol/L；复查血胆碱酯酶 2880U/L。予血液灌流，每日2次，共6次，长托宁静脉推注，患者维持阿托品化状态（皮肤潮红，腋下无汗，双侧瞳孔直径约4mm，对光反射灵敏，肺部听诊未闻及湿啰音），逐渐延长使用间隔时间，予氯解磷定1g im q6h。5天后患者神志清楚，呼吸循环稳定，予脱机拔出气管插管，鼻导管吸氧。查动脉血气显示 pH 7.40，PaO$_2$ 155mmHg，PaCO$_2$ 38mmHg，Lac 1.2mmol/L。6天后转出重症医学科继续治疗。

参考文献

[1] 龙承钧，张侨，陆方阳，等.超大剂量液体洗胃时对急性经口有机磷农药中毒患者动脉血 pH 值影响的临床研究.中国现代药物应用，2014，8（14）：34-35.

[2] Hu SL, Wang D, Jiang H, et al. Therapeutic effectiveness of sustained low-efficiency hemodialysis plus hemoperfusion and continuous hemofiltration plus hemoperfusion for acute severe organophosphate poisoning. Artif Organs, 2014, 38（2）：121-124.

[3] 罗华丽，蒋先洪.血液灌流联合血液透析在重症有机磷农药中毒的临床应用分析.医学综述，2014，20（4）：706-707.

[4] 杨震林.长托宁抢救急性有机磷农药中毒.临床医学，2010，30（8）：49-51.

[5] 中国毒理学会中毒与救治专业委员会.化学毒剂与有毒化学品中毒急救处置中国专家共识2015.中华危重病急救医学，2015，27（11）：865-874.

[6] Singh S, Sharma N. Neurological syndromes following organophosphate poisoning. Neurol India, 2000, 48（4）：308-313.

[7] Connors NJ, Weber BJ, Hoffman RS. Regarding "Repeated pulse intramuscular injection of pralidoxime chloride in severe acute organophosphorus pesticide poisoning". Am J Emerg Med, 2013, 31（12）：1711-1712.

[8] Banerjee I, Tripathi SK, Roy AS. Efficacy of pralidoxime in organophosphorus poisoning: revisiting the controversy in Indian setting. J Postgrad Med, 2014, 60（1）：27-30.

[9] Yilmaz M, Sebe A, Ay MO, et al. Effectiveness of therapeutic plasma exchange in patients with intermediate syndrome due to organophosphate intoxication. Am J Emerg Med, 2013, 31 (6): 953-957.

[10] Kessler BD, Sabharwal M, Pak-Teng C, et al. In response to "plasma exchange in patients with intermediate syndrome due to organophosphates". Am J Emerg Med, 2014, 32 (1): 87.

直通郑瑞强更新内容

（郑瑞强）

第十章　百草枯中毒

入院病例概要

现病史　男，21岁，因"口服百草枯3天，喉咽部疼痛1天"入院。

3天前患者情绪激动后口服20%百草枯原液一口（约20ml），未告知家属，初自觉无不适症状。1天前患者自觉咽喉部疼痛，无发热，无头晕，无恶心呕吐，无胸闷气促，无咳嗽咳痰。告知家属，遂被送至当地医院急诊就诊。病程中患者精神可，正常饮食，二便自解，近期体重无明显变化。

既往史　否认冠心病、糖尿病、高血压病史，否认药物及食物过敏史，否认输血、手术及外伤史；否认遗传性家族病史；否认肝炎、结核等传染病史。

入院查体　T 36.5℃，P 70次/分，R 16次/分，BP 140/80mmHg；S_pO_2 95%（未吸氧）；患者神志清楚，双侧瞳孔等大等圆，直径2mm，对光反射灵敏，上唇见1cm×1cm溃烂，舌部见溃烂创面2cm×1cm，咽部红肿明显，手掌及其他部位皮肤黏膜未见明显肿胀、充血、破溃及色素沉着，听诊两肺呼吸音清，未闻及明显干、湿性啰音；心律齐，心率70次/分；腹软，未触及明显压痛、反跳痛，肠鸣音3次/分；双下肢未见明显水肿，生理反射存在，病理征未引出。

【问题1】根据以上信息，初步诊断是什么？还需完善哪些临床证据？

答：1.该患者最可能的诊断：百草枯中毒。

2.已有诊断依据：

（1）明确口服百草枯原液约20ml；

（2）症状：咽喉部疼痛，无胸闷气促；

（3）体征：S_pO_2 95%（未吸氧），上唇见1cm×1cm溃烂，舌部见溃烂创面2cm×1cm，咽部红肿明显。

3. 仍需完善的临床证据：

（1）毒物鉴定：立即行血、尿百草枯药物浓度定量或半定量检测；

（2）动脉血气分析：明确低氧血症的程度、血乳酸水平，并判断是否需要紧急处理；

（3）立即完成血常规及肝、肾功能检测；

（4）行胸部 CT 或胸部 X 线片检查，了解肺部病变；

（5）监测心率、血压、SpO_2 和尿量；

（6）检测血纤维化指标。

入院后情况

急性尿百草枯定性：$10\mu g/ml$；动脉血气分析：pH 7.439，PaO_2 70.5mmHg，$PaCO_2$ 34.2mmHg，P/F 335.7 mmHg，HCO_3^- 21.5mmol/L，Lac 0.9mmol/L；生化：白蛋白 48g/L，游离胆红素 19.7mg/L，ALT 811IU/L，AST 46IU/L，BUN 14.9mmol/L，Cr 172μmol/L；胸部 X 线片（正位片）：双肺渗出明显（图 10-1）。

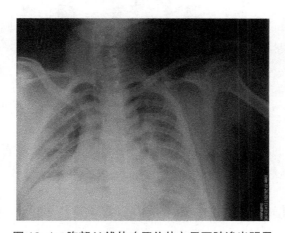

图 10-1　胸部 X 线片（正位片）示双肺渗出明显

【问题 2】吸空气，PaO_2 70.5mmHg，SpO_2 95%，需要氧疗吗？为什么？

答：肺脏是百草枯中毒最易受累的器官。尽管百草枯摄入后的最初几个小时，百草枯血浆水平在下降，但肺内的百草枯浓度在不断增高。许多科学家将这一现象归因于百草枯对肺泡细胞具有高度的亲和力。肺泡细胞受损是由于百草枯引起烟酰胺腺嘌呤二核苷酸（NADH）依赖的单电子阳离子自由基减少，与分子氧自发的反应产生大量超氧自由基（O_2^-）和可逆形式的百草枯二价阳离子，而后者不断减少，所以百草枯中毒者往往死于呼吸衰竭。且吸氧会加速上述过程，加重肺纤维化。因此，患者此时仅为轻度低氧血症，无全身组织缺血缺氧的表现，不需要氧疗。

知识点：百草枯中毒氧疗

百草枯中毒患者只要氧合或呼吸形式无异常，尽量不以任何方式氧疗。

入院后百草枯浓度的检测

入院后立即留取尿液，进行百草枯半定量浓度检测，半定量检测的结果为：$30 \sim 100\mu g/ml$（图 10-2）。

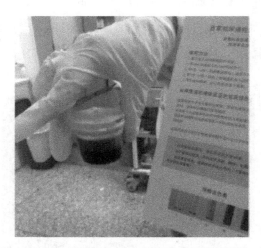

图 10-2　百草枯半定量浓度检测（彩图见彩插 1）

【问题 3】监测血、尿百草枯浓度的频率和意义是什么？

答：体液（如血清、血浆、尿液）中百草枯的检测是必要的，且（检测出百草枯）足以确定诊断。百草枯水平可通过摄入百草枯后符合其毒物代谢动力学的时间滞后来解释。根据分布动力学，百草枯毒理动力学分布最好的描述方式是 3 室模型：①血浆；②吸收及清除迅速的房室，如肾；③吸收缓慢，约 4 ~ 5 小时后达到最大值的房室，如肺。血浆百草枯水平达峰较早，通常在摄入后 1 小时内即可达到峰值，随后由于迅速再分布到循环及其他房室，其水平可出现快速的大幅下降。在这个过程中，摄入后不同时间间隔的每一个轻微的变化都将使血浆浓度呈现出显著的变化。可见，检测血液中百草枯的浓度可以直接确诊百草枯中毒，并反映百草枯的清除速度。

百草枯在肾小管中不被重吸收，以原形从肾脏排出，故检测百草枯在尿液中的浓度也可以间接地用来确诊百草枯中毒，并反映百草枯的清除速度，目前有半定量的百草枯尿液浓度检测方法，操作简单，床旁快速获得结果，在临床使用较为普遍。Seok 等描述，应用连二亚硫酸盐检测尿液中百草枯水平，可以确定百草枯中毒的严重程度。连二亚硫酸盐检测的原理：百草枯吸光度的变化是其与连二亚硫酸盐反应产生蓝色造成的。这个化学反应在碱性环境中反应增强。因此，连二亚硫酸盐检测的第一步是添加连二亚硫酸盐到盛有新鲜尿液的无色容器中，随后应用弱碱剂（如小苏打）碱化尿液。用高效液相色谱法测到百草枯的最低浓度是 0.01μg/ml，而连二亚硫酸盐法检测百草枯的最低浓度大约是 1μg/ml。尽管它的灵敏度比较低，但是由于方便以及可重复，连二亚硫酸盐检测是一种床旁筛选百草枯中毒的有用工具。

患者马上放置 Folty 尿管，并且完全放空膀胱。这种尿样代表的是几个小时前产生的尿。第一个尿样的连二亚硫酸盐检测结果代表前几个小时血液中百草枯的平均浓度。第二个尿样收集自第一个尿样之后。第二个尿样的连二亚硫酸盐检测结果代表当前血液百草枯浓度。第一个尿样的百草枯浓度高于第二个可以解释为，患者的血清百草枯浓度从最初的入院前到现在是逐步降低的。

在第二次连二亚硫酸盐尿液检测后，每 3 ～ 4 小时一次，连续地进行连二亚硫酸盐尿液检测，直到结果阴性。到达结果阴性的时间是一个预测病死率和重要器官衰竭的可靠指标。当连二亚硫酸盐尿液检测阴转的时间临界值是 34.5 小时时，病死率敏感度及特异度分别是 71.4%、75%。当阴转时间大于 34.5 小时时，AKI 及呼吸衰竭的发生率分别是 100% 和 85%。

知识点：百草枯中毒监测

百草枯尿检可协助明确诊断，半定量评估百草枯中毒的严重程度，利于预后评估。

【问题 4】口服毒物抢救的一般原则是什么？

答：1.治疗原则

治疗原则包括终止毒物接触，脱离中毒环境，减少毒物的进一步吸收，促进吸收毒物排出，使用特异性解毒剂，加强对重要脏器的保护及对症支持。

2. 治疗措施

（1）终止毒物接触，脱离中毒环境：使患者处于通风环境；脱去污染衣服，用清水反复冲洗污染皮肤；清洁口腔；用生理盐水反复冲洗污染的眼部 15～20min。

（2）减少毒物的进一步吸收，经胃肠道途径中毒者给予催吐（emetic）、洗胃（gastric lavage）、活性炭（activated charcol）吸附、导泻（catharsis）或全肠道灌洗（whole bowel irrigation），以清洗胃肠道内未吸收的毒物。

1）催吐：合作者采用催吐法，昏迷、惊厥、无呕吐反射、休克状态或摄入腐蚀性毒物患者禁用。催吐易引起误吸和延迟活性炭使用，目前不常规应用。

反射刺激催吐：用手指、筷子或者压舌板刺激咽后壁和舌根处诱发呕吐。毒物不易呕出时，饮温水 200～300ml 催吐，如此反复，直至呕出清亮胃液为止。

药物催吐：吐根糖浆 30ml 加 240ml 水口服 20min 后无呕吐时，重复上述剂量。

2）洗胃

适应证：①口服致命量毒物 1 小时内；②吸收缓慢、胃肠蠕动功能减弱者，服毒 4～6 小时后仍可洗胃；③摄入无解毒药的毒物；④摄入毒物不被活性炭吸附者；⑤神志丧失患者胃排空延迟，在有效气道安全保护措施（如气管内插管）情况下仍可洗胃。

禁忌证：①摄入腐蚀性较强的毒物；②有消化道出血或者穿孔危险；③严重食管静脉曲张；④休克状态；⑤昏迷患者或不能进行气道有效安全保护措施者。

方法：患者取左侧头低脚高卧位。选用粗大胃管，胃管涂液状石蜡润滑，经口或鼻腔插进约 50cm 进入胃内，抽净胃液，取部分胃液行毒物分析。然后每次注入 37～38℃生理盐水或水 200ml，反复灌洗，至胃液清亮无味时为止，洗胃用液量可达 2～10L。洗胃结束后，将胃管尾部夹住，然后拔除胃管。

选择洗胃液或注入物：①胃黏膜保护剂：如牛奶、蛋清或米汤等，用于吞服腐蚀性毒物者；②溶剂：对于脂溶性毒物（如汽油或者煤油）中毒者，向胃里注入液体石蜡 150～200ml，然后洗胃；③解毒药：解毒药可通过中和、氧化或者沉淀胃内毒物起发挥解毒作用。1∶5000 高锰酸钾液对生物碱、毒蕈碱类毒物有氧化解毒作用；④中和剂：吞服强酸时用弱碱（如镁乳、氢氧化铝凝胶等）中和，勿用碳酸氢钠，因其遇酸易生成过多的二氧化碳；吞服强碱时用弱酸（如稀醋、果汁等）；⑤沉淀剂：

如乳酸钙与氟化物作用生成氟化钙沉淀；2%～5%硫酸钠与钡盐生成硫酸钡；生理盐水与硝酸银生成氯化银。1%～5%鞣酸能沉淀阿扑吗啡、辛可芬、铅和银盐等。

3）活性炭吸附：活性炭是有效口服肠道强力吸附剂，能吸附多种毒物，增强洗胃效果。活性炭的疗效有时间依赖性，摄毒60min内给予疗效较好。用于治疗胃肠道不易吸收或已吸收需经胆肠循环或内脏循环（splanchnic circulation）排出的毒物中毒患者。对摄入量小、毒性强的毒物最有效。服毒1小时内给予能获得最大疗效。由于活性炭吸附毒物是一种饱和过程，要达到充分吸附毒物的作用，需要应用超过毒物量的足量活性炭。在催吐或洗胃后，首次活性炭1～2g/kg加水200ml制成活性炭混悬液经胃管注入。严重中毒者，2～4小时重复应用0.5～1.0g/kg，直至症状改善。多次活性炭疗法：20～30g/次，每2～4小时经口或胃管给予，有助于毒物吸附排出，有人称之为活性炭"肠透析（gut dialysis）"。该法适用于茶碱、苯妥英钠、水杨酸类、卡马西平或苯巴比妥中毒患者。活性炭不能吸附酒精、甲醇、硼酸、氰化物、锂、铁、铅、马拉硫磷、烃类和腐蚀性物质（如强酸和强碱）。

4）导泻：导泻能减少肠道毒物停留和吸收，消除活性炭便秘作用，但未能降低病死率。导泻药有枸橼酸镁、硫酸镁、硫酸钠或山梨醇。10%枸橼酸镁或硫酸镁150～250ml，口服或经胃管注入。昏迷或肾衰竭不宜用含镁泻药。山梨醇（1g/kg）较盐类导泻效果好，与活性炭同用能改变活性炭口感。

5）全肠道灌洗：是快速有效肠道毒物去污染法，能在4～6小时内清空肠道。用高分子聚乙二醇（polyethylene glycol）等渗电解质溶液（PEG-ELS）灌洗，灌注速度每小时2L，能加速肠道毒物排出。此法用于严重、中毒6小时以上、吸收缓慢、活性炭不易吸附或含金属（锂、钾等）毒物中毒者。

（3）促进吸收毒物的排出

1）强化利尿（forced diuresis）：用于以原形从肾脏排出的毒物中毒。方法：①快速大量静脉补液和利尿：根据血液电解质和渗透压情况补充液体。无心力衰竭和肺水肿、脑水肿时，每小时静脉补液500～1000ml，呋塞米20～80mg；②碱化尿液：弱酸性化合物（如水杨酸、苯巴比妥等）中毒时静脉输注碳酸氢钠，尿液pH 8.0能加速排毒；③酸化尿液：弱碱性毒物（苯丙胺、士的宁、苯环己哌啶）中毒时，静脉输注维生素C或氯化铵使尿液pH＜5.0。急性肾衰竭者禁用。

2）血液净化（blood purification）：是治疗急性中毒的有效方法。包括血液透析

（hemodialysis，HD）、腹膜透析（peritoneal dialysis，PD）、血液滤过（hemofiltration，HF）、血液灌流（hemoperfusion，HP）或血浆置换法（plasma exchange therapy，PE）等。

血液透析和腹膜透析：用于分子量小（＜ 500Da）、水溶性强、血浆蛋白结合率低、半衰期长、中毒严重或伴急性肾衰竭、昏迷时间长、常规治疗无效者。HD 用于氯酸盐、重铬酸盐等中毒致急性肾衰竭时；PD 用于苯巴比妥、水杨酸类、甲醇、乙二醇、茶碱和锂等中毒患者。中毒 12 小时内透析效果较好。其对于脂溶性强的毒物（如短效巴比妥类、格鲁米特和 OPI）疗效不好。

血液灌流：其指征与透析法相同，尚可用于脂溶性或者血浆蛋白结合率高的毒物中毒。如镇静催眠药、解热镇痛药、OPI 中毒者用活性炭罐进行 HP；洋地黄、镇静药（如格鲁米特、甲喹酮）、水杨酸类解热镇痛药和对乙酰氨基酚中毒者用大孔树脂罐进行 HP。HP 可引起血小板、白细胞、凝血因子、二价阳离子等减少和低血糖，应予监测和补充。HP 不能纠正电解质和酸碱平衡失常。

血液透析 / 血液灌流：用于不明毒物或药物中毒者的治疗。HD/HP 联合应用可明显提高毒物或药物清除率，尚能清除 HP 的寒战症状。

血浆置换：用于小、中、大分子或与蛋白结合的毒物中毒。缺点是只能清除血管内的毒物，而且废弃的血浆量大。

（4）解毒药

如有特异性解毒药尽可能应用。未明确诊断或中毒超过限定时间者，不宜应用。

（5）加强对重要脏器的保护及对症支持

1）呼吸支持：呼吸衰竭者，保证气道畅通，经鼻导管或面罩给氧（5 ～ 10L/min），据情况行气管内插管和呼吸机治疗。毒物排出前不宜应用呼吸兴奋药（如尼可刹米或多沙普仑），易诱发惊厥或心律失常。

2）循环支持：循环衰竭者，静脉输注晶体液、血浆或其代用品。无效时，加用多巴胺或多巴酚丁胺。

3）肾脏替代治疗：依据不同情况采取血液透析、血液滤过、血液灌流、血浆置换等。

4）昏迷和惊厥治疗。

昏迷：低血糖昏迷者静脉注射葡萄糖；地西泮中毒昏迷者静脉注射氟马西尼（flumazenil）；急性乙醇中毒昏迷者静脉注射纳洛酮（naloxone）；昏迷伴颅内压增高

者静脉输注地塞米松和甘露醇。

惊厥：静脉注射地西泮 5 ～ 10mg（或 0.1 ～ 0.2mg/kg）。无效时，静脉输注苯妥英钠 15 ～ 18mg/kg（50mg/min），或肌内注射或静脉注射苯巴比妥 100 ～ 200mg。

大多数毒物中毒无特效解毒药，多采用重症监护支持对症治疗。注意患者保暖，保证热量供应，维持循环容量，纠正电解质和酸碱平衡失常，严密监测生命体征。有感染或心力衰竭、肾衰竭时采取相应措施。

知识点：百草枯中毒的治疗原则

1. 迅速脱离毒源；

2. 促进未吸收的毒物排出：洗胃、灌肠等；

3. 促进已吸收的毒物排出：血液灌流、血液滤过等；

4. 特效药：暂时未见特效解毒药，但有文献提出可给予环磷酰胺联合激素治疗；

5. 器官功能支持。

【问题 5】百草枯中毒后，其如何分布和代谢？

答：百草枯中毒是指经消化道等途径摄入一定量的百草枯后，出现以皮肤黏膜损害、不可逆性肺纤维化及顽固性低氧血症为主要表现的一种中毒急症。

百草枯分子量为 186.3Da，无色且极易溶于水，遇碱分解失活。其除草机制为干扰植物光合作用及叶绿素生成，自然环境中的百草枯经土壤中的微生物及紫外线降解。经口摄入的百草枯，在小肠经载体主动转运吸收，消化道吸收率为 17.6%，2 ～ 4 小时达血浆浓度峰值，分布半衰期为 5 ～ 7h，消除半衰期为 84h，分布于肺、肾、肝、肌肉等组织，表观分布容积为 1.2 ～ 1.6L/kg。因 I 型和 II 型肺泡上皮细胞存在多胺主动摄取系统，其口服后约 15 小时在肺中浓度达峰值，肺内浓度是血浆浓度的 10 ～ 90 倍。百草枯在肾小管中不被重吸收，以原形从肾脏排出。

【问题 6】百草枯中毒的机制是什么？为什么会引起肺、肝等器官不可逆的纤维化？

答：人摄入百草枯后，其经微粒体还原型辅酶 II、细胞色素 C 还原酶等催化产生有毒的超氧离子及氧自由基，并导致 NADPH 大量消耗，干扰呼吸链电子传递，使能量合成减少至停止，引起细胞凋亡或坏死。病变早期大量超氧化物能破坏细胞结构，造成肺泡表面活性物质的减少和失衡，继而出现肺水肿及透明膜变性，后期出现胶原沉积、纤维细胞增生，最终导致严重且不可逆的肺纤维化和低氧血症。百草枯中毒后肺纤维化出现的早晚、纤维化进展的速度和严重程度与中毒的剂量明显相关。除肺之外，百草枯也能导致肝、肾、中枢神经系统及心脏损害。

【问题7】结合百草枯中毒的特点，归纳百草枯中毒诊治流程。

答：百草枯中毒诊治流程见图10-3。

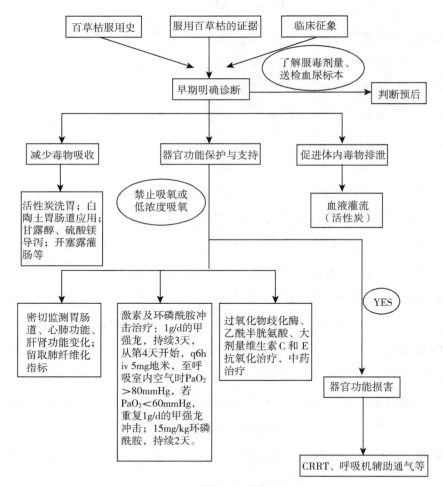

图10-3　百草枯中毒诊治流程

该患者入院后的抢救治疗

该患者已是口服百草枯后第 3 天，故未予催吐和洗胃。活性炭混悬液经胃管注入，2～4 小时重复应用，同时硫酸镁 250ml 经胃管注入导泻。积极补液，每小时静脉补液 500～1000ml，呋塞米静脉推注利尿，床旁血液透析和血液灌流联合应用。

冲击治疗：甲强龙 1g/d 3 天，环磷腺苷 15mg/kg 2 天。

患者无明显胸闷、气急等不适，查体双肺未闻及明显啰音，监测血气分析提示 PaO_2/FiO_2 在 250mmHg 左右，Lac 为 2.0mmol/L 左右。

【问题 8】大剂量糖皮质激素冲击治疗的常见并发症有哪些？

答：1. 水盐代谢紊乱：如水肿、低血钾、高血压、皮肤变薄、满月脸、水牛背、向心性肥胖、多毛、痤疮。

2. 抑制机体的免疫功能、诱发或加重感染，尤其是侵袭性真菌感染。

3. 可诱发或加剧消化性溃疡，甚至出现突发出血和穿孔等严重并发症。

4. 心血管系统并发症：由于可导致钠、水潴留和血脂升高，可诱发高血压和动脉粥样硬化。

5. 骨质疏松、椎骨压迫性骨折、股骨头坏死。

6. 神经、精神异常。

7. 白内障和青光眼。

治疗 11 天后情况

患者因严重的低氧血症死亡。考虑与其中毒剂量较大、就诊时间晚有关。

> ### 知识点：百草枯中毒的预后
>
> 百草枯属于剧毒药物，可导致肺功能障碍，最终出现呼吸衰竭。病死率极高，预后极差。

参考文献

[1] Hong SY, Yang JO, Lee EY, et al. Effect of haemoperfusion on plasma paraquat concentration in vitro and in vivo. Toxicol Ind Health, 2003, 19（1）：17–23.

[2] 中国医师协会急诊医师分会.急性百草枯中毒诊治专家共识（2013）.中国急救医学，2013，33（6）：484-489.

[3] Lin JL，Leu ML，Liu YC，et al.A prospective clinical trial of pulse therapy with glucocorticoid and cyclophosphamide in moderate to severe paraquat-poisoned patients. Am J Respir Crit Care Med，1999，159（2）：357-360.

[4] Hsu CW，Lin JL，Lin-Tan DT，et al.Early hemoperfusion may improve survival of severely paraquat-poisoned patients. PLoS One，2012，7（10）：e48397.

直通黄英姿更新内容

（黄英姿）

第十一章 糖尿病酮症酸中毒

入院病例概要

现病史 患者女，职员，21 岁，因"烦渴、多饮、多尿 2 年余，腹痛伴精神异常 2 小时"入院。患者 2 年前出现烦渴、多饮，伴尿量增多，在当地医院检查发现血糖增高、尿糖阳性，诊为 1 型糖尿病。之后应用胰岛素控制血糖，末梢血糖波动于 6～8mmol/L。半年前起患者未再规律监测血糖。1 天前，患者在家进食多量苹果，当时无不适。2 小时前，突然出现腹痛，呈持续性，并伴有恶心，呕吐 1 次，非喷射性，呕吐物为胃内容物，量约 300ml 左右；同时家属发现其精神异常，言语错乱，无法回答问题，急入我院就诊。

既往史 否认其他慢性病、外伤手术史。否认高血压病史，平素血压 90/60mmHg 左右。其母有糖尿病史，5 年前因脑梗死病故。

入院查体 T 36.8℃，P 102 次 / 分，R 24 次 / 分，BP 80/40mmHg，精神萎靡，呼之可睁眼，不能完成指令动作，不能回答问题。双瞳孔等大等圆，D ＝ 2.5mm，对光及压眶反射均灵敏。眼窝凹陷。口唇干燥。深大呼吸，近闻有烂苹果味。SpO_2 96%，双肺听诊呼吸音清，未闻及干、湿啰音。心率 102 次 / 分，律齐，各瓣膜区未闻及病理性杂音。四肢皮肤干燥无弹性。

【问题 1】请问根据以上信息，该患者可能的诊断是什么？还需完善哪些临床证据？

答：1. 该患者最可能的诊断：糖尿病酮症酸中毒。

2. 已有诊断依据：

（1）1 型糖尿病诊断明确。

（2）症状：起病急、有饮食不当、乏力、恶心呕吐、腹痛、意识改变。

（3）体征：脱水貌、皮肤干燥、眼窝深陷、呼吸深大、有烂苹果味。

3. 仍需完善的临床证据：

（1）动脉血气分析：明确是否存在代谢性酸中毒及其程度，监测电解质水平、乳酸水平，并判断是否需要紧急处理。

（2）血糖／酮体、尿糖／酮体监测：是糖尿病酮症酸中毒确诊的另一重要依据；并为后续血糖调整、稳定内环境提供依据。

（3）血常规、降钙素原检测：除了饮食不当外，感染也是糖尿病酮症酸中毒的常见诱因，应除外患者是否存在不洁饮食导致的胃肠感染。

（4）肾功能检测：进行相关疾病的鉴别并监测病情变化，评估干预效果。

（5）监测尿量，并尽快完成血尿渗透压检测。

知识点：糖尿病酮症酸中毒的诊断要点

糖尿病酮症酸中毒是糖尿病较为常见的并发症，诊断并不难。具体诊断要点：

1. 既往史：多有糖尿病史，1型糖尿病多有自发糖尿病酮症酸中毒的倾向，而2型糖尿病在有一定诱因（如感染、突然停用胰岛素等）的情况下亦可发生。

2. 临床表现："三多一少"症状加重，乏力、恶心、呕吐、嗜睡、呼吸深大等，呼出气体可闻及"烂苹果味"；严重者可有尿量减少、眼眶凹陷、血压下降、心率增快、昏迷等表现。

3. 实验室检查：血糖升高，一般 $16.7 \sim 33.3\text{mmol/L}$；尿酮体阳性，血酮体明显增高；可伴有 pH 值降低、低钾、低钠等。

【问题2】糖尿病酮症酸中毒需要和哪些疾病进行鉴别？

答：1. 其他类型糖尿病昏迷：如低血糖昏迷、高渗高血糖昏迷、乳酸酸中毒。

2. 其他酮症：如饥饿性酮症，由热量摄入不足，体内脂肪大量分解所造成；酒精性酮症，发生在大量饮酒而碳水化合物摄入过少，出现难治性呕吐时。此时尿酮体—或弱＋，不能正确反映酮血症的程度。此两种酮症酸中毒病情较轻，无糖尿病史。

3. 其他疾病所致的昏迷：尿毒症、脑血管意外等。

入院时情况

患者入院后迅速给予氧气吸入，并建立静脉通路，同时迅速完善了相关辅助检查。血气分析示：pH 7.09，PaO_2 85mmHg，$PaCO_2$ 24mmHg，BE － 19mmol/L，HCO_3^- 6.5mmol/L，Lac 3.2mmol/L；降钙素原（PCT）0.13ng/ml；尿酮体＋＋＋，尿糖＋＋＋；随机血糖 30mmol/L；血常规：WBC $10.6×10^9$/L，N 65%，HCT 54%；电解质：血钾 3.2mmol/L，血钠 128mmo/L；肾功能：尿素氮（BUN）18mmol/L，肌酐（Cr）78μmol/L。监测入院第 1 个小时尿量为 25ml。

【问题 3】该患者有无修正或补充诊断？依据如何？

答：1. 该患者糖尿病酮症酸中毒诊断可明确，同时应有下述补充诊断：

（1）低血容量性休克；

（2）电解质紊乱：低钾血症、低钠血症。

2. 诊断依据：

（1）患者有低血容量的相关临床表现，血常规提示血液浓缩，血乳酸上升。同时合并低灌注：血压下降、意识改变、尿量减少。

（2）血生化检查结果提示钠、钾均低于正常值。

【问题 4】糖尿病酮症酸中毒的病理生理改变机制如何？

答：1. 酸中毒：酮体产生超过肝外组织利用，产生酸中毒。

2. 严重脱水：高血糖、高血酮有利尿作用；蛋白质及脂肪的分解加速使酸性产物排出增多；厌食、恶心、呕吐使脱水加重。

3. 电解质紊乱：大量渗透性利尿使体内丢失大量的电解质，造成缺钠、钾、氯、磷等，但由于治疗前血液浓缩，不能显现。治疗过程中会显出低血钾。

4. 携氧系统功能异常：有双重影响。酸中毒致血红蛋白氧释放增多有利于组织供氧；但酸中毒使 2,3-DPG（2，3 二磷酸甘油酸）降低，又降低氧释放。

5. 周围循环系统衰竭与肾衰竭：脱水循环衰竭、肾灌注不足，肾功能不全。

6. 中枢神经系统功能失常：糖利用障碍，脑细胞依靠酮氧化，但供能不足；酸中毒，对脑细胞功能有抑制作用；脱水较重，渗透压增高，血容量不足，血压下降影响脑功能；伴发的循环障碍引起脑供血、供氧不足。

【问题 5】该患者是否存在需要紧急干预的情况？为什么？

答：患者入院时血压 80/40mmHg，伴随血乳酸上升，存在休克。本例患者休克原因为低血容量，应首先实施液体复苏。若患者血压经快速输液后仍进一步下降，则应给予去甲肾上腺素提升血压，同时确定有无其他合并症。

患者动脉血 pH 7.09，属于重度酸中毒，存在心律失常及进一步循环衰竭甚至心跳骤停的风险，需要迅速处理。

知识点：糖尿病酮症患者的补碱治疗

糖尿病酮症患者补碱需谨慎。CO_2 通过血脑屏障的弥散功能比 HCO_3^- 快，补碱过多、过快易致脑脊液 pH 反常下降，加重意识障碍；血 pH 快速升高可使氧合解离曲线左移，血红蛋白的氧亲和力升高，加重组织缺氧，加重或诱发脑水肿；补碱过快还会促使 K^+ 向细胞内转移，出现反跳性碱中毒。

患者存在低血容量性休克，应迅速恢复血容量、纠正失水状态，补液是治疗的关键环节。

知识点：糖尿病酮症的液体治疗

糖尿病酮症液体治疗的基本原则为"先快后慢、先盐后糖"。

1. 一般先输等渗平衡盐或复方氯化钠溶液：开始时补液速度应较快，在 2h 内输入 1000 ～ 2000ml，前 4 小时内输入所计算失水量 1/3 的液体以补充血容量。

2. 24 小时输液量应包括已失水量和部分继续失水量。

3. 控制血糖。持续静脉内给药，为目前首选的胰岛素给药途径。血糖下降速度以每小时 3.6 ～ 6.1mmol/L（70 ～ 100mg/dl）为宜，每 1 ～ 2 小时复查血糖。

4. 当血糖降至 11.1 ～ 13.9mmol/L 时，改输 5% 葡萄糖液加入普通胰岛素（按每 3 ～ 4g 葡萄糖加 1U 胰岛素计算）。此时仍需每 4 ～ 6 小时复查血糖，以调节输液中胰岛素和葡萄糖的比例。

适当补钾。糖尿病酮症酸中毒患者往往有不同程度血钾的丢失。即使就诊时血钾不低，但此时由于酸中毒，总钾已降低，患者常在纠酮治疗 1 ～ 4 小时后容易发生低钾血症。

一般来说，补钾治疗分为几种情况：①如开始血钾在正常范围（4.5 ～ 5.5mmol/L）时，可暂不补钾，但需严密监测，如果尿量＞ 40ml/h，应立即开始补钾；②若治疗前血钾低于正常值，在开始补液和胰岛素治疗的同时应补钾；③血钾正常，但尿量少于30ml/h，应暂缓补钾；④血钾高于 5.5mmol/L 时不补钾。补钾可有静脉及口服两种途径。补钾 2 ～ 6 小时后必须查血钾。待病情好转，血钾正常，已能进食可改为口服补钾。由于钾随葡萄糖、镁、磷等进入细胞较慢，补钾需进行 5 ～ 7 天才能纠正钾代谢紊乱。

患者入院后迅速按上述原则开始处理：首先给予 5% 碳酸氢钠 100ml 静脉滴注；同时快速补液（第 1 个小时补液达 1500ml 以上）；并启用静脉泵入胰岛素（5U/h）；静脉补钾 1g。患者血压缓慢回升至 90/60mmHg，复测微量血糖 24.3mmol/L，第 1 个小时尿量 50ml；复查血气：pH 7.15，Lac 1.8mmol/L，K^+ 3.4mmol/L。第 2 个小时开始，患者意识逐渐转清，对答切题，反复诉口干。再次复查血气：pH 7.21，Lac 1.2mmol/L，K^+ 3.8mmol/L，GLU 19.8mmol/L。第 3 个小时，液体总入量超过 3000ml，共静脉补钾3g，复测血糖 15.9mmol/L，患者口干有所改善，尿量继续增多，心率逐渐下降至 80次 / 分。复测血气：pH 7.27，症状明显改善。血糖下降至 13.9mmol/L 时，降低胰岛素微量泵速至 2U/h，并开始给予补 5% 葡萄糖注射液 ＋ 胰岛素 ＋ 10% 氯化钾。同时安慰患者，解除其紧张情绪，以配合治疗。

【问题 6】患者生命体征稳定后还应兼顾哪些方面的治疗？为什么？

答：1. 维持其他电解质平衡。该患者入院时存在轻度低钠，因液体复苏时补充大量 NaCl，因此不需额外补钠。

2. 鉴别诱发糖尿病酮症酸中毒的原因。感染是最多见的诱因，一旦明确感染源，则应积极有效控制感染。对该患者而言，明确诱因为饮食不当。

原因在于：该患者存在腹痛、呕吐、血白细胞升高等疑似胃肠炎表现，但是血PCT 不高，糖尿病酮症酸中毒本身可引起低体温和白细胞上升，无法明确存在肠源性感染。故该患者可暂不应用抗生素，继续严密观察病情变化，同时留取大便标本，并在 24 小时后复查 PCT，以指导是否需要药物抗感染。

3. 重视防治脑水肿。一旦继发脑水肿，住院病死率明显增高，因此应着重预防、早期发现和及时治疗。脑水肿可能与脑缺氧、补碱不当、血糖下降过快等有关。如经治疗后血糖有所下降，酸中毒改善，但昏迷反而加重，或曾有一过性好转复又昏迷，或出现烦躁、心率慢而血压高、肌张力高，应警惕脑水肿的可能。可给予地塞米松、呋塞米、白蛋白。慎用甘露醇。

4. AKI 发生是糖尿病酮症酸中毒的主要死因之一，需高度警惕。AKI 与有无肾基础病变、失水、休克程度及持续时间，以及有无延误治疗等密切相关。治疗过程中应注意监测每小时尿量，一旦患者经过大量补液或已数小时尿量持续低于 0.5ml/（kg·h），应想到 AKI 的可能。无尿时应注意除外有无膀胱扩张、尿潴留，可进行膀胱区叩诊或膀胱超声检查以协助判断。

5. 防止吸入性肺炎。酸中毒引起呕吐或伴有急性胃扩张，必要时可给予 1.25% 碳酸氢钠溶液洗胃，清除残留食物，防止吸入性肺炎。

入院 6 小时后情况

患者病情进一步好转，神志清，正确回答问题，可少量饮水。心电监护示：P 75 次/分，BP 91/62mmHg。复测血气：pH 7.29，Lac 1.2mmol/L，K^+ 3.9mmol/L，血糖 12mmol/L。将血糖测量频率减为每 4 小时一次。次日患者开始恢复正常饮食，按照其既往胰岛素应用方案皮下给药，血糖控制良好。第 3 天转内分泌科。

【问题 7】糖尿病酮症酸中毒是如何发生的？

答：1. 糖尿病酮症酸中毒是最常见的糖尿病急症。以高血糖、酮症和酸中毒为主要表现，是胰岛素明显缺乏或作用不足和拮抗胰岛素激素过多共同作用所致的严重代谢紊乱综合征。

2. 发生机制：

（1）糖利用障碍：表现为显著升高的血糖、尿糖。

（2）脂肪动员加强：乙酰乙酸、β 羟丁酸和丙酮升高，超过利用，不断堆积，酮体升高。

（3）蛋白质分解加速：酸性代谢产物增加，pH 下降。

3. 糖尿病酮症酸中毒可分为以下几个阶段：

（1）早期血酮升高称酮血症，尿酮排出增多称酮尿症，统称为酮症；

（2）酮体中乙酰乙酸、β 羟丁酸为酸性代谢产物，消耗体内储备碱，初期血 pH 正常，属代偿性酮症酸中毒，晚期血 pH 下降，进入到失代偿性酮症酸中毒阶段；

（3）病情进一步发展，出现神志障碍，即称之为糖尿病酮症酸中毒昏迷。

【问题8】糖尿病常见的并发症有哪些？

答：1. 急性并发症

（1）严重代谢并发症：糖尿病酮症酸中毒和高渗性昏迷。

（2）感染性并发症：皮肤化脓性感染、真菌感染（女性多见真菌性阴道炎和巴氏腺炎），合并肺结核的发病率也较高。

2. 慢性并发症

（1）大血管病变：如冠状动脉硬化。

（2）微血管病变：如糖尿病肾病、糖尿病性视网膜病变。最常见的是糖尿病足，是与下肢远端神经异常和不同程度周围血管病变相关的足部溃疡、感染和深层组织破坏，包括足部畸形、皮肤干燥和发凉，以及高危足，甚至足部溃疡、坏疽。

（3）糖尿病心肌损害：包括糖尿病心肌病（由微血管病变和心肌代谢紊乱引起），可诱发心力衰竭、心律失常、心源性休克和猝死。

（4）神经系统并发症：

1）中枢神经系统并发症：伴随严重糖尿病酮症酸中毒、高血糖高渗状态或低血糖引起的神态改变；缺血性脑卒中；脑老化加速以及老年性痴呆危险性增高。

2）周围性神经病变（常见）：为对称性，下肢较上肢重，病程缓慢。

3）自主神经病变：表现为瞳孔的改变（缩小且不规则、对光反射消失、调节反射存在）、排汗异常、胃排空延缓、腹泻、便秘等。

3. 其他

可引起青光眼、白内障、水肿等。

参考文献

[1] 葛均波，徐永健. 内科学. 8 版. 北京：人民卫生出版社，2013.

[2] Khwaja A. KDIGO clinical practice guidelines for acute kidney injury. Nephron Clin Pract，2012，120（4）：c179–184.

[3] Spasovski G，Vanholder R，Allolio B，et al. Clinical practice guideline on diagnosis and treatment of hyponatraemia. Eur J Endocrinol，2014，170（3）：G1–47.

直通翟茜更新内容

（翟　茜）

第十二章 高血糖高渗状态

入院病例概要

现病史 患者男，72岁，因"多饮、多尿半月余，发热3天，神志恍惚1天"入院。患者半月前无明显诱因出现口干、多饮、多尿，伴消瘦。无恶心、呕吐、腹痛，不伴心慌、胸闷、胸痛。未正规治疗。3天前受凉后出现发热，体温最高38.2℃，伴咳嗽、喘憋，咳出黄色脓痰，自行服用感冒冲剂治疗，症状未见明显缓解。1天前家人发现患者精神萎靡、神志恍惚。夜间嗜睡，难以唤醒。2小时前患者有肢体抽搐，急来诊。急诊以"呼吸道感染、意识障碍原因待查"收入院。

既往体健，否认高血压、糖尿病、冠心病等慢性病史。

入院查体 体温38.5℃，心率94次/分，BP 108/64mmHg，呼吸20次/分。超力体型，神志恍惚，呼之不能睁眼，瞳孔对光及压眶反射存在。颈软，唇干燥，全身皮肤弹性差。双肺呼吸音粗，右下肺闻及明显干、湿啰音。心率94次/分，律齐，各瓣膜区未闻及器质性杂音。腹软，全腹无明显压痛、反跳痛。肝脾肋下未及，移动性浊音阴性。双下肢不肿。

实验室检查 暂缺。

【问题1】该患者的初步诊断考虑是什么？还需要完善哪些检查？

答： 该患者的初步诊断为：糖尿病（2型）？糖尿病酮症酸中毒？高血糖高渗状态？肺部感染、肺性脑病？脑血管意外待排。

患者应完善下述辅助检查以明确诊断：

1.急查血糖、尿糖，并送检糖化血红蛋白：患者以多饮、多尿伴消瘦的主诉入院，但否认糖尿病史，因此应进一步明确患者是否存在2型糖尿病。

2.急查动脉血气、血尿酮体：有助于鉴别患者上述症状是由酮症酸中毒还是高渗引起；血气分析结果还可鉴别意识障碍是否由肺性脑病引发。

3.电解质检测：明确有无电解质紊乱导致的意识改变。

4.急查血常规、前降钙素原（PCT）：患者存在发热、咳嗽、咳痰、喘憋及肺部啰音，高度怀疑肺部感染，应进一步完善感染相关指标检测；必要时可加做胸部X线检查。

5.影像学检查：必要时可行颅脑影像学检测以明确是否存在脑血管意外导致的意识障碍。

1小时后各种检查结果回报

患者入院后查微量血糖为"High"，不能显示数值。血气分析示：pH 7.32，PaO_2 76mmHg，$PaCO_2$ 41mmHg，Lac 1.7mmol/L。急查血生化：K^+ 2.4mmol/L，Na^+ 162mmol/L，Cl^- 113mmol/L，Ca^{2+} 2.1mmol/L，BS 61mmol/L。尿素氮 14.96mmol/L，肌酐 157.90μmol/L。血常规：白细胞计数 18×10^9/L，中性粒细胞91.4%，红细胞 3.37×10^{12}/L，血红蛋白113g/L，血小板 311×10^9/L。PCT 1.3ng/ml。尿常规：潜血＋，尿糖＋＋＋，酮体—。糖化血红蛋白：10.3%。

【问题2】此时可以确定的诊断是什么？

答：2型糖尿病、高血糖高渗状态、肺部感染、电解质紊乱、高钠血症、低钾血症。

知识点：高血糖高渗状态的特征

1.高血糖者的血糖通常为 33.3 ～ 66.6mmol/L。

2.高渗透压者的渗透压一般为 320mOsm/L。

3.严重脱水，心率加快，血压下降，意识改变，甚至可发生休克等。

【问题3】如何计算渗透压？

答：机体有效的血浆渗透压一般维持在 280 ～ 300mmol/L。患者血糖达到或超过 33.3mmol/L、有效血浆渗透压达到或超过 320mOsm/L 即可诊断本病。

知识点：渗透压

血浆总渗透压是指血浆有效渗透压与能自由通过细胞膜的尿素氮形成的渗透压之和。

血浆总渗透压（mOsm/L）＝ 2（Na⁺＋K⁺）＋血糖＋BUN（均以 mmol/L 计算）

血浆有效渗透压（mOsm/L）＝ 2（Na⁺＋K⁺）＋血糖（以 mmol/L 计算）

【问题 4】 目前最需要解决的问题有哪些？会对机体造成哪些影响？如何处理？

答：目前最需要紧急解决的问题是高血糖高渗状态。治疗原则在于尽早控制血糖，降低血浆渗透压。但过快降低血糖可能导致电解质严重紊乱，因此推荐血糖下降的速度以 4 ～ 6mmol/h 为宜。

高血糖高渗的病理生理机制：

1. 高血糖和高尿糖造成渗透性利尿，尿渗透压约 50% 由尿液中的葡萄糖来维持，故患者失水常常远较电解质丢失严重。水分的丢失平均可达 9L（体内总水量的 24%），脱水一方面能引起皮质醇、儿茶酚胺和胰高血糖素的分泌增加；另一方面又能进一步抑制胰岛素的分泌，继续加重高血糖，形成恶性循环。

2. 脱水还可引起继发性醛固酮分泌增多而加重高血钠，使血浆渗透压增高，细胞内大量水分转移至细胞外，导致脑细胞脱水，从而导致本症突出的神经、精神症状。

【问题 5】 哪些诱因可引起糖尿病高渗状态？

答：引起糖尿病高渗状态的常见诱因如下：

1. 感染：上呼吸道感染、泌尿系感染等是最常见诱因。此外，脑血管意外、急性心肌梗死、急性胰腺炎、消化道出血、外伤、手术、中暑或低温等应激状态也可诱发。

2. 摄水不足：老年人口渴中枢敏感性下降。还包括卧床患者、精神失常或昏迷患者以及不能主动摄水的幼儿等。

3. 失水过多和脱水：如严重的呕吐、腹泻者；大面积烧伤患者；行神经内、外科脱水治疗、透析治疗等患者。

4. 高糖摄入和输入：如大量摄入含糖饮料、高糖食物；诊断不明时或漏诊时静脉输入大量葡萄糖液；完全性静脉高营养；以及使用含糖溶液进行血液透析或腹膜透析等情况。

该患者明确有受凉病史，表现出咳嗽、咳痰、发热。考虑此次因出现呼吸道感染，导致高血糖高渗性昏迷。

【问题6】导致高血糖高渗状态的发病机制是什么？

答：导致高血糖高渗状态的发病机制具体尚不明确，但目前得到大家公认的机制如下：

1. 发病基础是患者不同程度的糖代谢障碍，基本病因是胰岛素不足、靶细胞功能不全和脱水。

2. 在各种诱因的作用下，原有糖代谢障碍加重，胰岛对糖刺激的反应减低，胰岛素分泌减少，肝糖原分解增加，血糖显著升高，严重的高血糖和糖尿引起渗透性利尿，致使水及电解质自肾脏大量丢失。

3. 由于患者多有主动摄取能力障碍和不同程度的肾功能损害，故高血糖、脱水及高血浆渗透压逐渐加重，最终导致高渗高血糖状态的发生。

【问题7】除上述控制血糖治疗外，该患者还有哪些治疗原则？

答：高血糖高渗状态的基本治疗原则即为补液、降糖，以及维持水、电解质稳定等，治疗原则同糖尿病酸中毒相似。

知识点：高血糖高渗状态的液体治疗原则

输液总量一般按患者原体重的10%～12%估算，开始2小时输液1000～2000ml，前12小时给输液总量的1/2，再加上当日尿量的液体量，其余在24小时内输入。

一般先输注等渗液，如已发生休克，则先补充生理盐水和适量胶体溶液，尽快纠正休克，若无休克，则首选补充晶体液，当血钠高于155mmol/L时，可给予一定量的低渗液。

输液中观察尿量和心功能，必要时放置中心静脉导管监测中心静脉压等。

【问题8】该患者补液过程中电解质如何调整？

答：该患者补液治疗过程中，液体补充量较大，推荐将0.9%生理盐水作为复苏液体，但容易出现血钠的明显升高，因此需密切监测血钠等电解质水平，但不必急于迅速将血钠降至 145mmol/L 以下的正常范围。在补充等渗液（如生理盐水，钠离子浓度不高于 152mmol/L；平衡盐溶液，钠离子浓度接近血浆正常值）的过程中会逐渐达到平稳降钠的目的，可防止血浆渗透压在短时间内的急剧波动而导致脑水肿加重；治疗过程中需加强监测，结合血糖水平，及时调整补液方案。

入院第 1 天情况

入院后严密监测，积极控制血糖，0.9% 生理盐水补充，第 8 个小时血气中血糖水平为 31mmol/L，之后每小时监测末梢血微量血糖，并调整胰岛素泵速，维持每小时降糖 2 ～ 3mmol/L。入院第 15 个小时，血糖降至 14mmol/L，开始补充 5% 葡萄糖。患者入院第 1 个 24 小时总入量为 5162ml，出量为 870ml（均为尿量）。意识逐渐转清。

【问题 9】该患者输注 5% 葡萄糖的时机合适吗？

答：该患者在积极控制血糖、补液改善高渗状态的情况下，情况改善，且血糖明显下降，当血糖将至 16.7mmol/L 时开始补充糖水，但仍需要监测血糖水平以及渗透压变化。

知识点：输注 5% 葡萄糖的时机

一般来说，对于高血糖高渗状态的患者，当血糖将至 16.7mmol/L 时即可开始输注 5% 葡萄糖，可酌情加入少量胰岛素。

入院第 2 天情况

患者目前出现发热，最高体温 38℃，咳嗽，咳出少量黄白色黏痰，查体左下肺可闻及明显湿啰音，心率 123 次 / 分，血压 132/77mmHg，入院即开始应用哌拉西林他唑巴坦行抗感染治疗，第 2 个 24 小时入量为 3874ml，出量为 2130ml。病程第 3 天体温逐渐回落，肺部啰音消失，复查感染相关指标恢复正常。3 天后转内分泌科继续治疗。

【问题 10】该患者使用抗生素的方案如何选择？

答：肺部感染是患者高血糖高渗状态发生的诱因，而此感染来源于社区，且此次出现灌注不足表现，既往有糖尿病史，免疫功能差，因此在留取痰液培养送检之后可选择加用酶抑制剂复合制剂或三代头孢或厄他培南行抗感染治疗。

【问题 11】该患者容易出现哪些并发症，如何预防和处理？

答：高血糖高渗状态患者容易出现以下并发症，需及时发现、早期处理：

1. 肺水肿：早期患者处于高渗状态，需要积极补液，容易继发肺水肿表现，因此需间断评价心功能以及容量状态，及时调整补液量及速度。

2.DVT：此类患者意识状态欠佳，卧床，且处于高凝血状态，容易继发血栓甚至血栓栓塞等情况，因此在明确无活动性出血风险时，即可开始积极抗凝以及物理加压治疗，避免栓塞等情况发生。

3. 电解质紊乱：患者行积极补液等治疗后，容易出现高钠、低钾、低镁等情况，可能导致患者出现心律失常等情况，在治疗过程中需密切监测电解质水平，及时补充。

参考文献

[1]　中华医学会呼吸病学分会 . 中国成人社区获得性肺炎诊断和治疗指南（2016年版）修订要点 . 中华结核和呼吸杂志，2016，39（4）：253-279.

[2]　葛均波，徐永健 . 内科学 . 8 版 . 北京：人民卫生出版社，2013.

直通翟茜更新内容

（翟　茜）

第十三章 热射病

入院病例概要

现病史 患者男，22 岁，战士，身高 175cm，体重 70kg。因"运动后昏迷、抽搐伴高热 1 小时"入院。患者入院前进行 5km 越野跑训练，跑到终点后患者呼吸急促，全身衣物湿透，随后出现呕吐、四肢无力、昏迷、抽搐等症状，测体温（腋温）最高 42.8℃，随即送入医院。否认既往冠心病、高血压病、慢性支气管炎、糖尿病等病史。

入院查体 腋温 41.5℃，血压 96/52mmHg，呼吸 28 次 / 分，脉搏 135 次 / 分。昏迷，呼吸急促，鼻导管吸氧 5L/min 时，SpO_2 94%，双肺听诊呼吸音粗，两下肺可闻及少许湿啰音，律齐，各瓣膜区未闻及病理性杂音。少尿，呈酱油色，腹泻（淡黄色水样便），四肢肌张力增高，间断抽搐，皮肤湿冷。

实验室检查 血 CK 432 330U/L，Mb 269 630μg/L，AST 12 328U/L，ALT 6093U/L，TB 137μmol/L，Scr 146mmol/L，WBC 14.9×10^9/L，PLT 46×10^9/L，Fib 1.35g/L，INR 7.91。

给予气管插管呼吸机辅助呼吸，行快速降温、镇静、镇痛、脑保护、补液等治疗措施后，收入重症医学科，进一步监护治疗。

【问题 1】 该患者的诊断是什么？诊断依据是什么？

答：根据患者病史、症状和体征及辅助检查结果，初步诊断为：热射病（heat stroke，HS），多器官功能障碍综合征（MODS）。

诊断依据：

1. 患者为年轻男性（既往体健），剧烈运动后表现出大汗、呕吐、昏迷、抽搐等症状，发病当时腋温 42℃以上；

2. 实验室检查提示横纹肌溶解，肝、肾及凝血功能严重异常。

知识点：热射病

热射病（heat stroke, HS）为致命性中暑，主要临床表现为核心体温在 40℃ 以上、皮肤干热及中枢神经系统异常（如注意力不集中、记忆减退、谵妄、惊厥、昏迷等），是一种全身炎症性反应综合征（SIRS），其病理生理过程类似于重症脓毒血症，重症患者可出现多器官功能障碍综合征（MODS）。

主要诊断标准：

1. 严重中枢神经系统功能障碍表现（如昏迷、抽搐、精神错乱）；

2. 核心温度高于 40℃；

3. 皮肤温度升高和（或）持续出汗；

4. 肝转氨酶明显升高；

5. 血小板明显下降，并很快出现 DIC；

6. 肌无力、肌痛、茶色尿；

7. CK 大于 5 倍正常值。

【问题 2】HS 和中暑的关系？

答： 中暑是一个统称，临床上有详细的分类，这种分类体现了疾病由轻到重的逐渐演变的过程。HS 是重症中暑中最严重的一种类型，也称之为致命性中暑。其中与运动训练有关的称为劳力性热射病，多发生于青壮年，易并发多器官功能衰竭。

知识点：中暑的定义与分类

中暑是一种发生在高温和高湿环境下的疾病，即人体在高温和热辐射的长时间作用下，机体体温调节出现障碍，汗腺功能衰竭，水、电解质丢失过多，是因机体热平衡功能紊乱而发生的一种热致急症。除了高温、烈日曝晒外，工作强度过大、时间过长以及睡眠不足、过度疲劳等均为常见诱因。

中暑又可分为先兆中暑、轻度中暑、重度中暑。重度中暑又分为热痉挛、热衰竭和 HS（具体临床表现及区别见表 13-1）。

表 13-1　中暑的分类

项目	先兆中暑	轻度中暑	重度中暑		
			热痉挛	热衰竭	热射病
临床表现	头痛、头晕、口渴、多汗、四肢无力发酸、注意力不集中、动作不协调	除先兆中暑的症状外，还出现四肢湿冷、面色苍白、血压下降、脉搏增快	除轻度中暑的症状外，还发生短暂、间歇发作的肌肉痉挛	除热痉挛的症状外，还出现体位性眩晕和晕厥	除热衰竭的症状外，还出现意识障碍，多脏器功能衰竭表现
体温	正常/略有升高	38℃以上	39℃以上	39℃以上	40℃以上

【问题 3】什么情况下容易发生 HS？

答：HS 是一种多因素作用的疾病，包括环境因素、个人因素、运动强度等，了解 HS 病因，有助于降低 HS 的发病率。

知识点：HS 的病因

1. 环境因素：高温、高湿、无风环境。强烈的太阳直射，训练场地热负荷过重等。在高温（日平均气温＞30℃）、高湿（相对湿度＞73%）的无风天气中进行训练或工作时，如果防护不到位，人体热辐射、对流、传导和汗液蒸发困难，可使人体内源性产热过多，热量在体内大量积聚引起体温升高，造成细胞膜和细胞器结构的直接损伤，导致中暑发生。

2. 个人因素：①发热，感冒，腹泻，呕吐；②脱水；③睡眠不足；④缺乏热习服训练；⑤肥胖；⑥低钾血症等；⑦年老、体弱；⑧有慢性疾病史。

3. 运动强度：未进行过热习服训练的人员在炎热夏季实施越野训练或者高体力活动，是发生劳力型热射病的最主要原因。

【问题 4】该患者为什么会发生 HS？

答：明确 HS 的病理生理学特征，有助于明确病因、并为制定后续治疗方案、纠正病理生理紊乱提供依据。根据该疾病的病理生理学机制，可将其分为热调节代偿阶段和热调节衰竭阶段。前者表现为体液重新分布，外周毛细血管扩张，心排血量增加，汗腺分泌增加。后者主要表现为全身炎症反应激活，细胞代谢紊乱，出现神经系统异常、凝血系统紊乱、肝肾功能损伤、呼吸循环衰竭等多脏器功能不全综合征。具体机制参见图13-1。

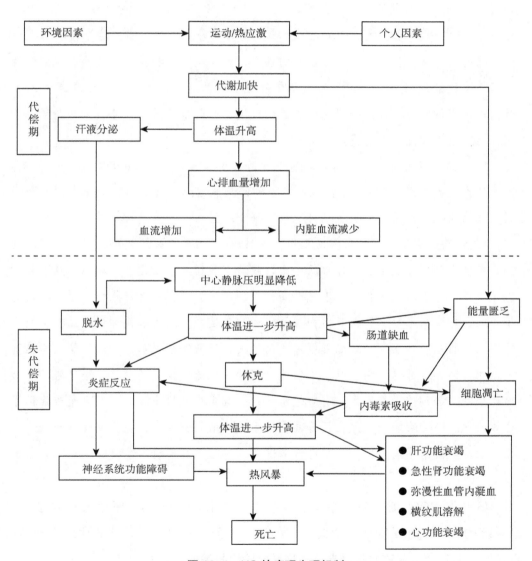

图 13-1　HS 的病理生理机制

知识点：HS 的病理生理机制

1. 热调节代偿阶段。是 HS 的早期阶段，此时可表现为心率增快、出汗增多、皮肤温度升高。机制：当肌肉和机体核心温度升高时，处于兴奋状态的交感系统会刺激皮下毛细血管网开放，与此同时，内脏血管收缩，导致心排血量增加至 20 ~ 25L/min，皮肤血流增加至 8L/min，血流从中心向外周重新分布，这个过程有利于核心温度的降低，但减少了内脏器官的灌注，尤其是肠道和肾；机体核心温度继续升高，皮肤汗液分泌增多以达到进一步降低温度的目的，但当核心温度高于 39℃ 时，机体代偿能力（汗液分泌速度）达到极限，此时机体进入多器官衰竭阶段。因此，早期迅速降低核心温度至关重要。

2. 热调节衰竭阶段（多器官功能衰竭阶段）。HS 进展到 MODS 的机制：①体内液体大量丢失：在 HS 代偿阶段，汗液分泌量能达到 1 ~ 2L/h，如果此过程得不到充分的液体补充将导致有效循环血量下降，心排血量下降。机体液体丢失的机制是，在热打击状态下，血管内皮损伤，通透性增加，液体由血管内向组织间隙漏出，再加上外周（皮下）液体重新分布，致使有效循环血量进一步减少，从而导致机体降温能力下降，出现核心温度升高和循环衰竭。②器官功能损伤：由于血流重新分布，导致肠系膜血流及其他内脏器官血流急剧减少，无氧代谢增加，机体出现酸中毒。肠黏膜缺血坏死，黏膜屏障作用消失，而通透性增加，导致大量内毒素释放入血，通过门静脉作用于肝脏。但此时门静脉血流减少，高热状态下肝脏的解毒功能下降，导致体内毒素无法有效地清除，全身炎症介质全面激活，大量炎症因子释放入血。随之可能出现颅内压升高，脑血流降低。此外，热打击直接导致颅内缺血，血脑屏蔽功能消失，血液中内毒素进入，进一步引起颅神经损伤。

HS 并发 MODS 时，各个系统均发生着不同程度的损伤，医疗人员要了解各个系统的病理生理学变化及由此出现的症状体征，根据不同系统的病理生理学特点，给予患者全面有效的脏器支持，这是此阶段救治的重点所在。

知识点：HS 时各系统的病理生理学改变

心血管系统：心血管被认为是热射病中最先受到影响的系统。HS 早期，体液重新分布，皮肤血流增加，皮肤温度升高，出汗增多，有利于机体快速降低核心温度，但由于持续高热，机体大量液体丢失与水分摄入不足，心脏前负荷开始下降，心排血量降低，出现休克表现，高热可直接造成心肌细胞变性和坏死，导致心肌收缩力减弱和心肌兴奋性增高。

神经系统：HS 发病时几乎均有神经、精神症状（谵妄、昏睡、昏迷和抽搐）。高热本身就能引起神经细胞死亡，尤其小脑 Purkinje（浦肯野）细胞对高热非常敏感。尸检热射病动物时，还发现其纹状体和下丘脑的神经细胞损害也较明显。休克时脑灌注压降低，凝血功能紊乱导致脑出血、脑水肿等脑血管功能障碍。

呼吸系统：高热引起的肺血管内皮损伤、失控的全身炎症反应、弥漫性血管内凝血（DIC）等常常诱发急性呼吸窘迫综合征（ARDS）。

消化系统：肝脏损伤是 HS 常见的并发症，也是导致患者死亡的直接原因之一。肝损伤的机制主要有两方面：①热打击后，全身炎症反应失控，肝脏毛细血管微血栓形成，肝细胞坏死凋亡，HS 诱导的肝损伤的重要分子生物学机制是炎症小体依赖性白介素 -1β 活化和肝细胞凋亡。②热打击后，肠道屏障功能紊乱，肠道的通透性改变，肠原性内毒素进入血液，通过门静脉到达肝脏，进一步加重肝细胞坏死和全身感染。

血液系统：DIC 是影响 HS 患者预后的独立风险因素。热打击导致毛细血管内皮细胞损伤，全身凝血系统激活，微血栓广泛形成，导致全身凝血底物消耗殆尽，全身广泛出血。其血清中的 DIC 标志物 PT、APTT 延长，D- 二聚体升高，血小板数量减少；组织病理学发现肝、肾、肾上腺等器官内出现弥散性出血，中、小动静脉内出现广泛性血管内血栓。另外，在重症 HS 狒狒的肝、肾静脉和肺动脉中有广泛血栓形成。

【问题 5】HS 的临床表现有哪些?

答：HS 典型的临床表现为高热、无汗、昏迷。发病原因不同，临床表现也有所不同（表 13-2）。

劳力型热射病（EHS）见于健康年轻人（如参加训练的官兵），在高温高湿环境下进行高强度训练或从事重体力劳动一段时间后出现发热、头痛、头晕、反应迟钝或忽然晕倒，以及恶心、呕吐、呼吸急促等症状，发生严重的横纹肌溶解，急性肾衰竭、急性肝损害、DIC等病发症在发病后十几个小时甚至几个小时即可出现，病情恶化快，病死率极高。

非劳力型热射病（CHS），又称为经典型热射病，多见于年老、体弱和有慢性疾病的患者，一般为逐渐起病。前驱症状不易发现，1～2d后症状加重，出现神志模糊、谵妄、昏迷等，或有大小便失禁，体温高，可达40～42℃，可有心力衰竭、肾衰竭等表现。

表 13-2　劳力型热射病与非劳力型热射病的鉴别

项目	劳力型热射病	非劳力型热射病
既往病史	健康	易感因素 / 慢性病史
人群年龄	青年	老年
发病诱因	运动	长时间日晒
发病初期出汗情况	大汗	无汗
并发症及化验结果对比	低血糖	血糖正常
	DIC	轻度凝血异常
	横纹肌溶解	轻度 CK 升高
	AKI	尿量减少
	乳酸显著升高	乳酸轻度升高
	低钙血症	血钙正常

知识点：EHS 的临床表现特点（与 CHS 相比）

中枢神经系统受损：早期即出现严重神经系统功能障碍。特征：躁动、谵妄和昏迷。还可出现行为怪异、角弓反张、幻觉、去大脑强直、小脑功能障碍等。

凝血功能障碍：临床表现为皮肤淤斑、穿刺点出血及淤斑、结膜出血、黑便、血便、咯血、血尿、心肌出血、颅内出血等。合并 DIC 者提示预后不良。

肝功能损害：重度肝损害是 EHS 的一个固有特征。天冬氨酸转氨酶（AST）、丙氨酸转氨酶（ALT）、乳酸脱氢酶（LDH）在发病后迅速升高，第3～4天达峰值，之后逐渐下降，而胆红素的升高相对滞后，通常在 HS 发病后 24～72h 开始升高。

肾功能损害：多与肌酸激酶增高有关。表现为少尿、无尿，尿色深（浓茶色或酱油色尿）。25%～30% 的 EHS 患者和 5% 的 CHS 患者出现急性少尿型肾衰竭。

呼吸功能不全：早期主要表现为呼吸急促、口唇发绀等，可发展为急性呼吸窘迫综合征（ARDS）。

急性胃肠功能损害：腹痛、腹泻、水样便、消化道出血较常见。

心血管功能不全：低血容量性休克，表现为低血压、心动过速（心率大于 130 次 / 分）、心律失常等。

横纹肌溶解：表现为肌肉酸痛、僵硬，以及肌无力、茶色尿、酱油尿，后期可出现肌肿胀、骨筋膜室综合征。

【问题 6】该患者属于哪种类型热射病？

答：该患者进行过高强度运动，并表现出中枢神经系统功能障碍（如昏迷、抽搐）和温度升高（高于 40℃）。生命体征不稳定：血压 96/52mmHg，呼吸 28 次 / 分，脉搏 135 次 / 分。昏迷，呼吸急促；鼻导管吸氧 5L/min 时，监测 SpO_2 94%；实验室检查提示横纹肌溶解；肝肾、凝血功能严重异常等。因此属于 EHS 的范畴。

入 ICU 时情况

入院查体：体温 40.5℃，心率 128 次 / 分，血压 92/49mmHg，呼吸 30 次 / 分，SpO_2 98%（FiO_2 60%）。昏迷（GCS 3 分），呼吸机辅助呼吸，少尿 [20～30ml/（kg·h），酱油色]，腹泻（淡黄色水样便，全天量 1200ml），四肢肌张力增高，间断抽搐，皮肤黏膜散在出血。

化验结果：血：CK 456 360U/L，Mb 318 540μg/L，AST 18 380U/L，ALT 5980U/L，TB 184μmol/L，Scr 167mmol/L，WBC 18×10⁹/L，PLT 30×10⁹/L，Fib 0.9g/L，INR 8.1，PTA 15.0%，D-dimer ＞ 20，Lac ＞ 15mmol/L，Glu 3.4mmol/L；尿肌红蛋白 2640μg/L。

【问题 7】患者入院后有哪些基本治疗原则？

答：患者早期治疗重点是尽快将核心温度降至正常水平，同时降低机体耗氧量

（体温每升高 1℃，脑耗氧量增加 8%），维持内环境稳定。降温时间与患者预后密切相关。快速降温是治疗的首要措施，病死率与体温过高及持续时间密切相关。如果降温延迟，病死率明显增加。

知识点：HS 早期降温措施

患者降温的前提条件是尽快脱离高温环境，持续进行体温监测。降温目标：使核心体温在 10 ～ 40min 内迅速降至 39℃以下，2h 内降至 38.5℃以下。常用降温措施如下：

物理降温：①将冰块置于散热较快的区域（双侧颈部、腹股沟和腋下）。②用 50% 乙醇擦涂除敏感区外的全身皮肤。③用 4℃生理盐水 200 ～ 500ml 进行胃灌洗或（和）直肠灌肠，用冷盐水行胃灌洗、灌肠，可反复多次。灌肠时注意灌入速度不宜过快，一般以每分钟 15 ～ 20ml 为宜。④冰水浴。⑤血液净化可在有条件的单位进行，可以迅速降低体温，同时清除体内炎症介质和毒素。⑥有条件的单位可应用血管内降温设备，多项研究证实其可以有效降温，改善预后。

药物降温：快速静脉输注生理盐水 500 ～ 1000ml/h；必要时联合使用冬眠合剂等。

【问题 8】 该患者目前除降温处理外，还需要给予哪些重要处理？

答： 目前患者存在休克以及呼吸衰竭，危及生命，需要尽快行液体复苏，纠正患者休克状态，维持内环境稳定，必要时给予呼吸辅助等处理。

知识点：液体复苏

1. 首选晶体液，如生理盐水、葡萄糖溶液、林格液，输液速度控制在使尿量保持 200 ～ 300ml/h；

2. 在尿量充足的情况下，第 1 个 24h 输液总量可达 6 ～ 10L，动态监测血压、脉搏和尿量，调整输液速度；

3. 利尿：早期充分补液扩容后，如尿量仍不达标，可给予呋塞米 10 ～ 20mg 静脉推注，之后可根据尿量追加剂量，注意监测电解质，及时补钾；

4.碱化尿液：适当补充碳酸氢钠。碱化尿液尿 pH ＞ 6.5。同时动态监测生命体征。

【问题9】 该患者如何进行肾功能支持治疗？

答： 该患者目前因肾脏灌注减少，同时 CK 明显升高，导致肾功能急剧恶化，进入肾衰竭阶段，表现为少尿、酱油色尿液。治疗上需要注意，一方面积极补液，保证肾脏的有效灌注，同时积极碱化、水化尿液；另一方面密切监测肾功能及酸碱、电解质水平，必要时可给予肾脏替代治疗。

知识点：HS 肾脏替代治疗

肾脏替代治疗在 HS 患者的治疗中，除可以替代肾脏来管理机体容量以及内环境情况外，还可以达到清除炎症介质、积极控制体温等目的。对于不同治疗目的，可选择不同治疗模式。对于休克患者，推荐选择持续床旁肾脏替代治疗。

具备以下任一条件者可考虑行持续床旁血液滤过（CRRT）：

1. 一般物理降温无效且体温持续高于 40℃超过 2h；

2. 血钾＞ 6.5mmol/L；

3.CK ＞ 5000U/L，或上升速度超过 1 倍 /12h；

4. 少尿、无尿，或难以控制的容量超负荷；

5.Cr 每日递增值＞ 44.2μmol/L；

6. 难以纠正的电解质和酸碱平衡紊乱；

7. 合并多脏器损伤或出现多器官功能不全综合征（MODS）。

停用 CRRT 指征：①生命体征和病情稳定；② CK ＜ 1000U/L；③水、电解质和酸碱平衡紊乱得以纠正；④尿量＞ 1500ml/d 或肾功能恢复正常。如其他器官均恢复正常，仅肾功能不能恢复的患者，可考虑行血液透析或腹膜透析维持治疗。

入 ICU 6 小时后情况

患者入 ICU 第 6 个小时，给予低温晶体约 4000ml，患者体温下降，尿量逐渐增多 [30 ～ 40ml/（kg·h）]，尿色较前有所改善。查体：体温37.5℃，心率86次/分，血压 135/75mmHg，呼吸 20 次 / 分，SpO_2 100%（FiO_2 40%，PEEP 8cmH$_2$O）。浅昏迷（GCS 8 分），呼吸机辅助呼吸，气道内吸出少量血性黏痰，腹部—，四肢肌张力较前降低，皮肤黏膜散在瘀斑。

化验结果：血：CK 52 310U/L，MB 156 710μg/L，AST 7310U/L，ALT 3720U/L，TB 238μmol/L，Scr 97mmol/L，WBC 15×10^9/L，PLT 23×10^9/L，Fib 1.5g/L，INR 1.8，PTA 41.0%，D-dimer ＞ 20 000g/L，Lac 3.5mmol/L，Glu 7.3mmol/L。

【问题 10】患者目前处于昏迷状态，神经系统损伤方面需要做哪些处理？

答：患者在 HS 的情况下极易合并中枢神经系统损伤，表现为意识障碍、肌张力增高、癫痫等。因此需做好神经细胞保护，主要包括几方面：

1. 放置头部冰帽及冰袋；密切观察患者神志及双侧瞳孔变化。

2. 脱水、降颅压：甘露醇 125～250ml 快速静脉滴注；速尿静注。

3. 神经营养、促醒等：如使用醒脑静、神经节甘酯等。

4. 适当镇静：HS 患者会出现躁动、抽搐，可选择作用快、效力强、不良反应少的镇静药，如丙泊酚、苯二氮类药物。

【问题 11】此阶段除神经系统保护外，还有哪些治疗重点？

答：该患者接受全面治疗后，目前仍存在的问题为凝血功能障碍。

HS 时，DIC 几乎与其同时发生或者在几小时出现，是早期死亡的主要原因之一，DIC 也是影响预后的独立风险因素。因此，此阶段应将纠正凝血功能、逆转 DIC 进程放在首要位置。DIC 早期需要个体化、精细化治疗，需及时补充凝血因子，给予滴定式抗凝治疗。在此过程中可能需要多学科共同参与。

知识点：HS 患者凝血功能的纠正

HS 早期凝血功能异常的治疗主要包括"补凝"和"抗凝"两个方面。

"补凝"：是指补充凝血因子，如补充新鲜冰冻血浆 10～15ml/kg；或者补充冷沉淀 5～10U/ 次，以及纤维蛋白原、凝血酶原复合物等；若血小板＜50×10^9/L，即可输注 1 个治疗量的机采血小板。目标是将 PT、APTT、纤维蛋白原恢复至正常或接近正常水平。在输注过程中应尽量集中快速输入血液制品，输入过慢往往达不到治疗目的，输入同时或之后需给予足量抗凝治疗。

"抗凝"：抗凝药物建议使用低分子肝素，每日总量为 100～200U/kg，分 2 次皮下注射，1 次 /12h。如有活动性出血（如颅内出血、消化道大出血等），且出血量较大（每日输注 2 个单位红细胞才能维持患者血红蛋白水平）时停用或暂缓抗凝。

监测：做到动态监测，早期每 4 小时监测凝血功能，除了血小板、PT、APTT 外，还需要监测纤维蛋白原及 FDP 变化趋势。必要时行血栓弹力图检查。动态观察凝血变化，指导抗凝治疗。

入 ICU 24 小时后情况

患者目前意识改善，昏睡状态，无明显呼吸急促，呼吸机辅助通气，氧合维持良好，气道内痰液量不多，为白色黏痰，HR 89 次 / 分，血压 132/77mmHg，尿色黄，50～100ml/h，四肢可遵嘱活动，肌张力不高。

复查血：CK 15 030U/L，AST 928U/L，ALT 893U/L，Scr 106mmol/L，WBC 10.9×10^9/L，PLT 89×10^9/L，Fib 3.35g/L，INR 4.91。

入院 72 小时后拔出经口气管插管，呼吸循环稳定，转普通内科继续治疗。

【问题 12】如何判断 HS 患者的远期预后？

答：HS 导致 MODS 时，由于缺乏特效治疗手段，很多时候都是以脏器支持及对症治疗为主，但这些器官损伤程度往往与预后有关。除了血液系统与预后相关外，循环功能、肝功能损伤程度也是决定预后的因素。30% 左右的患者神经系统会永久性损伤，因此医务人员要全面了解 EHS 的治疗流程、重要脏器衰竭并发症的防治原则、预后影响因素及对该病研究的最新进展。

知识点：HS 的预后

影响 HS 预后的因素包括：①高热持续时间。②降温速度。③机体损伤程度：包括严重凝血功能紊乱、急性肾衰竭、代谢性酸中毒、CK 升高＞ 10 000U/L、肝酶升高＞ 3000U/L，兼具 2 个或 2 个以上因素者病死率明显增加。④中枢神经系统：出现昏迷及昏迷持续时间。但仍有个别 HS 痊愈患者留有永久性的神经、精神后遗症。

知识拓展

HS 患者合并多器官功能障碍：

1. 心血管系统：HS 早期由于热打击导致心肌细胞出现变性、坏死、凋亡，以及肌收缩力减弱和心肌兴奋性增高，心排血量下降，表现出心率加快，血压降低。治疗上应给予充分的液体复苏及血管活性药物维持血压，热休克蛋白 70（HSP70）诱导剂也可以作为预防和治疗热应激的有效手段。HSP70 被认为是一种热保护蛋白，研究发现对低体温的动物模型注入 HSP70 抗体，可以诱导 HS 发病。相关研究发现，HSP70 在核心温度超过 39℃ 的健康志愿者血浆中的浓度升高，提示其水平与预后相关。另有研究发现，血管紧张素 Ⅱ（Ang Ⅱ）和其 ATI 受体表达增加可能是导致心肌细胞凋亡的原因之一，缬沙坦明显增加了超氧化物歧化酶（SOD）的表达并抑制了心肌细胞凋亡。

2. 神经系统：目前 HS 导致的神经系统损伤的治疗方法并不多，治疗原则为针对病因预防并发症治疗，如降温、纠正低血压、改善脑灌注脑缺氧、纠正凝血功能等，如患者持续抽搐，可给予镇静肌松等对症治疗。激素、颅内压监护下脱水等治疗价值有待临床进一步研究。近期有学者提出，高压氧治疗显著减轻了 HS 小鼠脂质过氧化，降低了氧化型谷胱甘肽 / 谷胱甘肽比率及下丘脑的二羟基苯甲酸含量，抑制了 HS 小鼠大脑的氧化应激反应，减轻了颅内高压，改善了大脑的缺血、缺氧情况，为 HS 神经系统治疗指明了新的方向。

3. 消化系统：①肠道：HS 时肠道上皮细胞脱落、坏死，当体温大于 41.5℃ 时肠黏膜通透性显著增加，大量肠道内毒素进入血液循环，肠道内细菌异位，引起全身感染。肠道功能损伤的直接后果是患者剧烈呕吐和大量腹泻，进而引起误吸和水、电解质紊乱。早期治疗应针对并发症，呕吐者应侧卧位，纠正水、电解质紊乱，改善肠道菌群环境，如果无肠内营养禁忌，应尽早启动肠内营养治疗。②肝：肝损伤是 HS 的主要并发症之一，影响患者预后。HS 早期肝功能表现为 AST、LDH 升高，并在损伤后 3～4 天内达峰，之后 2～3 天内出现胆红素进行性升高。胆红素升高与溶血有关，但更主要的是反映了肝功能情况，组织学证实 HS 患者持续存在肝小叶坏死和严重淤胆。目前对 HS 导致的肝损伤没有特效治疗手段，常采取对症支持治疗，保肝药物对改善肝功能有一定疗效。对于难治性肝衰竭患者，可以考虑尝试血浆置换治疗甚至血浆置换联合 CRRT，该治疗优势在于可以改善凝血功能、清除炎症介质、降低胆红素等，但血浆置换存在出血、过敏、溶血、滤器凝血等诸多风险，且需要大量血液制品，费用相对较高，实施时需充分考虑风险获益比。

HS 的治疗流程见图 13-2。

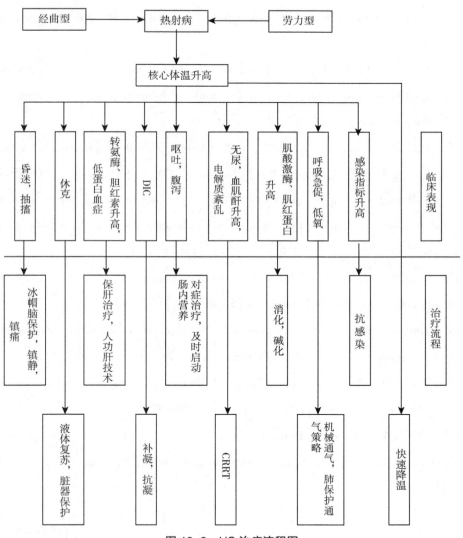

图 13-2 HS 治疗流程图

参考文献

[1] Epstein Y, Roberts WO. The pathopysiology of heat stroke: an integrative view of

the final common pathway. Scand J Med Sci Sports，2011，21（6）：742–748.

[2] 全军重症医学专业委员会. 热射病规范化诊断与治疗专家共识（草案）. 解放军医学杂志，2015，40（1）：1–7.

[3] Garber JB，Saile K，Rademacher N，et al. Pneumothorax in a dog caused by necrotizing pneumonia secondary to heatstroke. J Vet Emerg Crit Care（San Antonio），2015，25（6）：759–764.

[4] Kawasaki T，Okamoto K，Kawasaki C，et al. Thrombomodulin improved liver injury, coagulopathy, and mortality in an experimental heatstroke model in mice. Anesth Analg，2014，118（5）：956–963.

[5] Yeh CH，Chen ZC，Hsu CC，et al. Protection in rats with heatstroke: hyperbaric oxygen vs activated protein C therapy. Eur J Pharmacol，2010，635（1–3）：103–108.

[6] Roberts GT，Ghebeh H，Chishti MA，et al. Microvascular injury, thrombosis, inflammation, and apoptosis in the pathogenesis of heatstroke: a study in baboon model. Arterioscler Thromb Vasc Biol，2008，28（6）：1130–1136.

[7] Geng Y，Ma Q，Liu YN，et al. Heatstroke induces liver injury via IL–1β and HMGB1–induced pyroptosis. J Hepatol，2015，63（3）：622–633.

[8] Tong H，Tang Y，Chen Y，et al. HMGB1 activity inhibition alleviating liver injury in heatstroke. J Trauma Acute Care Surg，2013，74（3）：801–807.

[9] Wang YH，Liu TT，Kung WM，et al. Expression of aquaporins in intestine after heat stroke. Int J Clin Exp Pathol，2015，8（8）：8742–8753.

[10] Zhou F，Song Q，Peng Z，et al. Effects of continuous venous–venous hemofiltration on heat stroke patients: a retrospective study. J Trauma，2011，71（6）：1562–1568.

直通周飞虎更新内容

（周飞虎　王　黎）

第十四章　呼吸心跳骤停

入院病例概要

现病史　患者男，45岁，干部。因"胸骨后疼痛伴恶心，呕吐1小时"急诊入院。患者1小时前无明显诱因出现胸骨后疼痛，伴恶心并呕吐1次，呕吐物为胃内容物。平卧休息并服用速效救心丸10粒无好转，由120急救车送入我院急诊。发病以来无大小便失禁、意识障碍及腹痛、腹泻。否认既往冠心病、高血压病、慢性支气管炎、糖尿病等病史。

入院查体　体温37.3℃，血压90/50mmHg，呼吸16次/分，脉搏128次/分。神志清楚，烦躁，鼻导管吸氧5L/min时，监测SpO_2 95%，双肺听诊呼吸音粗，未闻及湿啰音。心率128次/分，律齐，心音弱。各瓣膜区未闻及病理性杂音。四肢皮肤湿冷。

实验室检查　抽血化验血常规及心肌酶谱，急诊心电图示急性广泛前壁梗死（图14-1）。

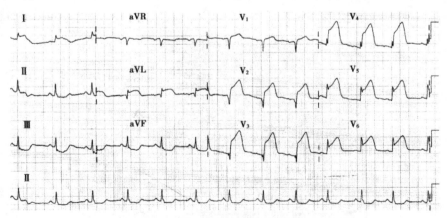

图14-1　急诊心电图示急性广泛前壁梗死

急诊考虑急性心肌梗死，给予心电监护，鼻塞吸氧；同时立即给予肠溶阿司匹林300mg口服，肌内注射吗啡；联系心导管室预备急行PCI。

患者在行上述治疗中突发室性心动过速，20s内发展为室颤，随即呼吸心跳骤停。

【问题1】目前完整的诊断包括哪些？

答：根据患者病史、心电图表现可基本明确为急性冠状动脉性心脏病，急性广泛前壁心肌梗死，心源性休克，心律失常、心室颤动、呼吸心跳骤停。

【问题2】如何判断是否发生心跳呼吸骤停？

答：心跳呼吸骤停是心肌梗死的严重并发症，需要及早判断，做出及时处理，可能降低不良后果的发生率。

知识点：呼吸心跳骤停的定义

指机体在各种病理状态下出现呼吸停止或心脏不能正常收缩、射血，从而导致各个组织器官严重缺血缺氧和代谢障碍的状况。

WHO：发病或者受伤后24小时心脏停搏即为心跳骤停。

美国AHA对冠心病患者心跳骤停的定义：冠心病发病1小时后心脏停搏，即为心跳骤停。

《内科学》第十六版规定：任何心脏病患者或者非心脏病患者，在未能估计到的时间内，心搏突然停止，即应视为心跳骤停。

心脏停搏的心电图表现包括心室扑动、心脏停搏、心室颤动以及电机械分离（图14-2）。

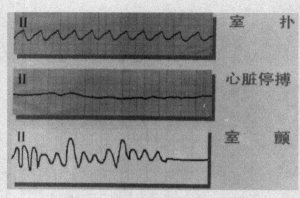

图14-2　心脏停搏的心电图表现

知识点：时间就是生命——心跳骤停的严重后果

1. 5 ~ 10s——意识丧失，突然倒地；

2. 30s——全身抽搐；

3. 60s——瞳孔散大，自主呼吸逐渐停止；

4. 3min——开始出现脑水肿；

5. 4 min——开始脑细胞死亡；

6. 8 min——"脑死亡""植物状态"。

心跳骤停的判断一般而言主要看临床表现，在无心电监测的情况下仅需探测有无意识以及大动脉搏动即可确认。

知识点：呼吸心跳骤停的判断（临床表现）

1. 心音消失；

2. 脉搏摸不到，血压测不出；

3. 意识突然丧失或者伴有短暂抽搐；

4. 呼吸断续、呈叹息样，后即停止；

5. 瞳孔散大，面色苍白、青紫。

【问题3】该患者最需要给予哪些处理？

答：立即心肺复苏（CPR），要越早越好，越快越好，各项操作必须规范有效，方可改善预后。

知识点：时间就是生命——尽早CPR

1. 心跳骤停1min内实施CPR——成功率＞90%；

2. 心跳骤停4min内实施CPR——成功率约为60%；

3. 心跳骤停6min内实施CPR——成功率约为40%；

4. 心跳骤停8min内实施CPR——成功率约为20%，且侥幸存活者可能已经"脑死亡"；

5. 心跳骤停10min内实施CPR——成功率几乎为0。

急诊处理情况

急诊医师立即对该患者进行心肺复苏，立即胸外心脏按压，经口气管插管接呼吸机通气，肾上腺素间断静脉推注。约 15min 后患者恢复窦性心率，自主呼吸未恢复，继续呼吸机辅助呼吸。血压仍偏低，约 67/35mmHg，给予肾上腺素泵入，维持血压在 90/60mmHg。

【问题 4】确定呼吸心跳骤停后，如何规范进行心肺复苏基础生命支持？

答：正确有效的心肺复苏是治疗成功的关键，胸外心脏按压深度、频次等指标必须完全达标。

高质量 CPR 要素包括：①以 100～120 次／分的速率实施胸外按压；②按压深度至少达到 5cm，不超过 6cm，并建议使用反馈装置；③每次按压后让胸廓完全回弹，避免在按压间隙倚靠在患者胸部；④尽可能减少按压中断，两次按压中断时间应小于10s；⑤给予患者足够的通气（30 次按压后行 2 次人工呼吸，每次通气持续 1s，每次须使胸部隆起）；避免过度通气（即呼吸次数太多，或呼吸用力过度）。

> **知识点：《2015 年美国心脏病学会心肺复苏与心血管急救指南》**
> **（以下简称为《2015 年指南》）部分更新要点**
>
> 1.《2015 年指南》基础生命支持（basic life support，BLS）流程由"检查反应→检查呼吸→启动应急反应系统→检查脉搏→CPR"更改为"检查反应→启动应急反应系统→同时检查呼吸和脉搏→CPR"。
>
> CPR 的顺序仍为"按压（C）→气道（A）→通气（B）"。BLS 流程更改的主要目的是鼓励快速高效地进行评估，尽早启动应急反应系统，尽早开始胸外按压。这一流程的更改可使胸外按压较《2010 年美国心脏病学会心肺复苏与急救指南》（以下简称《2010 年指南》）版本提前 5～10s。
>
> 2.《2015 年指南》建议，对于有目击者的成人心跳骤停，应立即进行 CPR，并尽可能早地使用除颤器 /AED，并且持续进行 CPR 至除颤器充电完毕或 AED 分析节律。
>
> 3. 不论对于成人 BLS 还是 ACLS，《2015 年指南》将胸外按压速率更改为 100～120 次／分。

4.《2015年指南》成人BLS按压深度至少为5cm，如有反馈装置，按压深度不应超过6cm。

5.胸廓充分回弹是指在按压放松时，胸骨回到其自然位或中立位。《2015年指南》进一步强调了胸廓充分回弹的重要性，增加了"施救者必须避免在按压间隙倚靠在患者胸上"这一新的表述。这并不意味着在按压间隙手掌必须离开胸壁，只要不附加压力即可。

6.引起心跳骤停的不可电击心律是指无脉性电活动（pulseless electrical activity，PEA）和心室停搏（asystole），《2015年指南》仍然建议对此类患者使用肾上腺素，并且进一步强调"尽可能早"，每3～5min给予1mg。

入院急诊1小时后情况

患者呈浅昏迷状态，气管插管接呼吸机辅助通气，SpO_2 98%，无诱因再次出现病情变化，心电监护提示室颤，立即给予非同步直流电除颤，起始200J，继续胸外按压，肾上腺素静脉推注，室颤未复律，再次行电击除颤（200J和360J）。约10min后恢复自主心律。心电监护提示窦性心律，心率128次/分，血压95/66mmHg左右。

【问题5】在此处理过程中，关于电复律需要注意哪些问题？

答：所谓电复律指的是利用外源性电流处理心律失常的一种方式，通过电击心脏来终止心律失常，包括电除颤和电复律。用于消除心室颤动时称为电除颤，用于转复各种快速心律时即为电复律。电击过程中需注意是否同步以及电量的问题。

知识点：电除颤/电复律（表14-1）

表14-1　电除颤/电复律的类型

类型	心律失常类型	单向波能量（J）	双向波能量（J）
同步	房颤	200	100～200
	房扑/阵发性室上性心动过速	50～100	50～100
	单形性室性心动过速	100	100
非同步	多形性室性心动过速	360	150～200
	室颤和室扑	360	150～200

电极板所摆放的位置亦较为重要。一般而言，选择心尖部和心底部较为多见，另外亦可选择前后位，但若患者有放置永久起搏器，则需要注意电极板放置的位置与起搏器的距离应超过 8cm，以免损坏起搏器。

除颤过程中必要时可辅助使用静脉抗心律失常药物，如胺碘酮、利多卡因等。

【问题 6】目前患者自主心律恢复，下一步该做何处理？

答：患者自主心律恢复后，需尽快查找病因，进行病因学治疗，以防止再次出现呼吸心跳骤停。心肺疾病是呼吸心跳骤停的主要病因。该患者存在急性广泛前壁心肌梗死导致的心跳骤停，是极其严重的并发症。

知识点：心脏停搏的原因（6H5T）（表 14-2）

表 14-2　心脏停搏的原因

英文名称	中文名称
6 个 "H"	
Hypovolemia	低血容量
Hypoxia	低氧血症
Hydrogenion(acidosis)	酸中毒
Hyperkalemia/hypokalemia	高钾/低钾血症
Hypoglycemia	低血糖
Hypothermia	低体温
5 个 "T"	
Toxin	中毒
Tamponade(cardiac)	心脏压塞
Tension pneumothorax	张力性气胸
Thrombosis of the coronary/pulmonary vasculature	冠状动脉或肺动脉栓塞
Trauma	创伤

【问题 7】该患者出现呼吸心跳骤停的发病机制是什么？

答：呼吸心跳骤停的病理机制分为原发性与继发性。原发性是由心、肺器官本身疾病引起的。而继发性则是指心肺功能正常，但是由于其他部位或器官的疾患引发的全身病理改变而发生的。但无论出自何种原因，呼吸心跳骤停均由直接或者间接的引起冠状动脉灌注减少、心律失常、心肌收缩力下降等机制而致。

> **知识点：急性心肌梗死后呼吸心跳骤停患者的 PCI 术**
>
> 《2015 年指南》推荐：对于疑似心源性心跳骤停且心电图 ST 段明显抬高的院外患者，应急诊实施冠状动脉造影。对于选定（心电或血流动力学不稳定）的成人患者，若在院外疑似心源性心跳骤停导致昏迷，且心电图无明显 ST 段抬高者，进行冠状动脉造影亦是合理的。

入院 2 小时后情况

患者目前仍处于浅昏迷状态，经口气管插管接呼吸机辅助通气，自主呼吸恢复，SpO_2 98%，无明显呼吸窘迫，心率 100 次 / 分，血压 98/58mmHg[肾上腺素 0.05μg/（kg·min）泵入]，四肢皮肤温暖，尿量较少。

【问题 8】目前针对病因学，需进行哪些处理？

答：患者目前明确急性心肌梗死导致心跳骤停，因此需紧急开通冠状动脉血管，利于缺血心肌功能的恢复。可选择冠状动脉造影支架植入术（PCI）或溶栓治疗，亦可进行急诊冠状动脉搭桥手术，但后者病变血管无法确认，不适合手术治疗，因此不能作为首选方式。而该患者发病时间短，PCI 术相对风险小、效果好，可作为首选治疗方式。

入院 2 小时 20 分后情况

急诊送入心脏介入室，行冠状动脉造影术，术中可见左冠状动脉主干闭塞 90%，左前降支完全闭塞，右侧冠状动脉闭塞 65%，给予行冠状动脉支架植入术，术后患者转入 ICU 继续抢救治疗。入 ICU 时患者仍处于浅昏迷状态，双瞳孔等大等圆，直径约 4.0mm，对光反射迟钝，自主呼吸弱，经口气管插管接呼吸机辅助通气，SpO_2 96%，心率 98 次 / 分，肾上腺素 0.02μg/（kg·min）泵入，维持血压在 115/70mmHg 左右。双下肢病理征阴性。

【问题 9】该患者目前进入高级生命支持阶段，如何进行脑复苏？

答：患者复苏后神经系统的功能恢复是判断 CPR 成功与否的重要组成部分，因此脑复苏显得尤为重要。临床中需做亚低温脑保护、保证脑灌注、降低颅内压力、适当营养脑细胞等治疗。

知识点：亚低温

《2015 年指南》建议，所有在心跳骤停后恢复自主循环（return of spontaneous circulation，ROSC）但仍然昏迷的成年患者都应采用目标温度管理（targeted temperature management，TTM），目标温度为 32～36℃，并至少维持 24 小时。而在《2010 年指南》中亚低温治疗的目标温度是 32～34℃，维持 12～24 小时。

【问题 10】有哪些需要关注的其他治疗？

答：需关注以下几方面：

1. 自主循环恢复后的循环支持。大多数需要应用缩血管药物。

2. 自主循环恢复后的呼吸支持。自主循环恢复后的缺氧和高碳酸血症均可能引起再次停搏和激发脑损害，故需要保障氧供和正常 $PaCO_2$。

3. 控制抽搐 / 肌阵挛。可应用安定、异丙酚和苯妥英钠、苯巴比妥类药物。

4. 自主循环恢复后血糖的控制。参考普通重症患者的血糖控制水平即可，一般为 8～10mmol/L。

5. 如因为休克导致肾前性急性肾功能损害，可行床旁血液净化治疗。

6. 营养支持。

【问题 11】如何判断患者的预后或转归？

答：心肺复苏术后患者需要进行预后或转归的判断，部分患者大脑缺血缺氧时间相对短，预后相对较好，但已有部分患者大脑功能出现不可逆的损伤，可能表现为植物状态，甚至脑死亡的情况，需要及早判断。

知识点：脑复苏的转归

根据格拉斯哥 - 匹兹堡脑功能表现计分（CPC）划分为 5 级：

1. 脑功能完好。意识清醒，有工作和生活能力，或仅有轻微偏瘫、癫痫发作。

2.中度脑功能残障，患者清醒，可完成特定环境中的部分工作，可存在偏瘫和癫痫发作、语言障碍等。

3.严重脑功能残障。患者清醒，但是脑功能损害，日常依赖他人帮助，残障可以表现在行动和语言、智力等方面。

4.昏迷及植物状态。无知觉，与周围环境无交流。

5.死亡。包括脑死亡和传统意义的死亡。

【问题 12】如何确认脑死亡？

答：针对脑死亡，我国目前暂时未进行立法，临床中需要根据相关检查及临床表现做出理智的判断。

知识点：脑死亡

定义：是指全脑包括脑干功能不可逆的丧失状态。

诊断条件：①先决条件：昏迷原因明确、排除各种原因导致的可逆性昏迷；②临床判定：深昏迷、脑干反射全部消失和无自主呼吸；③确认试验：脑电图呈静息电位、多普勒超声示无脑血流灌注、体感诱发电位示 P36 以上波形消失，其中至少一项为阳性；④观察时间：首次判定 12 小时后复查无变化，方可判定。

入 ICU 后的诊疗

入 ICU 继续救治。给予营养心肌、补充白蛋白、利尿脱水脑保护等治疗，2 天后患者意识清醒，自主呼吸恢复，生命征平稳。3 天后脱呼吸机拔除气管插管，可经口进食；1 周后转入心内科继续治疗。

知识拓展

1.《2015 年指南》关于婴儿和儿童的 BLS 顺序更改

《2015 年指南》婴儿和儿童的 BLS 顺序的更改与成人相同，即由"检查反应→检查呼吸→启动应急反应系统→检查脉搏→CPR"更改为"检查反应→启动应急反应系统→同时检查呼吸和脉搏→CPR"。CPR 的顺序仍为"按压→气道→通气"，这与

《2010 年指南》完全相同，没有新证据显示要做出更改。有 1 名施救者时按压 - 通气比为 30∶2，有 2 名以上施救者时按压 - 通气比为 15∶2。

按压深度也未进行更改，依然强调足够深度的按压，儿童至少为胸部前后径的 1/3，或大约 5cm；婴儿至少为胸部前后径的 1/3，或大约 4cm。《2015 年指南》对婴儿和儿童胸外按压速率做出与成人相同的更改，即至少 100 次 / 分，不超过 120 次 / 分，做出这一更改的主要目的是便于培训和记忆，并没有足够的儿科方面的数据资料支持。

2. 《2015 年指南》关于置入高级气道后通气频率的改变

《2015 年指南》建议，不论成人、儿童和婴儿，在心肺复苏中置入高级气道后，医护人员应每 6s 进行 1 次人工呼吸（每分钟 10 次），同时进行持续胸部按压。而《2010 年指南》指出，置入高级气道后应每 6 ～ 8s 给予 1 次呼吸（每分钟 8 ～ 10 次）。做出这一更改的主要目的是便于学习、记忆和实施。

《2015 年指南》关于通气频率的建议：对于无脉搏"成人"患者，建立高级气道前按压 - 通气比 30∶2，建立高级气道后应进行持续胸外按压且每 6s 进行 1 次人工呼吸；对于有脉搏无呼吸或仅喘息患者每 5 ～ 6s 进行 1 次人工呼吸（每分钟 10 ～ 12 次）。

3. 《2015 年指南》中取消了血管加压素的使用

证据表明，心跳骤停时给予肾上腺素和血管加压素都可以改善 ROSC，因此《2010 年指南》建议，在静脉 / 骨内推注一剂 40 单位的血管加压素可代替第一剂或第二剂肾上腺素治疗心跳骤停。对现有证据的审查显示，这两种药物的效果相似，联合使用肾上腺素和血管加压素，相比单独使用肾上腺素没有优势。为了简单起见，《2015 年指南》已从成人心跳骤停流程中去除血管加压素，而只建议使用标准剂量的肾上腺素。

4. 《2015 年指南》新增了关于使用纳洛酮的建议

《2015 年指南》新增了关于在心肺复苏中使用纳洛酮的意见，主要针对的是一类特殊的人群，即已知或疑似阿片类药物成瘾 / 中毒的患者。当阿片类药物过量或中毒时，有可能出现明显的呼吸抑制，看上去与心跳骤停非常相似而难以区分，因为触摸颈动脉时很难确定患者是否有脉搏。使用纳洛酮可能帮助这些看似心跳骤停，而实际为严重呼吸抑制的无反应患者。

因此《2015 年指南》建议，对于可疑患者，如果无反应且无正常呼吸但有脉搏，可由经过正规培训的非专业施救者和 BLS 施救者在提供标准 BLS 救治的同时，给予肌内注射（IM）或鼻内给予（IN）纳洛酮。如果不能确切触及脉搏，这些患者应按心跳骤停患者管理，应优先进行高质量心肺复苏措施，同时肌内注射（IM）或鼻内给予（IN）纳洛酮。

5. 《2015 年指南》关于孕期心跳骤停心肺复苏的更改

治疗孕期妇女心跳骤停的首要任务是提供高质量 CPR 和减轻主动脉下腔静脉压力。《2010 年指南》建议：患者仰卧位，徒手将子宫向左侧移位以减轻主动脉下腔静脉压力，如果这项技术不成功，医护人员应考虑使用一个固定的楔形物品支撑患者的骨盆和胸部，使之向左侧倾斜 27°～ 30°。

由于认识到高质量 CPR 至关重要，而侧倾与高质量 CPR 不可兼得，故《2015 年指南》删掉了侧倾的建议，并加强了侧边子宫移位的建议：当宫底高度超过肚脐水平时应徒手将子宫向左侧移位。

6. 补充概念：生存链

是指提高心跳呼吸骤停院外抢救成功率的几个关键步骤，也是历次指南修订时均重申的。目前表述为 5 个步骤：立即识别心脏停搏并启动急救系统、尽早进行 CPR、着重于胸外按压、快速电击除颤、有效的高级生命支持和综合的心脏停搏后治疗。其基本思想是强调争分夺秒地抢救生命。

7. 心肺复苏程序

包括三个阶段，即基础生命支持（basic life support, BLS）、高级生命支持（advanced life support, ALS）和停搏后处理（post-cardiac arrest care）。

（1）BLS 是指心脏停搏发生后就地进行的抢救，基本目的是在尽可能的时间里进行有效的人工循环和人工呼吸，为心脑血管提供最低限度的血流灌注和氧供。BLS 大多在没有任何设备的情况下进行，即所谓徒手心肺复苏。

（2）ALS 是指专业医务人员在心跳骤停现场或在向医疗机构转运途中进行的抢救。此阶段已有可能借助一些仪器设备和药品实施更有效的抢救。例如进行电击除颤、建立人工气道和实施人工通气、开通静脉通路和应用复苏药物等。

（3）停搏后处理阶段是指自主循环恢复后，在 ICU 等场所实施的进一步综合治疗措施，主要内容是以复苏或脑保护为中心的全身支持疗法，也包括进一步维持循环和呼吸功能。

8. 植物状态

是指具有睡眠 – 觉醒周期，丧失自我和环境意识，但是保留部分或全部下丘脑 – 脑干自主功能的一种临床状态。可以是脑损害的暂时表现，也可以是脑损害永久的不可逆的结局。

诊断标准：①没有自我和环境意识的任何表现，不能与他人交流；②对视觉、听觉、触觉和伤害性刺激，不能发生自觉的、持续的、可重复的反应；③没有语言理解或表达的证据；④具有睡眠觉醒周期；⑤下丘脑 – 脑干功能保留充分，足以保障在医疗和护理环境下生存；⑥大小便失禁；⑦不同程度存在脑神经反射（瞳孔对光反射、头 – 眼反射、角膜反射、前庭 – 眼反射和呕吐反射）和脊髓反射。

9. 心肺复苏有效的体征和终止抢救的指征

（1）观察颈动脉搏动，有效时每次按压后就可触到一次搏动。若停止按压后搏动停止，表明应继续进行按压。如停止按压后搏动继续存在，说明患者自主心脏搏动已恢复，可以停止胸外心脏按压。

（2）若无自主呼吸，应继续进行人工呼吸，或自主呼吸很微弱时仍应坚持人工呼吸。

（3）复苏有效时，可见患者有眼球活动，口唇、甲床转红，甚至脚可动；观察瞳孔时，其可由大变小，并有对光反射。

（4）当有下列情况时可考虑终止复苏：①心肺复苏持续 30min 以上，仍无心脏搏动及自主呼吸，现场又无进一步救治和送治条件，可考虑终止复苏；②脑死亡。如深度昏迷、瞳孔固定和角膜反射消失、将患者头向两侧转动而眼球原来位置不变等，如无进一步救治和送治条件，现场可考虑停止复苏；③当现场有威胁到抢救人员安全的危险（如雪崩、山洪暴发）时，以及医学专业人员认为患者死亡，无救治指征时。

10. 呼吸心跳骤停心肺复苏流程图

见图 14–3。

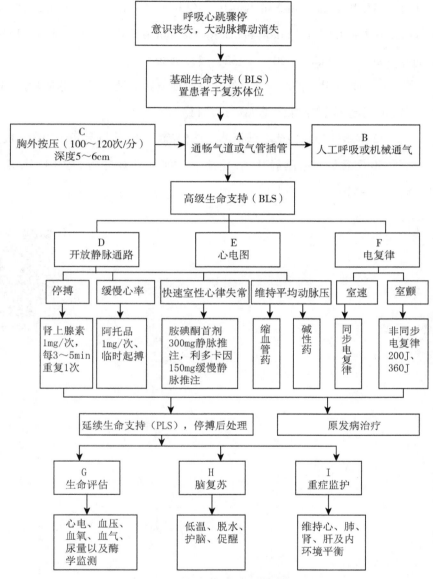

图 14-3 呼吸心跳骤停心肺复苏流程图

参考文献

[1] 刘大为.实用重症医学.北京：人民卫生出版社，2010.

[2] 刘大为,邱海波,严静.中国重症医学专科资质培训教材.北京：人民卫生出版社，2013.

[3]　Robert W. Neumar，Michael Shuster，Clifton W. Callaway，et al. 2015 American Heart Association Guidelines Update for Cardiopulmonary Resuscitation and Emergency Cardiovascular Care.Circulation，2015，132：s315–589.

[4]　张明玺，尚卫明，程冲，等 . 急性心肌梗塞致心跳骤停复苏成功后静脉溶栓 7 例分析 . 中华医学会全国重症医学大会，2011.

[5]　王猛 .22 例急性心肌梗塞心肺复苏后溶栓治疗 . 医药与保健，2014（11）：28.

[6]　牟江 .30 例急诊尿激酶静脉溶栓治疗急性心梗临床分析 . 中国临床实用医学，2007，1（8）：51–52.

直通郭焱更新内容

（郭　焱）

第十五章　呼吸系统

第一节　氧疗

氧气是机体组织细胞能量代谢所必需的物质。氧疗的主要目的包括：①纠正低氧血症；②降低呼吸功；③减少心肌做功。

【适应证】

氧疗适用于所有存在组织缺氧和低氧血症的患者，以及高危患者。主要适应证包括：①低氧血症；②呼吸窘迫；③低血压或组织低灌注状态；④低心排血量和代谢性酸中毒；⑤一氧化碳中毒；⑥呼吸心跳骤停。

需要注意的是，对于无明显组织缺氧、无低氧血症表现的高危患者，也应考虑氧疗。

【操作过程】

1. 氧疗装置

根据氧疗系统提供的气体是否能满足患者吸气的需要，一般将氧疗装置分为高流量氧疗系统和低流量氧疗系统。值得注意的是，高流量与低流量并不等同于与高浓度和低浓度吸氧。

（1）高流量氧疗系统：具有较高的气体流速或足够大的贮气囊，气体量能够完全满足患者吸气所需，患者不需要额外吸入空气。主要优点：①提供较准确的、不同氧浓度的气体，且氧浓度不受患者呼吸模式的影响；②气流完全由系统提供，可根据患者需要调整气体的温度和湿度。

（2）低流量氧疗系统：提供的气流不能完全满足患者吸气的需要，患者需额外吸入部分空气，氧浓度不准确（一般低于60%），但患者更为舒适，应用方便。常用的低流量氧疗系统包括鼻塞、鼻导管、普通面罩、带有贮气囊的面罩等。

2. 低流量或高流量氧疗系统的应用指征

当患者有指征接受氧疗时，应确定采用何种氧疗系统。与高流量氧疗系统相比，低流量氧疗系统具有以下优点：①耐受性较好，较舒适；②实施方便。但低流量氧疗系统的缺点也很明显：①吸入氧浓度不稳定；②吸入氧浓度受患者呼吸模式的影响较大。对于病情稳定、呼吸平稳且对吸入氧浓度的准确性要求不高的患者，宜采用低流量氧疗系统。高流量氧疗系统适用于严重通气或氧合功能障碍的患者。

一般认为，采用低流量氧疗系统的患者应具备以下指征：①潮气量为 300 ～ 700ml；②呼吸频率低于 25 ～ 30 次 /min；③呼吸规则而稳定。不符合上述条件的患者，应采用高流量氧疗系统。

经过积极的氧疗措施病情不能改善时，应考虑机械通气，必要时行气管插管。

3. 低流量氧疗系统

包括鼻导管、鼻塞、面罩及气道内供氧等氧疗方法。

（1）鼻导管或鼻塞。适用于轻症及呼吸衰竭恢复期的患者。主要包括：①鼻咽导管法。常用氧流量为 2 ～ 3L/min，吸入氧浓度在 30% 以下。②鼻前庭导管法（图 15-1）。氧流量可达 6 ～ 8L/min，吸入氧浓度可达 35% ～ 50%，又能发挥鼻腔的湿化作用。③鼻塞给氧。长度约为 1cm，塞于单侧或双侧鼻孔。

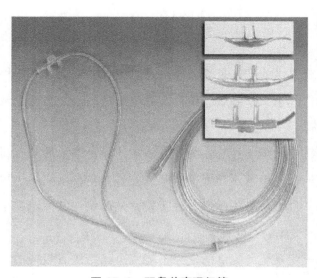

图 15-1　双鼻前庭吸氧管

采用鼻导管或鼻塞氧疗时，吸入氧浓度与吸入氧流量有如下关系：吸入氧浓度＝21＋4×吸入氧流量（L/min）（表15-1）。实际上吸入氧浓度还受潮气量和呼吸频率的影响；张口呼吸、说话、咳嗽和进食时，即使氧流量不变，吸入氧浓度也会降低。

潮气量越大或呼吸频率越快，吸入氧浓度越低；反之，潮气量越小或呼吸频率越慢，吸入氧浓度越高。

应用鼻导管或鼻塞时，氧流量不应超过6L/min。此时要提高吸入氧浓度，须加用贮气囊。

表15-1　鼻导管和鼻咽导管氧流量与吸入氧浓度的关系

氧流量（L/min）	吸入氧浓度（%）
1	25
2	29
3	33
4	37
5	41
6	45

（2）普通开放式面罩（图15-2）。应用开放式面罩时，氧气导管与面罩相连，面罩置于患者口鼻部，根据需要选择氧流量。适用于不能耐受导管的患者。吸入氧浓度参见表15-2。

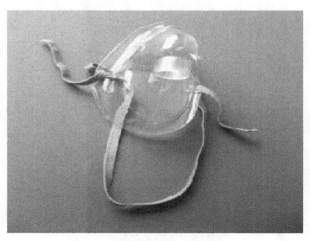

图15-2　普通开放式吸氧面罩

表 15-2　普通开放式面罩吸氧吸入氧流量与吸入氧浓度的关系

吸入氧流量（L/min）	吸入氧浓度（%）
普通开放式面罩吸氧	
5～6	40
6～7	50
7～8	60
普通开放式加贮气囊面罩	
6	60
7	70
8	80
9	90
10	99

（3）附储袋面罩（图 15-3）。未气管切开或气管插管的患者需吸入高浓度氧气（吸入氧浓度＞60%）维持氧饱和度时，可加装一体积约为 600～1000ml 的储气袋，即附储袋面罩，可以较低氧流量提高氧浓度。但要求氧流量须在 5L/min 以上，以确保储气袋适当充盈和 CO_2 洗出。和储气袋之间无单向活瓣的面罩称为部分重复呼吸面罩，有单向活瓣的则为无重复呼吸面罩。

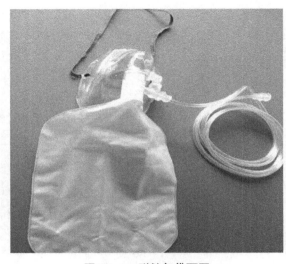

图 15-3　附储气袋面罩

（4）无重复呼吸面罩和部分重复呼吸面罩。根据呼出气体是否存在重复吸入，可将面罩分为无重复呼吸面罩和部分重复呼吸面罩。

部分重复呼吸面罩允许患者重复呼吸部分呼出气，以减少氧气消耗。氧气从面罩的颈部流入，在吸气相直接进入面罩，而在呼气相则进入储气袋。对于密封较好的部分重复呼吸面罩，当氧流量为 6 ～ 10L/min 时，吸入氧浓度可达 35% ～ 60%。

无重复呼吸面罩则是在储气袋与面罩间加装一单向活瓣，确保呼气相氧气直接进入储气袋，吸气相氧气流向面罩和储气袋；活瓣可阻止呼出气回流到储气袋，而患者不再吸入呼出气（图 15-4）。

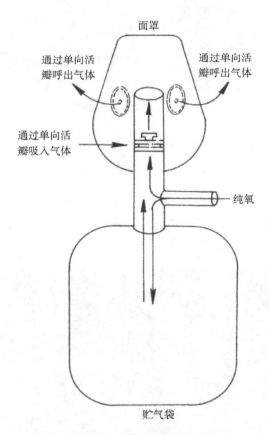

图 15-4　无重复呼吸面罩

（5）气管内给氧。适用于脱离呼吸机，但仍需保留气管插管或气管切开管的患者。可直接将供氧管插入人工气道内，也可采用气管切开喉罩（图 15-5）。此方法简单易行，但需避免供氧管插入过甚而损伤气道，且当氧流量过高时，可能导致气道湿化不足。

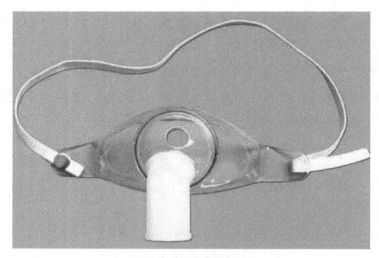

图 15-5　气管切开喉罩

4. 高流量氧疗系统

（1）Venturi 面罩（图 15-6）。利用氧射流产生的负压从面罩侧孔带入一定量的空气，稀释氧气，达到目标氧浓度。吸入氧浓度可按需调节并能保持稳定。适用于严重的呼吸衰竭患者。

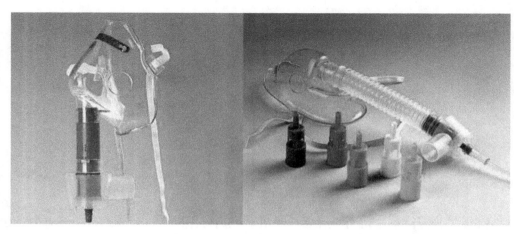

A

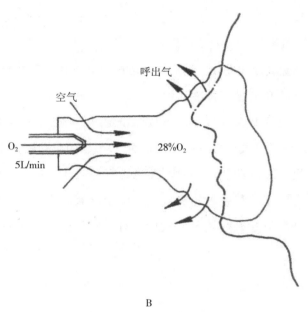

呼出气

空气

O_2

5L/min

28%O_2

B

图 15-6　Venturi 面罩

（2）密闭面罩加压给氧。应用密闭面罩加压给氧时，可用简易呼吸器（图 15-7）、麻醉机或呼吸机实施。适用于严重低氧血症、肺水肿、昏迷、自主呼吸微弱的危重患者，也常用于气管插管前预充氧。实施过程中，应注意防止胃肠充气、反流和误吸，同时应注意采取恰当的体位，并保持上呼吸道通畅。

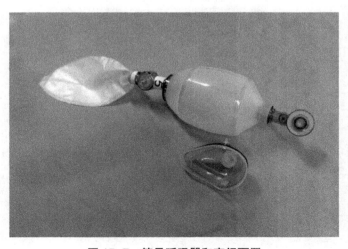

图 15-7　简易呼吸器和密闭面罩

（3）高压氧疗。需特制的高压氧舱。将患者置于 2 ～ 3 个大气压下的氧舱内给予氧疗。适用于缺氧不伴 CO_2 潴留的患者。

（4）经鼻高流量氧疗（图 15-8）。是指通过无需密封的鼻塞导管直接将一定氧浓度的空气和氧气混合高流量气体输送给患者的一种氧疗方式。该系统内部具有涡轮及流量感受器，将空气和氧气混合气体按照设定进行输出，吸入氧浓度可控，并且不随患者呼吸状态的改变而变化，提供温度为 37℃、相对湿度为 100% 的气体，有效保护黏液纤毛转运系统的功能。同时可在患者气道内产生一定的呼气末正压，促进塌陷肺泡复张，有利于改善患者的氧合。适用于低氧血症、急性呼吸衰竭、高碳酸血症者。由于经鼻高流量氧疗较普通氧疗具有高效、舒适、几乎无禁忌证等特点，在临床应用范围广。

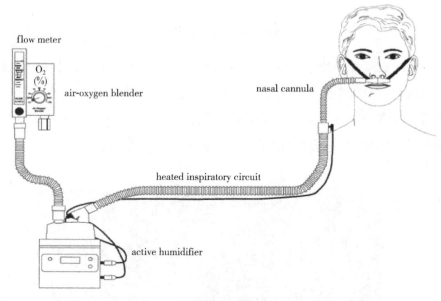

图 15-8　经鼻高流量氧疗系统

注：flow meter：流量刻度；air-oxygen blender：空氧混合器；nasal cannula：鼻塞；active humidifier：主动湿化器；heated inspiratory circuit：加热呼吸通路

【注意事项】

1. 选用合适的氧疗方式

COPD 引起的呼吸衰竭患者应使用控制性低流量和持续性氧疗，其氧浓度应控制在 24% ～ 28%，氧流量为 1 ～ 2L/min。

2. 注意湿化和加温

3. 定时更换和清洗消毒

防止污染、导管堵塞以及交叉感染。

4. 氧疗效果评价

关注血压、脉搏和组织灌注状态，以及潮气量、呼吸频率和呼吸功等指标，必要时行动脉血气监测。

【并发症】

1. 去氮性肺不张

吸入氧浓度高于 50% 可引起去氮性肺不张，导致解剖样分流增加。

预防方法：①吸入氧浓度不宜超过 50%；②进行机械通气时，加用合适水平呼气末正压通气（positive end expiratory pressure，PEEP）；③鼓励患者排痰，减少气道堵塞；④注意吸入气体的加湿和加温。

2. 氧中毒

吸入高浓度氧（一般指吸入氧浓度高于 60%）后，可产生较多的氧自由基而损伤组织细胞，使其丧失呼吸功能，造成氧中毒。

3. 晶状体后纤维组织形成

多见于新生儿，长时间、高浓度吸氧可导致晶状体后纤维组织形成，导致患儿失明。

直通黄英姿更新内容

（金　钧　黄英姿）

第二节　气管插管

人工气道是将导管直接插入气管或经上呼吸道插入气管所建立的气体通道，为气道的通畅、有效引流及机械通气提供条件。目前最常用的建立人工气道的方法是气管插管和气管切开。

【适应证】

1. 上呼吸道梗阻；

2. 气道保护性机制受损；

3. 气道分泌物潴留；

4. 实施机械通气。

一、经口气管插管

【操作准备】

1. 患者准备

患者仰卧，肩下垫一小枕，头略后仰。用吸引器吸净口腔、鼻腔中分泌物。适当镇痛镇静，必要时给予肌松药。密切监测呼吸频率、呼吸幅度、指脉氧饱和度、心率和血压等生命体征的变化。

2. 器械准备

（1）喉镜：直接喉镜分为直喉镜和弯喉镜（图 15-9）。直喉镜是插入会厌下，向上挑，即可暴露声门（图 15-10）；弯喉镜是插入会厌和舌根之间，向前上方挑，会厌间接被牵拉起来，从而暴露声门（图 15-11）。

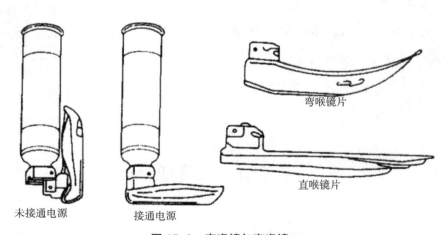

弯喉镜片

直喉镜片

未接通电源　　　接通电源

图 15-9　直喉镜与弯喉镜

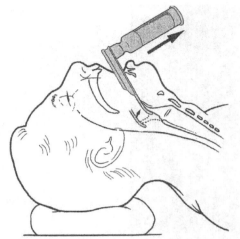

图 15-10　直喉镜插入会厌下　　　　　　图 15-11　弯喉镜插入会厌和舌根间

（2）选择气管导管：①根据年龄、性别准备气管导管（表 15-3）。②检查导管气囊是否漏气。③润滑气管导管：气管导管远端 1/3 表面涂上石蜡油，有助于插入声门，减少创伤。④使用导丝：如使用导丝，则将导丝插入导管中，利用导丝将导管塑形，一般将导管弯成"J"形（图 15-12）。注意导丝不能超过导管远端，以免损伤组织。

表 15-3　气管导管型号的选择及插入深度

年龄	气管导管内径（mm）	从口腔插入深度（cm）	从鼻插入深度（cm）
新生儿	3.0	9	12
6 个月	3.5	10	14
12 个月	4.0	12	16
1～2 岁	4.5	13	17
3～4 岁	5.0	14	18
5～6 岁	5.5	15～16	19
7～8 岁	6.0	16～17	20
9～10 岁	6.5	17～18	21
11～13 岁	7.0	18～20	23
成年女性	7.0～8.0	20～22	25
成年男性	8.0～8.5	22～24	25

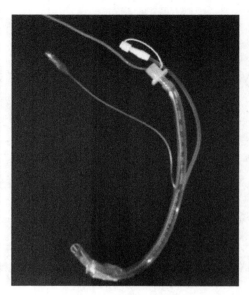

图 15-12　气管导管和导丝

气管导管为一略弯曲的管子（图 15-13）。内径越小，阻力越大，而且分泌物易阻塞管道。内径越大，阻力越小，但插管时较难通过鼻腔和声门，创伤性较大，患者易不舒适。导管远端开口呈 45° 斜面，带有单向活瓣的低压高容气囊（图 15-14、图 15-15、图 15-16），气囊充气后，阻塞导管与气管壁之间的间隙，可接呼吸机实施机械通气。

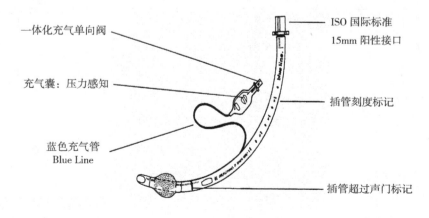

一体化充气单向阀　　　　　　　ISO 国际标准
　　　　　　　　　　　　　　　15mm 阳性接口
充气囊：压力感知
　　　　　　　　　　　　　　　插管刻度标记
蓝色充气管
Blue Line
　　　　　　　　　　　　　　　插管超过声门标记

图 15-13　气管导管结构示意图

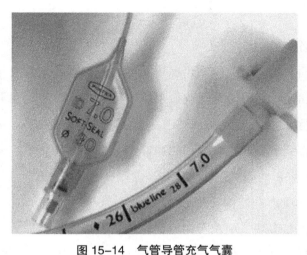

图 15-14　气管导管充气气囊

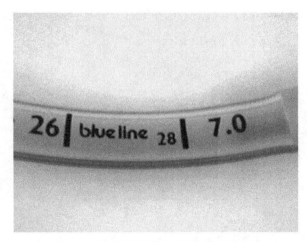

图 15-15　气管导管的刻度及内径标识

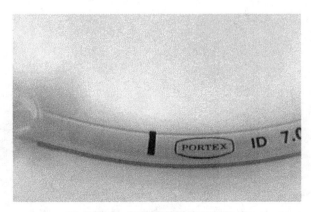

图 15-16　气管导管过声门标记线

【操作步骤】

1. 插管前准备

在准备气管插管的同时，应利用面罩和简易呼吸囊或麻醉机予辅助呼吸，避免低氧和二氧化碳潴留。尽可能在经皮血氧饱和度为 94% 以上时再开始气管插管。如插管不顺利，或经皮血氧饱和度低于 90%（尤其是低于 85% 时），应立即停止操作，重新辅助呼吸，直到氧饱和度恢复后再重新开始插管。插管前、插管过程中及插管后均应该密切监测患者的心电图、血压和经皮血氧饱和度。

2. 插入喉镜，观察和清洁上呼吸道

操作者站在患者头端，用左手握喉镜，从患者口腔右侧插入，将舌头推向左侧（图 15-17A、图 15-17B）。喉镜应处于口腔正中，观察口咽部。如有分泌物，则需充分抽吸。注意，插入喉镜时，应以持续温和的力将喉镜镜片沿镜柄的长轴提起，不可以牙齿或下颌等做支点（图 15-18）。

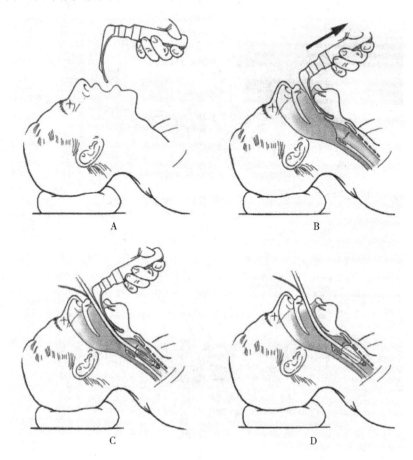

A

B

C

D

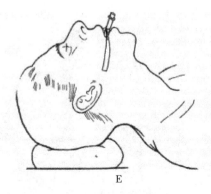

图 15-17　经口气管插管过程

注：A.插入喉镜；B.将喉镜镜片沿镜柄的长轴提起；C.导管过声门，插入气道；D.调整导管深度，气囊充气；E.插入牙垫、固定气管导管

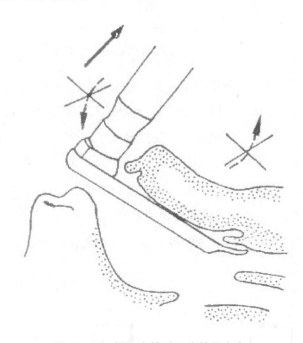

图 15-18　插入喉镜时正确的用力方向

3. 观察声门的解剖标志物（图 15-19）

将喉镜插入会厌与舌根之间或插入会厌下方，向前上方挑，就可将会厌挑起，显示声门，但并非一定要看到声带，只要看到杓状软骨，甚至看到杓状软骨下方（后方）的食道，即可进行插管。

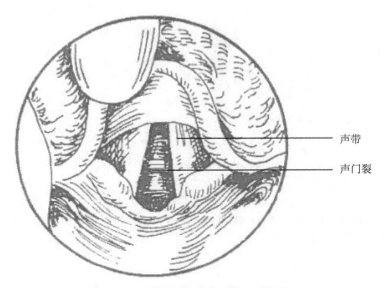

图 15-19 喉镜下看到的声带、声门裂

声带
声门裂

4. 插入气管导管和调节导管深度（图 15-17C，图 15-17D）

一般情况下，男性患者气管导管插入深度为距离门齿 22～24cm，而女性为 20～22cm。立即给气囊充气，行机械通气。使用导丝引导的，在气管导管插入声门后，一边送导管，一边将导丝拔除。

5. 确认导管进入气管

（1）监测患者呼气末二氧化碳浓度是确定导管进入气管的"金标准"。

（2）将气管导管接呼吸机，给气囊充气，可在流速时间曲线上看到典型的主波方向向下的呼气波形（图 15-20）。

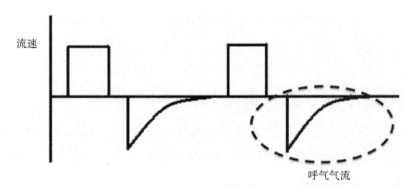

流速

呼气气流

图 15-20 流速 - 时间波形中的呼气流速

（3）将纤维支气管镜插入气管导管，检查导管是否进入气管。

（4）用听诊器听胸部和腹部的呼吸音，胸部呼吸音较腹部强（此方法并不可靠）。

6. 固定气管导管

将牙垫插入口腔，用蝶形胶布将气管导管和牙垫一起固定于面颊部及下颌部（图 15-17E）。

7. 气管导管位置的确认与调整

拍摄胸部 X 线片，进一步调整导管位置。气管导管远端与隆突的距离应当为 3 ～ 4cm（图 15-21）。

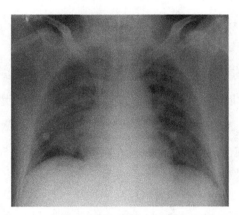

图 15-21　胸部 X 线片示气管插管远端与隆突的距离为 3 ～ 4cm

【注意事项】

1. 气管插管可能对患者造成的不良影响

呼吸道感染的正常防御机制被破坏；抑制正常咳嗽反射；影响患者的语言交流；患者的自尊受到影响。

2. 气管插管气囊的管理

一般将气囊压力维持在 20 ～ 35cmH_2O。

3. 插管困难的判断和处理

详见本章第三节。

二、经鼻气管插管

经鼻气管插管比经口插管易于耐受、便于固定和口腔护理，导管保留时间较长。但经鼻插管对鼻腔创伤较大，易出血，采用的导管内径多偏小，而且导管弯度较大，使吸痰管插入困难，导管也易堵塞。

【适应证】

1. 上呼吸道梗阻；

2. 气道保护性机制受损；

3. 气道分泌物潴留；

4. 机械通气；

5. 张口度小、颜面骨折等无法经口气管插管者；

6. 口腔外伤、口底肿物、鼾症等经口插管困难或需经口腔手术者。

【操作程序及方法】

1. 准备喉镜、插管钳、气管导管、固定胶布、滴鼻用 1% 麻黄碱溶液。

2. 检查鼻孔通畅程度，用 1% 麻黄碱溶液或丁卡因滴鼻以收缩鼻黏膜血管。

3. 适当深度的静脉麻醉，充分吸氧，必要时使用肌肉松弛剂。

4. 经一侧鼻孔插入导管，应先顺鼻孔进入 1cm 后将导管与面部垂直缓慢送入，过鼻后孔时会有一个突破感（阻力消失），再向前送管 4 ～ 5cm，此时在喉镜窥喉明视下看到声门，用插管钳协助将气管导管送入气管，确认深度合适后给气囊充气，固定气管导管。

【注意事项】

1. 每次操作都应密切监测血氧饱和度、心率和血压。

2. 插管时间不应超过 30 ～ 40s，如一次操作不成功，应立即面罩给氧，待血氧饱和度上升后再重复上述步骤。

3. 注意气囊压力，避免压力过高或过低。

4. 一旦气囊漏气，应及时更换。

5. 防止意外拔管发生：

（1）正确、牢靠固定气管插管，每日检查，并及时更换固定胶布或固定带。

（2）检查气管插管深度，插管远端应距隆突 3 ～ 4cm，过浅易脱出。

（3）烦躁或意识不清者，做好约束，防止意外拔管。

（4）呼吸机管道固定时应具有一定的活动范围，以防翻身等体位改变导致导管被牵拉而脱出。

6. 推进导管中如遇阻挡，同时呼吸气流声中断，提示导管前端已触及梨状窝，或误入食管，或进入舌根会厌间隙，此时应稍退出导管并调整头位后再试插。

7.小儿经鼻插管务必要轻柔，随时准备挑起会厌明视下插管。反复探插很容易造成喉头水肿和喉痉挛。

【并发症】

1.置管并发症

（1）缺氧：一般情况下每次插管操作时间不宜超过 30 ～ 40s，同时密切监测血氧饱和度，一旦低于 90%，应立即停止插管，保证氧供。

（2）损伤：如果插管有阻力，切不可用暴力猛插，否则会损伤声门或喉头，造成水肿、出血，严重的时候甚至会将导管插入黏膜下组织。

（3）误吸：条件允许时在插管前应放置胃管，避免误吸。

（4）插管位置不当：导管插入过深或位置不当时，应立即调整气管插管位置。

2.留管并发症

（1）气道梗阻。常见原因如下：① 导管扭曲；②气囊疝出而嵌顿导管远端开口；③痰栓或异物阻塞管道；④管道坍陷；⑤管道远端开口嵌顿于隆突、气管侧壁或支气管。

处理措施：调整人工气道位置；抽出气囊气体；试验性插入吸痰管吸痰；使用纤维支气管镜明确气道梗阻的原因。

如梗阻仍不缓解，则立即拔除气管导管，重新建立人工气道。当重新建立人工气道后，气道压力仍很高，呼吸机不能有效通气，应考虑张力性气胸的可能。

（2）气道出血。可能威胁患者生命，需要紧急处理。

（3）气囊漏气。一旦气囊出现漏气，及时更换。

直通黄英姿更新内容

（黄英姿　邱海波）

第三节　困难插管

经常规气管插管训练的医师使用常规喉镜下插管时间超过 10min，或尝试 3 次以上插管失败，称为困难插管。

【困难插管的预测】

1. 了解病史

插管前主要了解两方面的病史。一是了解是否曾有过困难气管插管的病史；二是了解有无口腔、颌面的病史。必要时需行咽部 CT 扫描以明确气道情况。

2. 查体

肥胖，尤其是病态肥胖，可导致直接喉镜暴露声门困难，下颌骨在颞下颌关节处的活动度；头部在寰枕关节处的活动度；颈部的长度、周径和肌肉发达的程度；腭的大小和形状；下颌骨与面部大小的比例；上颌牙与下颌牙的咬合情况，有无突出或覆𬌗。

3. 常用的评估方法

（1）Cormack 及 Lehane 分级：根据喉镜下所见将插管困难分为四级，由此来判断插管困难程度（表 15-4、图 15-22）。

表 15-4 Cormack 及 Lehane 分级与困难插管

分级	喉镜所见解剖特点	插管困难程度
Ⅰ级	声门可完全显露	极少会出现插管困难
Ⅱ级	仅能见到声门后联合	极少会出现插管困难
Ⅲ级	仅能见到会厌的顶缘	可能无明显"插管困难体征"，会遭遇意想不到的插管困难
Ⅳ级	看不到喉头的任何结构	常伴明显解剖异常或张口受限，多已预知有插管困难存在

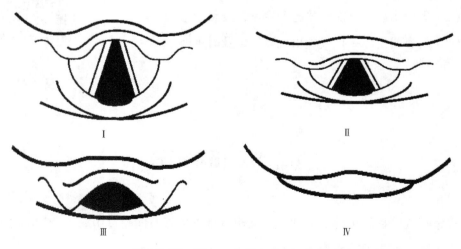

图 15-22 Cormack 及 Lehane 分级

（2）Mallampati 分级：患者端坐位，舌尽力前伸，根据检查者所见的患者软腭、悬雍垂、咽侧壁可见度分为四个等级，由此来判断插管困难程度（表 15-5、图 15-23）。此法简单，但仅能预测 50% 左右的困难插管。

表 15-5　Mallampati 分级与困难插管

分级	解剖特点	插管困难程度
Ⅰ级	可见软腭、咽峡弓、悬雍垂、扁桃腺窝、咽后壁	插管不应存在困难（除非头后仰受限）
Ⅱ级	可见软腭、咽峡弓、悬雍垂	插管不应存在很大困难（除非头后仰受限）
Ⅲ级	可见软腭、悬雍垂根部	插管可能会遇到困难
Ⅳ级	可见软腭	插管会有困难

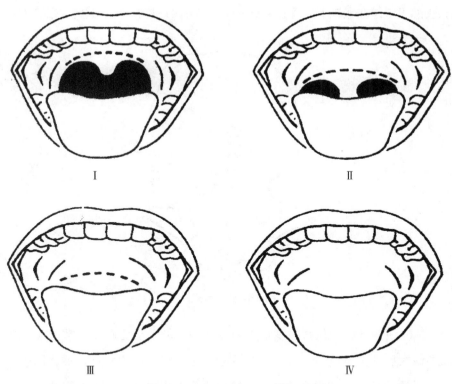

图 15-23　Mallampati 分级

（3）张口度：为张口最大时上下门齿之间的距离（图 15-24）。正常值≥ 3cm（或两横指）；若患者最大张口度＜ 3 cm，提示可能存在插管困难。

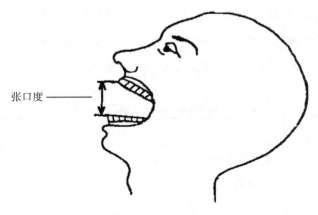

图 15-24　张口度

（4）甲颏间距：为颈部完全伸展时甲状腺切迹至颏突的距离（图 15-25）。若为 6.0 ～ 6.5cm，仍然可考虑在喉镜下插管；甲颏间距＜ 6cm（三横指宽），应考虑困难插管。

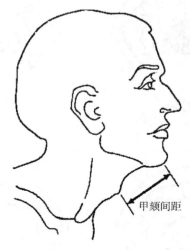

甲颏间距

图 15-25　甲颏间距

（5）颈部屈伸度：为最大限度地由屈颈到伸颈的活动范围，正常值应＞ 90°（从中立位到最大后仰位可达 35°）。若颈部屈伸度＜ 80°，提示存在插管困难。

（6）下颌骨长度：如果小于 9cm，气管插管操作困难的发生率很高。

（7）下颌骨舌骨间距：正常情况下女性为（26.4±15.4）mm，男性为（33.8±21.4）mm。下颌骨舌骨间距长，容易有插管困难。

（8）寰椎 - 枕骨关节的活动度：正常情况下，其活动角度应＞ 35°，如活动角度降低 1/3，则提示插管困难。

（9）颏部与舌骨的间距（颏舌距离）：颏舌距离正常值大约为三横指宽，如患者颏舌距离仅为两横指宽，甚至一横指宽，则提示插管困难。

（10）下颌骨－颞骨关节活动度：下颌骨与颞骨关节之间如不能插入三横指，则提示插管困难。

（11）综合评价：依次为体重、头颈部活动度、下颌活动度、下颌退缩及龅牙，每个因素为 0 ～ 2 分，总分为 0 ～ 10 分，得分愈高，插管困难越大。

【处理原则】

对于可能的气道困难插管，可参考美国麻醉学会（ASA）关于气道困难插管 的处理原则（图 15-26）。

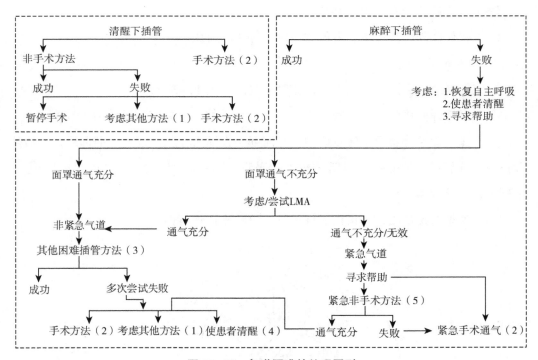

图 15-26　气道困难的处理原则

注：（1）其他方法包括（但不仅限于）不影响手术的面罩或喉罩（LMA）下麻醉、局部浸润或阻滞麻醉。这些方法仅限于非紧急气道下使用。（2）手术方法包括经皮气管切开或环甲膜切开术。（3）包括（但不仅限于）选用不同的喉镜片、LMA 引导下插管、纤维支气管镜下插管、插管探针、光棒、逆行插管、经口或鼻盲探插等。（4）可重新考虑清醒插管或取消手术。（5）包括（但不仅限于）刚性气管、食管联合导管插管下通气、经气管喷射通气

【困难插管技术】

1. 经口盲探插管

主要用于清醒患者存在严重误吸危险或严重的肺通气功能不全及颈部有血肿压迫的情况。操作步骤如下：

（1）充分供氧。

（2）用 2% 利多卡因喷雾喷于舌、口、咽黏膜和喉及会厌部黏膜，继而行环甲膜穿刺作气管内麻醉。

（3）适当镇痛镇静。

（4）插管方法同经口直视插管。

（5）插管时可请助手实施环状软骨压迫手法（Selick 手法）轻压环状软骨。

（6）常规确认导管位置，并适当固定。

（7）操作期间，需监测患者的心电图、SpO_2、血压等。

2. 经鼻盲探插管

适应证与经口盲探插管类似。操作时需注意（图 15-27）：

（1）宜选择专用的鼻腔气管导管，导管相对柔软，对鼻腔黏膜的损伤较小。

（2）在气管导管表面涂抹石蜡油，与面部垂直插入鼻腔，进入口咽部后，一边插入一边听导管的呼吸音，一旦听到较强呼吸音，提示导管尖端正好位于声门上方，在吸气时将导管插入。

（3）如果有颈椎损伤，可借助纤维支气管镜来调整方向。

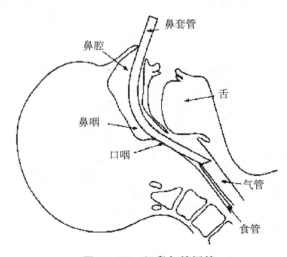

图 15-27　经鼻气管插管

3. 手指盲探插管

可用于张口困难或颈椎损伤的患者。操作时需注意如下（图 15-28）：

（1）用导管芯将气管导管弯成鱼钩状。

（2）患者仰卧位，尽量张口，伸出或牵出舌体，并尽量放松颈部和口底部肌肉。

（3）操作者位于患者右侧，用左手食指沿患者右口角后臼齿伸入口腔，抵达舌根部，探触会厌上缘，尽量将会厌压向舌根（要求操作者有足够长的食指和一定的常规插管经验）。

（4）操作者右手持气管导管，将导管插入口腔，在左手食指引导下，接近声门，听到气流声后，于吸气时顺势插入导管。

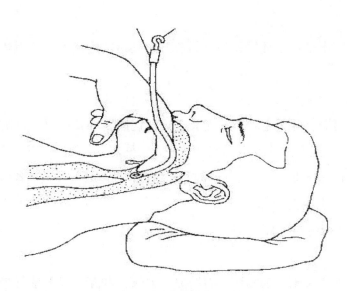

图 15-28　手指盲探插管

4. 纤维支气管镜引导插管

患者在自然卧位下，口咽喉部充分表面麻醉。将气管导管套在纤维支气管镜外（经鼻插管的须先将气管导管插至口腔），先将支气管镜送入气管内，然后将套在纤维支气管镜外的气管导管送入气管内。

需注意：①本操作适合常规插管困难、声带解剖或位置异常、下颌和颈部活动受限等患者。②如果上呼吸道解剖异常，或有大量分泌物、呕吐物、血液潴留时，局部结构难以辨别，纤维支气管镜亦难以发挥作用。③该方法插管较可靠，但耗时长，一般需 4 ～ 5min，因此，心肺复苏等紧急情况下不宜采用。④纤维支气管镜引导插管需要操作者有熟练的技巧。

直通黄英姿更新内容

【插管失败后的处理】

经过上述方法仍无法进行气管插管者，应考虑环甲膜切开术和经皮扩张气管切开术。

（邱晓东　黄英姿）

第四节　环甲膜穿刺术

环甲膜穿刺术是通过环甲膜穿刺紧急开放气道或通过气道注射治疗药物的一项诊疗措施。

【适应证】

1. 主要适用于上呼吸道梗阻，尤其是声门区阻塞导致的严重呼吸困难，甚至窒息，需立即开放气道但又无法立即建立常规人工气道者。

2. 注射表面麻醉药，为喉、气管内的其他操作（如纤维支气管镜检查）做准备。

3. 气管内注射治疗药物。

4. 留置支气管给药导管。

【禁忌证】

紧急开放气道无绝对禁忌证，有明显出血倾向和穿刺局部感染为相对禁忌证。若环甲膜穿刺的目的是气管内注射治疗药物，则有明显出血倾向和穿刺局部感染为禁忌证。

【操作准备】

1. 患者准备

明确适应证，了解患者的凝血功能。对于清醒者，应取得患者配合，消除不必要的顾虑。

2. 器械准备

根据适应证，准备 7 ～ 9 号注射针头或通气用的粗针头、无菌注射器、局麻药物

（2%利多卡因、1%丁卡因溶液）及其他所需的治疗药物、支气管留置给药管等。

【操作步骤】

1.患者取仰卧位，肩部垫一小枕头，头部后仰（图15-29）。皮肤常规消毒和铺无菌巾，局部浸润麻醉，紧急情况下可不麻醉。

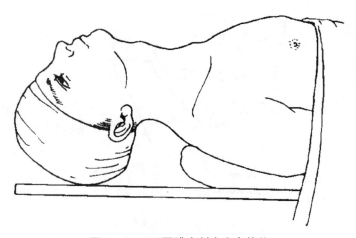

图 15-29　环甲膜穿刺术患者体位

2.在环状软骨与甲状软骨之间正中处可触到一凹陷，即环甲膜，此处即为穿刺位置（图15-30）。

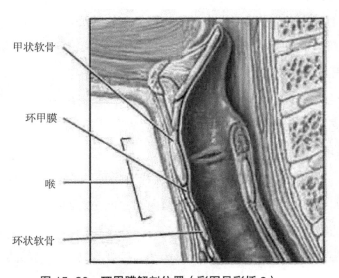

图 15-30　环甲膜解剖位置（彩图见彩插2）

3. 以食、中指固定环甲膜两侧，右手持注射器从环甲膜垂直刺入，当针头刺入环甲膜进入气道后，即可感到阻力突然消失，并能抽出空气（图 15-31），患者可出现咳嗽反射。

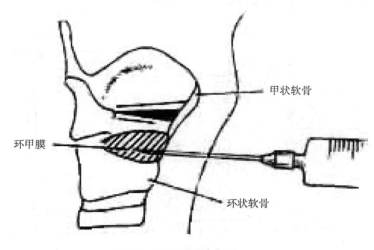

图 15-31　环甲膜穿刺

4. 固定注射器于垂直位置，注入 2% 利多卡因或 1% 丁卡因溶液 1ml 行黏膜表面麻醉，减少呛咳，然后迅速拔出注射器。

5. 根据穿刺目的进行其他操作。如为紧急开放气道，换用通气用粗针头穿刺，以解除气道阻塞，也可用粗针头直接穿刺，梗阻缓解后，评估是否需要尽快行气管插管或气管切开术。

6. 若需经针头导入留置支气管给药管，则在针头退出后，用纱布包裹并固定。

7. 操作完成后，消毒穿刺点并压迫止血。

【注意事项】

1. 穿刺时进针不要过深，避免损伤喉后壁黏膜。

2. 必须回抽有空气，确定针尖在气道内，才能注射药物。

3. 注射药物时嘱患者勿吞咽及咳嗽，注射速度要快，注射完毕后迅速拔出注射器及针头。针头拔出以前应防止喉部上下运动，否则容易损伤喉部的黏膜。

4. 注入药物应以等渗盐水配制，pH 值要适宜，以减少对气道黏膜的刺激。

5. 如穿刺点皮肤出血，穿刺点压迫的时间应适当延长。

6. 术后如患者咳出血性分泌物，一般在 1～2 天内即消失。

（刘松桥）

第五节　无创通气

无创正压通气（noninvasive positive pressure ventilation，NPPV）是指无需建立人工气道的正压通气。临床中常通过鼻 / 面罩等方法连接患者。

【适应证】

应用 NPPV，患者必须具备以下基本条件：较好的意识状态、咳痰能力、自主呼吸能力、血流动力学稳定和良好的配合 NPPV 的能力。

当患者出现较为严重的呼吸困难，动用辅助呼吸肌，常规氧疗方法（鼻导管和面罩）不能维持氧合或氧合障碍有恶化趋势，有中重度酸中毒（pH 7.10～7.15）、中重度高碳酸血症[$PaCO_2$ 45～60mmHg（1mmHg = 0.133kPa）]，呼吸频率 ≥25 次 /min 时，应及时使用 NPPV。

在没有绝对禁忌证的呼吸衰竭患者中，可应用 NPPV 治疗 1～4h，如果临床状况和血气好转，则继续应用 NPPV，否则改为有创通气。

【禁忌证】

NPPV 的禁忌证可分为绝对禁忌证和相对禁忌证。

绝对禁忌证包括：①心跳或呼吸停止；②自主呼吸微弱、昏迷；③循环呼吸不稳定；④误吸危险性高，不能清除口咽及上呼吸道分泌物，呼吸道保护能力差；⑤鼻咽腔永久性的解剖学异常；⑥合并其他器官衰竭（血流动力学不稳定、不稳定的心律失常、消化道大出血或穿孔、严重脑部疾病等）；⑦颈面部创伤、烧伤及畸形；⑧近期面部、颈部、口腔、咽腔、食道及胃部手术后；⑨上呼吸道梗阻；⑩明显不合作。

相对禁忌证包括：①气道分泌物多和（或）排痰障碍；②严重感染；③极度紧张；④严重低氧血症（PaO_2 < 45mmHg）、严重酸中毒（pH ≤ 7.20）；⑤近期上腹部手术后（尤其是需要严格胃肠减压者）；⑥严重肥胖；⑦上呼吸道机械性阻塞。

【操作步骤】

1. 筛选患者：明确患者是否具有使用 NPPV 治疗的适应证和禁忌证。

2. 教育与沟通：使患者了解 NPPV 治疗的重要性以利于配合。

3. 监测和体位：使患者处于半卧位，予心电监护、血氧饱和度等监测。

4. 呼吸机和连接方式的选择：无创呼吸机具备双水平正压和持续气道正压通气模式，提供的吸气压力可达到 20 ～ 30cmH$_2$O，能满足患者吸气需求的高流量气体（＞100L/min），具备一些基本的报警功能；若用于 I 型呼吸衰竭，要求能提供较高的吸氧浓度（＞50%）和更高的流速。

应准备不同大小型号的鼻罩和口鼻面罩以供不同患者使用。不同的鼻、面罩有不同的固定方法（图 15-32）。

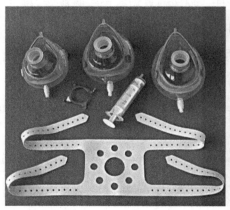
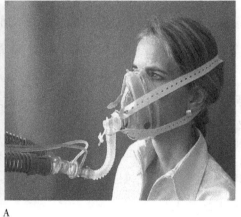

A

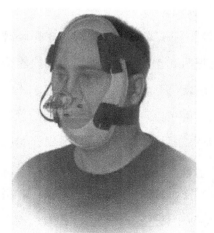
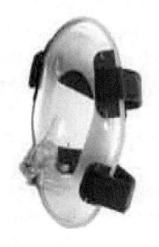

B

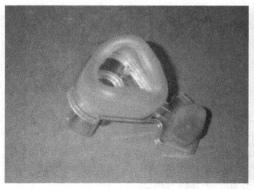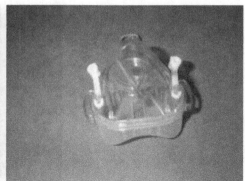

C

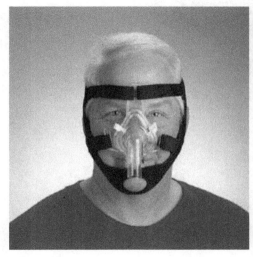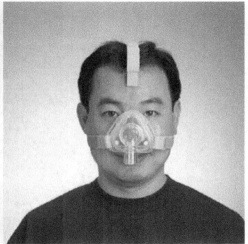

D

图 15-32　各种不同型号的面罩、固定带及其应用

5. 通气模式与参数调节：持续气道正压通气和双水平正压通气是最常用的两种通气模式，后者最为常用。可调节参数直到达满意的通气和氧合水平，或调至患者可能耐受的水平。双水平正压通气模式通气参数设置的常用参考值见表 15-6。

表 15-6　双水平正压通气模式的参数设置

参数	常用值
IPAP/ 潮气量	$10 \sim 25cmH_2O$ 或 $7 \sim 15ml/kg$
EPAP	$3 \sim 5cmH_2O$（Ⅰ型呼吸衰竭时用 $4 \sim 12cmH_2O$）
后备频率（T 模式）	$10 \sim 20$ 次 /min
吸气时间	$0.8 \sim 1.2s$

【注意事项】

1. 避免皮肤损伤（图 15-33）。

2. 避免胃膨胀。

3. 加强湿化，避免气道分泌物干燥，而最终加重通气障碍。

4. 避免二氧化碳潴留，需经常监测动脉血气分析。

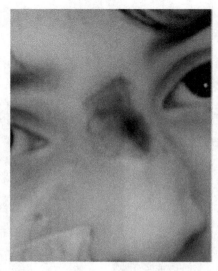

图 15-33 面部压伤（彩图见彩插 3）

（徐晓婷）

第六节 有创机械通气

【机械通气的生理与临床目标】

合理的机械通气首先必须明确目标，主要包括：

1. 改善或维持动脉氧合；

2. 支持肺泡通气；

3. 维持或增加肺容积；

4. 减少呼吸功。

临床目标主要包括：①纠正低氧血症；②纠正急性呼吸性酸中毒；③缓解呼吸窘迫；④防止或改善肺不张；⑤防止或改善呼吸肌疲劳；⑥保证镇静和肌松剂使用的安全性；⑦减少全身和心肌氧耗；⑧降低颅内压；⑨促进胸壁的稳定。

【适应证】

1. 通气异常 。

常见以下情况：

（1）呼吸、肌肉功能不全或衰竭：如呼吸肌疲劳、胸壁稳定性或结构异常和格林巴利综合征、重症肌无力、进行性肌营养不良等神经肌肉疾病。

（2）通气驱动降低：如苯二氮䓬类药物中毒、肺性脑病等。

（3）气道阻力增加和（或）阻塞：如哮喘、COPD 等。

2. 氧合异常 。

常见以下情况：

（1）顽固性低氧血症、ARDS。

（2）呼吸功明显增加。

3. 需要使用镇静剂和（或）肌松剂。

4. 需要降低全身或心肌氧耗。

5. 需要适当过度通气降低颅内压。

6. 需要肺复张，防止肺不张。

【禁忌证】

一般认为，机械通气没有绝对禁忌证，但对于某些特殊情况，可归结为机械通气的相对禁忌证，以提醒临床医师采取适当的处理手段。这类疾病主要包括：

1. 张力性气胸或气胸；

2. 大量咯血或严重误吸引起的窒息性呼吸衰竭；

3. 伴肺大疱的呼吸衰竭；

4. 严重心力衰竭。

【机械通气模式】

1. 容量辅助／控制通气

容量辅助／控制通气时机械通气的波形见图 15-34，其中图 15-34 A 为控制通气，图 15-34 B 为患者自主触发呼吸机按预置参数进行辅助通气。

优点：既具有控制通气安全性的特点，又使呼吸机与患者呼吸同步，支持患者的每一次呼吸。

不足：①需要额外做功；②需用镇静剂使患者与呼吸机协调同步；③常发生过度通气和呼吸性碱中毒；④慢性阻塞性肺病患者应用该模式不当时，可能使肺内气体闭陷加重；⑤当同时有压力限制时，潮气量就难以保证。

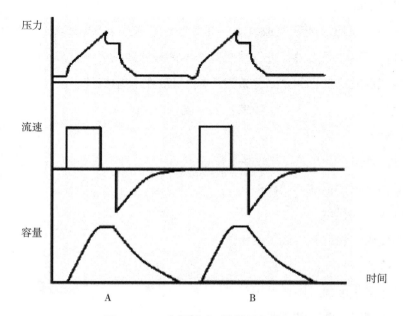

图 15-34　容量辅助 / 控制通气波形图

注：A. 控制通气；B. 辅助通气

2. 同步间歇指令通气

同步间歇指令通气（synchronized intermittent mandatory ventilation，SIMV）是呼吸机强制指令通气与患者自主呼吸相结合的通气模式，大多数呼吸机均具有该通气模式。根据 SIMV 中指令通气的特征，可分为容量型（图 15-35）和压力型（图 15-36）两种。

优点：①既保证指令通气，又使患者不同程度地通过自主呼吸做功；②通过调节指令通气频率，既可减少患者做功，也可增加患者做功；③ SIMV 是常用的撤机手段。

不足：①常常引起过度通气和呼吸性碱中毒；②患者需要额外做功，使呼吸功明显增加；③ COPD 患者应用 SIMV 时，可能使肺内气体闭陷加重。

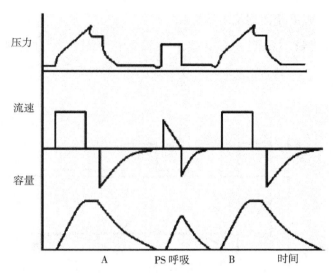

图 15-35　容量型 SIMV ＋ PSV 波形图

注：A. 控制通气；B. 辅助通气

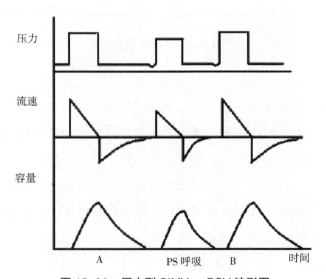

图 15-36　压力型 SIMV ＋ PSV 波形图

注：A. 控制通气；B. 辅助通气

3. 压力控制通气

压力控制通气（pressure controlled ventilation，PCV）模式是一种预设压力、时间

切换的控制通气模式。

优点：①具有控制通气安全性的特点；②气流模式为减速气流（图 15-37），吸气早期流速较高，有助于使塌陷肺泡复张。

不足：①潮气量不稳定；②需要适当镇静；③易发生过度通气和呼吸性碱中毒。

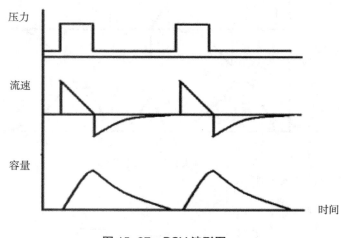

图 15-37　PCV 波形图

4. 压力支持通气

压力支持通气（pressure support ventilation，PSV）是一种预设压力、流速切换的辅助通气模式，对患者的每一次呼吸均给予支持。大多数呼吸机是在吸入流速降低到峰值流速的 20% ～ 25% 时切换到呼气。PSV 的波形见图 15-38。

优点：①呼吸由患者自己控制，较为舒适；②可根据患者的潮气量和呼吸频率来选择 PSV 的支持水平；③减少患者做功；④有利于呼吸肌的锻炼；⑤ PSV 有助于撤机困难的患者尽早撤机。

不足：潮气量不固定，影响因素多。对于呼吸功能不稳定的患者，应持续监测潮气量。为保证患者的安全，应设置后备通气（back-up）。

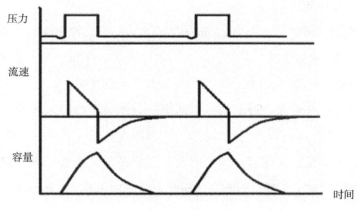

图 15-38　压力支持通气波形图

5. 持续气道内正压

持续气道内正压（continuous positive airway pressure，CPAP）指通过按需阀或持续气流，在气道内形成持续正压，以增加肺容积、改善氧合（图 15-39）。CPAP 完全靠患者自主呼吸，因此，应用 CPAP 的患者必须具有正常的呼吸驱动功能。

优点：增加肺容积、促进塌陷的肺泡复张、减少呼吸功、改善氧合，也能抵销内源性 PEEP 或动态肺过度充气。

不足：①CPAP 压力水平过高，可引起肺过度充气和呼气功增加；②当患者存在肺过度充气时，如患者不耐受，则可明显增加吸气功；③如使用按需阀系统，PEEP 阀的气流阻力高，则增加呼气做功。

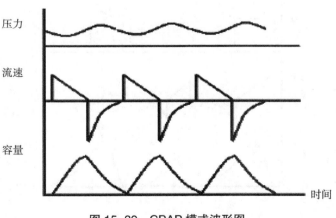

图 15-39　CPAP 模式波形图

6. 气道压力释放通气

气道压力释放通气（airway pressure release ventilation，APRV）是通过周期性的短暂中止 CPAP 而增加肺泡通气量的。图 15-40 显示的是 APRV 的压力时间波形，分高 CPAP 和低 CPAP 通气两个时相，且高压时间大于低压时间。

优点：①较长时间保持较高的气道压力，有助于保持肺泡开放；②压力释放时间短或呼气时间短，使顺应性低的肺泡易于保持充张状态（通过内源性 PEEP），防止其塌陷；③可保留自主呼吸，减少对镇静和肌松剂的需求；④气道压力接近平均气道压力，变化幅度小，有助于减少气压伤；⑤保留了自主呼吸，APRV 压力水平可降低，减少对肺循环的影响。

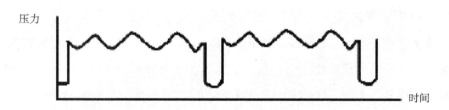

图 15-40　APRV 模式压力 - 时间波形图

7. 气道双相正压通气

气道双相正压通气（bi-level positive airway pressure，BIPAP）是对 APRV 改进而形成的、可保留自主呼吸的压力控制通气模式，是一种定时改变 CPAP 水平的 CPAP 系统。BIPAP 波形如图 15-41。

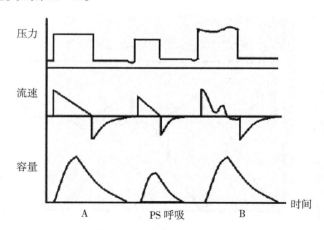

图 15-41　BIPAP 模式波形图

注：A. 控制通气；B. 辅助通气

优点：①平均气道压力低，可防止气压伤发生；②通过保持不同水平的 CPAP，能更有效地促进塌陷肺泡复张，改善氧合；③由于双向压力和吸呼比可随意调整，具有更大的使用范围；④对循环干扰较小，并能减少肌松剂和镇静剂使用。

直通黄英姿更新内容

（黄英姿）

第七节　胸腔穿刺术

胸腔穿刺是用普通注射器或特制穿刺器械经肋间隙刺入胸膜腔，抽取胸腔内液体或气体进行诊断或治疗的方法。在某些特殊情况下（如张力性气胸），胸腔穿刺是使病情得以迅速稳定的最简单有效的措施。

【适应证】

1. 诊断性穿刺

（1）了解胸腔积液性质，明确病因。

（2）患者有胸腔积气或积液的症状及体征，但病情危急不容许行辅助检查时。

2. 治疗性穿刺

（1）大量胸腔积液：通过穿刺抽液可以减轻压迫症状，缓解呼吸困难。

（2）张力性气胸：迅速缓解呼吸窘迫症状，为进一步抢救治疗争取时间。

（3）中小量气胸：改善临床症状并促使肺复张。

（4）渗出性胸膜炎：及时抽液可以减轻中毒症状并减少胸膜粘连的发生。

（5）脓胸、恶性或难治性胸腔积液：可通过穿刺向胸腔内注入抗生素、抗肿瘤药物或粘连剂，进行胸腔治疗。

【禁忌证】

无绝对穿刺禁忌证，以下情况属相对禁忌，必要时应积极干预后再考虑穿刺。

1. 正在进行抗凝或溶栓治疗者。

2. 有出血性疾病史或凝血功能检查异常者。

3. 不能或不愿配合穿刺者。

4. 包裹性积液积、拟穿刺部位有化脓性皮肤感染者。

5. 高度怀疑为肺包虫病患者。

【操作准备】

1. 了解病史，进行详细的体格检查（触摸气管位置，了解纵隔偏移情况，叩出实音或空音范围，听出呼吸音降低或消失的区域），除非病情危急，否则须行胸部 X 线片（最好为立位）、CT 或 B 超检查，以明确胸腔积气或积液部位及量，以确定最佳穿刺部位。

2. 血常规及凝血功能检查（凝血酶原时间或出凝血时间等）。

3. 向患者或家属说明胸腔穿刺的必要性及配合要点，征得同意并签署相关医疗文件。若患者不能配合或高度紧张，可酌情应用镇静剂。

4. 备胸腔穿刺包。胸腔穿刺包内主要器械为 16 ～ 18 号穿刺针，尾部可接三通活塞或医用硅胶管，另备血管钳、洞巾、无菌纱布、消毒碗等。现有多种一次性胸腔穿刺包，可较快完成胸穿（图 15-42）。

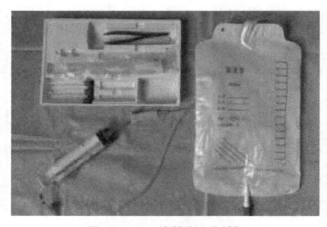

图 15-42　一次性胸腔穿刺包

5. 备无菌手套、10ml 及 50ml 注射器、皮肤消毒用品、局麻药品、无菌试管及标本瓶等。

6. 备吸氧设备及急救药品（肾上腺素、利多卡因、阿托品等）。

【操作步骤】

1. 穿刺体位

（1）坐位：穿刺抽取胸腔积液时，若患者病情许可，可嘱其骑跨坐于靠背椅上，面对椅背，双前臂置于椅背上缘，头部伏于前臂上，胸背部挺直，暴露穿刺部位（图 15-43。若患者不能下床，亦可在病床上坐起并趴伏于小床桌上，暴露胸背部。

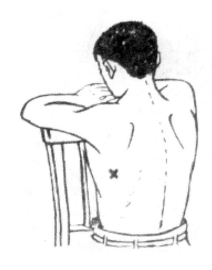

图 15-43　坐位

（2）平卧位：气胸患者穿刺抽气时，可取平卧位，双上肢靠胸侧平放，必要时背部略垫高，暴露前胸部。

（3）半卧位：若患者病情不容许坐起时，可采取半卧位，患侧上肢上举过头，暴露侧胸及前胸部（图 15-44）。

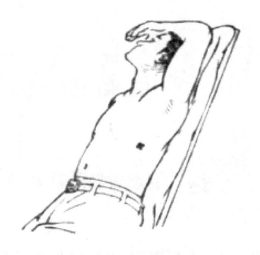

图 15-44　半卧位

（4）侧卧位：对于位于背部的包裹性积气或积液，若患者病情不容许坐起时，可采取侧卧位，使患侧在上，以利于穿刺操作（图15-45）。

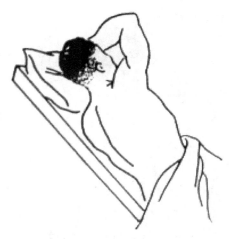

图 15-45　侧卧位

2. 穿刺部位

对于中－大量的胸腔积液，穿刺点通常选择肩胛下角线或腋后线第7～9肋间，亦可选用腋中线第6～7肋间，避免在第9肋间以下穿刺，以免损伤腹腔脏器。气胸患者穿刺点一般选择患侧锁骨中线第二肋间或略偏外侧，距胸骨外缘3～4cm处（图15-46、图15-47）。

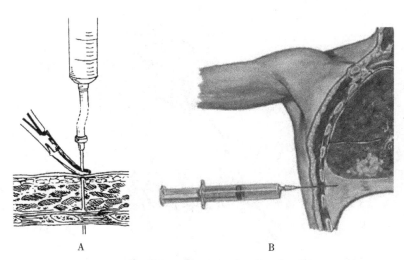

A　　　　　　　　　　　　　　　　B

图 15-46　胸腔穿刺时进针的角度及穿刺针的位置（彩图见彩插4）

注：A.穿刺针垂直于皮肤进针；B.在腋中线进针时，穿刺针位于上下两肋骨中间

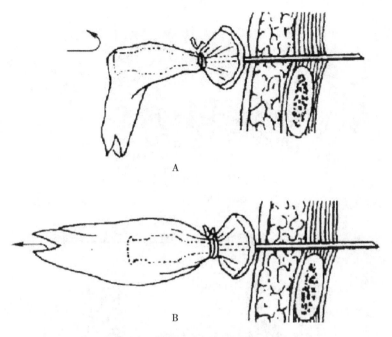

图 15-47　紧急胸腔穿刺时的简易装置

注：A.吸气；B.呼气

对于包裹性胸腔积液或积气，则根据胸部 X 线片、CT 及 B 超检查结果选择合适的穿刺点。

3. 操作过程

（1）以选定的穿刺点为中心消毒皮肤，消毒范围直径应在 20cm 以上。

（2）以 5 ～ 10ml 注射器抽取 10% 利多卡因在穿刺点自皮肤至壁层胸膜进行分层麻醉，直至进入胸膜腔，回抽有液体或气体后直接拔出注射针头。

（3）明确穿刺点的选择与进针部位：①肋间血管及神经走行如图 15-48，故穿刺点应选在腋后线或肩胛下角线，穿刺针应沿下一肋骨上缘进针（图 15-49 A）。②若穿刺点选在腋中线及前胸壁，则穿刺针应在肋间隙中间刺入（图 15-49 B），以避开肋间血管和神经。

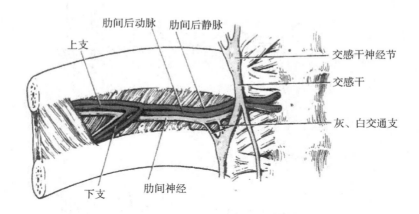

图 15-48　胸壁肋间血管、神经走行（彩图见彩插 5）

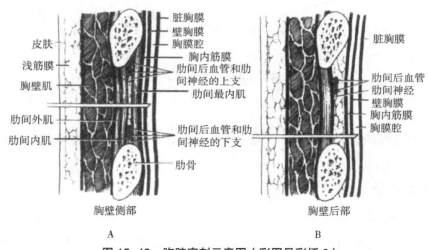

图 15-49　胸腔穿刺示意图（彩图见彩插 6）

（4）术者左手固定穿刺点部位皮肤，右手持穿刺针以局麻注射针头相同的角度刺入，如有落空感时提示针头已进入胸腔，转动三通活塞（或由助手持血管钳夹闭及放松穿刺针尾硅胶管）抽吸液体或气体并计量。

（5）抽液量随穿刺目的而定。诊断性抽液，50～200ml 即可（有时 10ml 亦可做病理检查，但为提高阳性检出率至少需 100ml）；减压抽液，首次不超过 600ml，以后每次不超过 1000ml。一次性大量抽液可出现复张后肺水肿；如为脓胸，每次尽量抽尽；气胸穿刺抽气时尽量一次抽完，使肺复张。

（6）穿刺完毕，拔出穿刺针，压迫穿刺点片刻，局部再次消毒，覆盖无菌纱布，胶布固定。尽快送检胸液标本。

【注意事项】

1. 操作过程中应密切观察患者的反应。如有头晕、面色苍白、出汗、心悸、胸部压迫感或剧痛、晕厥等胸膜反应；或出现连续性咳嗽、气短等现象时，立即停止抽液，行立即吸氧等对症处理，必要时可皮下注射肾上腺素 0.3 ～ 0.5mg。

2. 若抽吸费力或抽出物为血性泡沫液体，穿刺针可能穿入肺组织，应将穿刺针退出少许再抽。

3. 穿刺中术者抽吸时由助手用血管钳贴近胸壁夹持穿刺针，以防止针头摆动或移位，损伤肺组织。

4. 一次抽液不宜过快、过多。

5. 严格无菌操作，避免感染。

6. 原则上避免在第 9 肋间以下穿刺，以免损伤膈肌和腹腔脏器（肝脏、脾脏和胃等）。

【并发症】

1. 气胸

一般气胸量少，无临床症状，仅在摄取 X 线片复查时发现，无须特殊处理。如有症状或胸部 X 线片提示气胸加重，则需再次行胸腔穿刺抽气或胸腔闭式引流术。

2. 出血

多由针尖损伤所致，一般不需处理。若较大量出血，形成血胸，则需根据出血量及发展趋势应用止血药物，或行胸腔穿刺抽出积血或胸腔闭式引流，必要时须剖胸止血。

3. 膈下脏器损伤

低位胸腔穿刺后若出现失血征象或腹痛、腹胀甚至腹水体征，应考虑到膈下脏器损伤的可能，应及时行相应检查以明确诊断，该类损伤只要及时发现，积极行手术处理，多能治愈。

4. 胸膜反应

部分患者在胸腔穿刺过程中出现头晕、出冷汗、面色苍白、恶心、呕吐、心悸、胸闷等症状，严重者可发生心率减慢、血压下降甚至晕厥，称为胸膜反应。此现象多发生于精神高度紧张的患者，为血管迷走神经反射增强所致。此时中止操作，让患者平卧休息，多可自行缓解，必要时可少量应用镇静剂。若患者血压及心率下降明显，可酌情应用肾上腺素或阿托品处理。

5. 复张性肺水肿

大量胸腔积液短时间抽液量过多，可导致单侧复张性肺水肿，可有不同程度的低氧血症和低血压。一般发生于穿刺后即刻或 1 小时内，表现为较剧烈咳嗽、呼吸困难、胸痛、心悸、烦躁不安、咳较多量白色或粉红色泡沫样痰，并可伴有发热、恶心、呕吐等，体格检查可有患侧肺满布湿啰音、呼吸频率加快、心动过速等。治疗原则是迅速纠正低氧血症及稳定血流动力学状态即可，严重者可给予机械通气。

6. 胸腔感染

若发生该情况则按急性脓胸处理，包括应用有效抗生素、充分胸腔引流及全身支持治疗。

7. 肿瘤种植

在胸穿抽液时，癌性胸水中的肿瘤细胞有可能沿针道种植，胸膜间皮瘤发生率较高，其他肿瘤较少见。

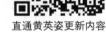

直通黄英姿更新内容

（李旭东　黄英姿）

第八节　胸腔闭式引流术

胸腔闭式引流术是经胸壁向患者胸膜腔内置入引流管道，通过单向引流装置持续排出胸膜腔内气体或液体的治疗方法。

【适应证】

1. 中等量（超过第四前肋平面）以上胸腔积液或积血。

2. 用穿刺排气无法控制的张力性气胸。

3. 自发性气胸漏气量大，经反复胸穿抽气后气体量无减少或增加者。

4. 需使用机械通气或人工通气的气胸或血气胸者。

5. 早期脓胸或脓气胸，用胸腔穿刺抽脓不能彻底引流或脓液生长过速者。

6. 小儿脓胸，不便于反复胸腔穿刺抽脓者。

【禁忌证】

无绝对禁忌证，对正在进行抗凝、溶栓治疗或凝血功能异常的患者有必要进行术前或术后干预，对恶病质患者应慎用。

【操作准备】

1. 了解病史，进行详细体格检查，除非病情危急，否则行影像学检查（胸部X线片、CT及B超）。

2. 行血常规检查及凝血功能检查。

3. 向患者或家属说明胸腔闭式引流的必要性及配合要点，征得其同意并签署相关医疗文件。若患者不能配合或高度紧张，可酌情应用镇静剂。

4. 准备手术器械。包括切开缝合手术包、无菌手套、皮肤消毒用品、局麻药品。

5. 胸腔引流管。临床常用有两种，均为一次性使用品：（1）直胸管。为硅胶直管，头端开2～3个侧孔，带有刻度及X线标记侧线（图15-50）。

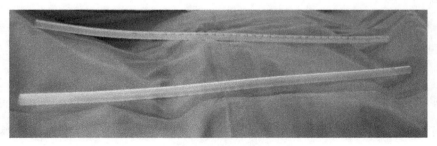

图15-50 直胸管

（2）带穿刺针胸管。胸管带侧孔、刻度及X线标记侧线，并附有金属针芯，与胸管套合后尖端较易刺入胸腔，进入胸腔后退出针芯固定胸管即可（图15-51 A、图15-51 B）。

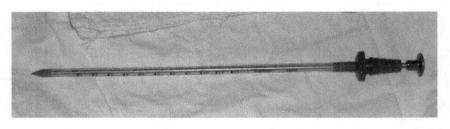

A

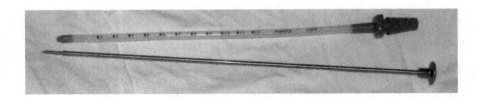

B

图 15-51　带针胸管

注：A. 套合状态；B. 分解状态

对于凝血功能异常或恶病质患者，引流漏出液时，可用深静脉穿刺留置管置入胸腔替代胸管，操作简单、安全且效果良好，可保留 1 周左右。

6. 闭式引流装置。使液体及气体单向流出并维持胸腔内负压。临床上以水封瓶装置应用较多。在应用静脉穿刺留置针引流胸腔积液时还可连接一次性负压吸引球。

7. 准备吸氧设备及急救药品（肾上腺素、利多卡因、阿托品等）。

【操作步骤】

1. 体位

根据需要可选择平卧位、半卧位等。

2. 置管部位

胸腔积液引流部位通常选择患侧腋中线第 6 ～ 9 肋间，应避免在第 9 肋间以下部位置管引流，以免损伤膈肌及膈下脏器等。气胸患者的置管部位一般选择患侧锁骨中线第二肋间或略偏外侧。若同时引流气体及液体，可上下各置引流管一根，亦可在患侧腋中线第 4 或第 5 肋间置单管。

3. 操作过程

（1）局部麻醉：同胸腔穿刺术。

（2）直胸管置入法：沿肋骨走行方向切开皮肤约 2cm，以血管钳尖端逐层分开皮肤、皮下组织和肌肉（图 15-52 A），分开胸壁肌肉及肋间肌进入胸腔（图 15-52 B），进胸时应有明显落空感，钳尖进胸后略扩大胸膜破口再退出（图 15-52 C），以血管钳夹住直胸管头端，沿分离的胸壁孔道将胸管送入胸腔（图 15-52 D），退出血管钳并夹闭胸管尾端，根据患者胸壁厚度及胸管上的刻度调整胸管深度，以最后一个侧孔进入胸腔 2cm 左右为宜，以缝线缝合、固定，无菌纱布覆盖，胶布固定，胸管接水封瓶。

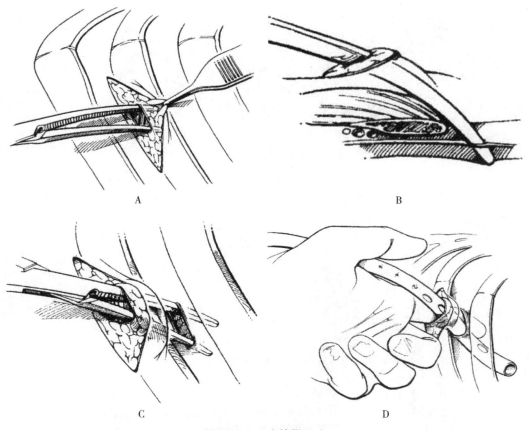

图 15-52 胸管置入法

注：A. 切开皮肤，血管钳尖端逐层分开皮下组织、肌肉；B. 逐层分开胸壁肌肉及肋间肌；C. 进入胸腔时有明显落空感，略扩大胸膜破口；D. 沿胸壁孔道将胸管送入胸腔

（3）带针胸管置入法：沿肋骨走行方向切开皮肤约 1.5cm，以血管钳尖端略加分离刺入胸腔，进胸时应有明显落空感，退出血管钳，右手紧握带针胸管，针芯尾端顶于掌心，左手拇指及食指捏住胸管前端，前端留出的长度略超过胸壁厚度，沿血管钳进入胸腔的方向刺入胸腔，进胸后退出针芯。以血管钳夹闭胸管尾端，调整胸管深度，缝合固定胸管，纱布覆盖，胸管接水封瓶（图 15-53）。

（4）深静脉导管置入法：与深静脉穿刺置管法相同（Seldinger 法），局麻后穿刺套管针刺入胸腔，置入导丝，再沿导丝将深静脉管送入胸腔，拔出导丝，缝合、固定导管，尾端接注射器抽吸或接负压吸引球持续引流。

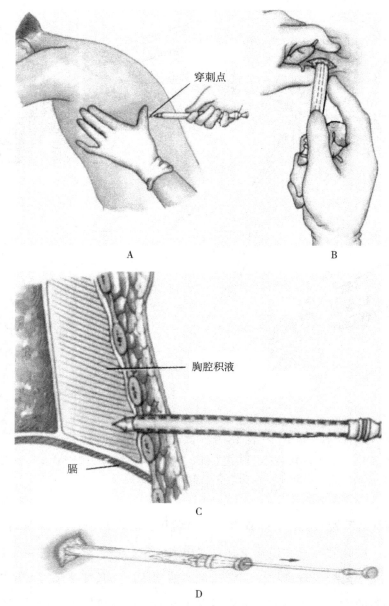

A

B

穿刺点

胸腔积液

膈

C

D

图 15-53　带针胸骨置入（彩图见彩插 7）

注：A.选取穿刺点；B.切开皮肤后置入胸管；C.带针胸管进入胸膜腔；D.退出针芯

【术后处理】

1.注意保持胸管通畅，观察水封瓶水柱波动及气体、液体引流情况，记录引流液性质及 24 小时引流量（必要时每小时记录）。

2. 定时更换水封瓶。

3. 密切观察患者生命体征，通过体格检查以及胸部 X 线片、CT 及 B 超等检查了解积气、积液排出及肺膨胀情况。

4. 气胸患者引流后若胸管内无气体逸出，体格检查及影像学检查证实肺已复张，仍应夹闭胸管 24 小时再复查，无异常再予拔除胸管。

5. 气胸患者引流 1～2 周后胸管内仍有气体外逸，特别是加用负压吸引后仍无好转时，则应考虑有较大的肺大泡破裂或支气管胸膜瘘，应积极行专科处理，可在胸腔镜下修补或行剖胸手术。

6. 引流胸腔积液、积血时，观察 24 小时引流量小于 100ml，体格检查及影像学检查证实胸腔积液已基本排尽，肺已复张，则可拔除胸管。

7. 脓胸患者一般引流 2 周后，肺已逐渐复张，胸腔内粘连形成，脓腔缩小，则可考虑剪短胸管改为开放引流，并逐渐退管换药使胸壁窦道愈合。

【注意事项】

1. 置管操作应在肋间正中进行，以免损伤肋间血管。

2. 直胸管插入困难时不可用暴力强行送入，可再用血管钳分离扩大创道，夹闭胸管尖端用剪刀略加修剪使其锐利以减少阻力，并根据送入不同深度的肌纤维走行方向略加转动胸管，多能将其顺利送入胸腔。

3. 带针胸管插入时一定要用左手控制好深度，以免失手刺入过深造成严重后果。

4. 患者肥胖、腹胀或有腹水时，置管操作时应考虑膈肌的位置，可选较高位肋间或向斜上方置入，此时以血管钳送入直胸管似乎更为安全。

5. 水封瓶水面距引流口垂直距离应大于 60cm，以免患者呛咳时胸腔负压将瓶内液体吸入胸腔。

【并发症】

1. 出血：若判断为胸壁切口出血，一般多能自止。若肺损伤出血多伴有程度不同的咯血及气胸，保守治疗观察无好转时则应剖胸手术修补。膈肌损伤多伴有膈下脏器损伤，可在剖腹处理膈下器官损伤时自腹腔缝合修补膈肌。非外伤患者闭式引流置管后自胸管内引流出大量血液，且伴随急性失血的临床表现时，应在抗休克治疗的同时尽快剖胸止血。

2. 气胸：明确原因加以处理即可。

3. 皮下气肿：气胸患者置管深度不够，使侧孔暴露，可产生皮下气肿，可酌情调整胸管深度，继续观察，待自行吸收。

4. 膈下脏器损伤：及时行相应检查以明确诊断，必要时手术处理，多能治愈。

5. 复张性肺水肿：临床表现及处理方法与胸腔穿刺抽液过快导致的复张性肺水肿相同，大量胸腔积液首次排液切勿过快过多，必要时采取间歇性开放胸管的方法可预防其发生。

直通黄英姿更新内容

（李旭东　黄英姿）

第九节　血气分析

血气分析是测定血液中的氧分压、二氧化碳分压和氢离子等浓度的检测方法。可反映患者换气功能和通气功能的指标，用于判断酸碱平衡紊乱。

【适应证】

1. 判断呼吸功能；

2. 监测组织氧合状态；

3. 判断酸碱平衡紊乱；

4. 检测电解质。

【操作步骤】

1. 动脉穿刺前的准备

（1）了解病情：了解患者有无传染病、明显出血倾向，有血友病、血小板减少症或其他凝血因子缺乏以及接受抗凝、溶栓治疗或 DIC 的患者应尽可能避免动脉采血。

（2）取得配合。

（3）物品准备：目前有专用于血气分析的采血针（图 15–54），如果使用普通空针，尚需要橡皮塞（保护和隔离空气）、抗凝剂（肝素盐水，浓度为 1000IU/ml）。

（4）穿刺针抗凝：如果使用专用采血针，该针已进行抗凝处理；如果使用非专用采血针，应抽取肝素盐水，湿润整个注射器针筒内表面，然后将注射器针头向上垂直排空，即保留针尖容积的肝素盐水。

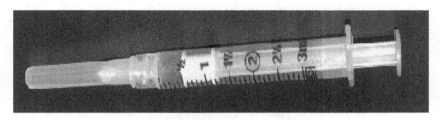

图 15-54　专用血气分析采血空针

（5）选择穿刺部位：穿刺采血部位主要有桡动脉、肱动脉、股动脉及足背动脉（图 15-55）。桡动脉最适宜穿刺，其位置表浅，易于触及及压迫。穿刺前需用改良 Allen 法或超声多普勒了解尺动脉所提供的侧支循环情况。

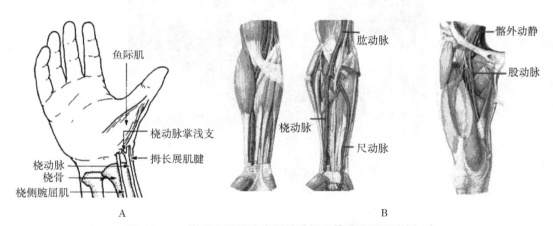

图 15-55　常用来做动脉穿刺的选择血管（彩图见彩插 8）

注：A. 桡动脉；B. 肱动脉、尺动脉、股动脉

2. 穿刺

（1）触摸动脉，以动脉搏动最明显处为穿刺点（图 15-56）。

（2）以选择的动脉穿刺点为中心的直径为 3cm 的范围进行消毒，同时消毒穿刺时按压动脉搏动的手指，一般为食指和中指。

（3）穿刺针斜面向上，直接以逆动脉血流方向穿刺，逐渐进针直到看见鲜血进入针芯，停止继续进针，利用动脉压力，血将自动充盈注射器。如果未见回血，根据动脉搏动位置重新调整穿刺方向，直到见血流入针芯（图 15-57、图 15-58）。

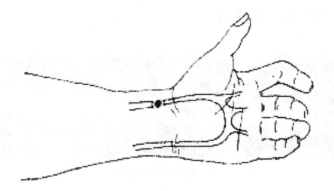

图 15-56 桡动脉穿刺点

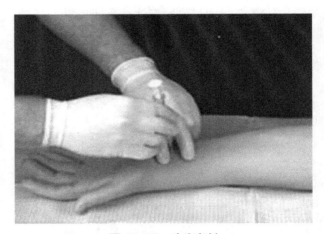

图 15-57 动脉穿刺

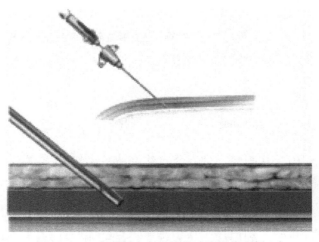

图 15-58 穿刺针方向和位置（彩图见彩插 9）

【注意事项】

1. 穿刺针抗凝

穿刺针内多余肝素应完全排出。

2. 采血量

一般 1 ~ 2ml 为宜。

3. 穿刺点按压

穿刺针拔出后应立即以无菌纱布按压穿刺点 5min 以上，压迫过程中注意远端肢体的皮温及色泽变化。

4. 标本处理

采血后针头刺入橡皮塞，严格隔离空气（图 15-59），混匀抗凝血。尽快送检。

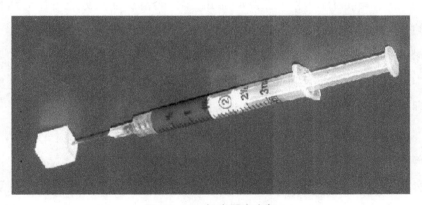

图 15-59　标本隔离空气

【并发症】

动脉穿刺所引起的并发症少见。一般为穿刺部位疼痛、血肿、感染、血管痉挛、远端肢体缺血。

【临床意义——常用的血气分析指标】

1. 动脉血氧分压（PaO_2）

是血液中物理溶解的氧分子所产生的压力。正常值为 95 ~ 100mmHg，用于判断有无低氧血症及其程度，同时也是判断呼吸衰竭的客观标准；PaO_2 < 80mmHg 即为低氧血症，60 ~ 80mmHg 为轻度，40 ~ 60mmHg 为中度，< 40mmHg 为重度。当 PaO_2 < 20mmHg 时，脑细胞将不能再从血流中摄取氧，有氧代谢停止。

2. 动脉血氧饱和度（SaO_2）

指动脉血氧与 Hb 结合的程度，是单位 Hb 含氧百分数，正常值为 95% ～ 98%。SaO_2 与 PaO_2 的相关曲线称为氧合血红蛋白离解曲线（氧离曲线），呈 "S" 形。

3. P_{50}

是血红蛋白氧饱和度为 50% 时的氧分压，用以表示氧离曲线偏移。正常人 37℃、pH 7.40、PaO_2 40mmHg 时，P_{50} 为 26.6mmHg。P_{50} 升高时，曲线右移；P_{50} 降低时，曲线左移。临床上要防止氧离曲线明显左移，以免加重组织缺氧。

4. 混合静脉血氧分压

混合静脉血指全身静脉血混合后的静脉血，临床采血一般通过肺动脉漂浮导管采自肺动脉。混合组织静脉血氧分压是指物理溶解于上述血液中的氧产生的压力，正常值为 35 ～ 45mmHg，平均值为 40mmHg。混合静脉血氧分压可作为衡量组织缺氧程度的一个指标。

5. 动脉血氧含量（CaO_2）

为 100ml 动脉血液实际的带氧量，取决于氧分压和氧容量，包括 HbO_2 中结合的氧和物理溶解的氧两部分：$CaO_2 = 1.34 \times Hb\,(g/L) \times SaO_2 + 0.0031 \times PaO_2\,(mmHg)$，正常值为 19 ～ 21ml。

6. 肺泡 – 动脉氧分压差（$A-aDO_2$）

为肺泡氧分压与动脉氧分压的差值，是反映肺换气功能的指标，正常值为 < 15mmHg。

（赵　波）

第十节　基础呼吸力学

呼吸力学是以物理力学的观点和方法对呼吸运动进行研究的一门学科。呼吸力学及呼吸功监测已广泛应用于疾病的辅助诊断和治疗。尤其是接受机械通气的患者，监测呼吸力学和呼吸功，有助于临床医师了解疾病的病理生理过程，判断疾病的严重性、治疗反应，以及能否安全脱机，更合理地进行机械通气。

一、呼吸系统的力学特征

呼吸力学的内容包括呼吸压力、呼吸阻力、顺应性、时间常数和呼吸功等，以下简单介绍呼吸系统的力学特征。

【呼吸压力】

呼吸肌收缩和舒张，产生呼吸运动，导致肺通气，从物理学角度，乃是一系列压力变化的结果（图 15-60）。

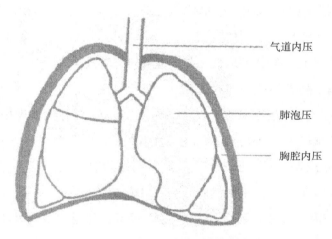

气道内压

肺泡压

胸腔内压

图 15-60　呼吸系统的压力

1. 胸内压：指胸膜腔内的压力。临床上常以食管内压力估计胸腔内压。

2. 肺泡压：指肺泡内的压力。

3. 气道内压：指气道内的压力。

4. 跨肺压：肺泡压与胸内压之差。是使肺扩张和收缩的力量。

5. 跨胸壁压：胸内压与大气压之差。是扩张和压缩胸壁的力量。

6. 跨胸廓压：肺泡压与大气压之差。是扩张和压缩胸壁与肺的总压力。

【呼吸阻力】

呼吸运动要克服阻力。按物理特性可将阻力可分为黏性阻力、弹性阻力和惯性阻力。按阻力存在部位可分为气道阻力、肺组织阻力和胸廓阻力。

1. 黏性阻力：来自气道和肺组织，绝大部分来自气道。

2. 弹性阻力：主要分布于肺组织和可扩张的细支气管，是顺应性的倒数。肺弹性阻力越大，顺应性就越小。

3. 惯性阻力：主要分布于大气道和胸廓。

临床上阻力的测定主要是为了反映气道阻力。气道阻力为单位流量所需要的压力差，即：气道阻力＝（气道通口压－肺泡压）/ 流量。正常值为每秒 1 ～ 3cmH$_2$O/L。

影响气道阻力的因素有以下几方面：①呼吸管道的长度、半径。②肺容积。③气体的密度和黏滞度。④支气管管壁受外压。⑤支气管管壁收缩和舒张。⑥气管、支气管腔内阻塞使气道阻力增加。⑦慢性阻塞性疾病。

【顺应性】

由胸廓和肺组织弹性形成，指单位压力改变时所引起的容积改变，即：顺应性 ＝ 容积的改变（ΔV）/ 压力的改变（ΔP），单位是 L/kPa 或 L/cmH$_2$O。呼吸系统的顺应性包括肺顺应性、胸壁顺应性和总顺应性。三者关系如下：

1/ 总顺应性＝ 1/ 肺顺应性＋ 1/ 胸壁顺应性

顺应性又分为静态顺应性和动态顺应性。静态顺应性指呼吸周期中吸气末气流被暂时阻断所测得的顺应性，与呼吸系统的弹性有关，正常值为 0.17 ～ 0.25L/cmH$_2$O。动态顺应性指呼吸周期中吸气末气流未阻断所测得的顺应性，与呼吸系统的弹性、气道阻力及呼吸频率有关，其正常值略低于静态顺应性。

影响顺应性的因素很多，除了年龄、性别、身高、体重等生理因素，胸壁或（和）肺部病变也可导致顺应性改变（表 15-7）。

表 15-7　顺应性降低的原因

胸壁顺应性降低的原因	肺顺应性降低的原因
肥胖	张力性气胸
腹水	主支气管插管
神经肌肉无力（格林巴利综合征、类固醇性肌病等）	动态充气过度
连枷胸	肺水肿
脊柱后凸侧弯	弥漫性肺间质纤维化
纤维胸	ARDS
漏斗胸	朗格汉斯细胞组织细胞增生症
胸壁肿瘤	过敏性肺炎
麻痹	结缔组织病

续表

胸壁顺应性降低的原因	肺顺应性降低的原因
硬皮病	结节病
	原因不明的机化性肺炎
	肿瘤淋巴道播散

【时间常数】

是气体在肺泡内充盈与排空的时间，为呼吸阻力与顺应性的乘积，正常值为0.4s。可反映肺泡气体充满和排空所需要的时间，是重要的肺力学参数。

二、机械通气时一般呼吸力学监测

目前某些呼吸机能及时反映许多重要呼吸力学参数的变化，不仅可以帮助医师随时了解患者呼吸功能的变化，还可以指导机械通气，避免呼吸机相关肺损伤。

【气道压力监测】

监测气道压力的变化可以及时了解潮气量和呼吸阻力的变化。当潮气量和吸气流速维持不变时，气道压力直接反映呼吸阻力和顺应性。气道压力升高，说明有呼吸道梗阻、顺应性下降以及肌张力增加（如人机对抗）等；气道压力降低，说明管道漏气。另一方面，当气道阻力和顺应性无变化时，气道压力下降说明潮气量减少。气道压力可通过呼吸机来监测，临床主要监测以下压力（图 15-61）：

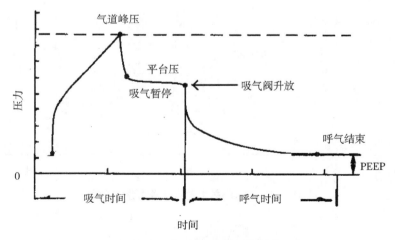

图 15-61　容量控制通气时的气道压力

1.气道峰压：为呼吸机送气过程中的最高压力，用于克服肺和胸廓的弹性阻力和黏性阻力，与吸气流速、潮气量、气道阻力、胸肺顺应性和呼气末压力有关。机械通气时应保持气道峰压＜ 40cmH$_2$O，过高会增加气压伤的风险。

2.平台压：为吸气末屏气（吸气阀和呼气阀均关闭，气流为零）时的气道压力，用于克服肺和胸廓的弹性阻力。与潮气量、胸肺顺应性和呼气末压力有关。机械通气时，平台压应低于 30 ～ 35cmH$_2$O，以防止气压伤的发生。

3.平均气道压：为单个呼吸周期中气道压的平均值。与影响气道峰压的因素及吸气时间长短有关，能预计平均肺泡压力的变化。

4.呼气末压力：为呼气即将结束时的压力，等于大气压或呼气末正压（PEEP）。

5.内源性 PEEP：指呼气末气体陷闭在肺泡内而产生的正压。主要与呼气阻力增加、呼吸系统顺应性增高、呼气时间不足、呼气气流受限和通气参数设置不当等因素有关。

机械通气时，可通过呼气末暂停时对应的压力来测量内源性 PEEP（图 15–62）。呼气末暂停时对应的压力为总 PEEP，内源性 PEEP ＝ 总 PEEP —设置的 PEEP。在流速 – 时间波形中，当呼气时有持续的气流存在，呼气末气流不能降至零时，提示存在内源性 PEEP（图 15–63）。

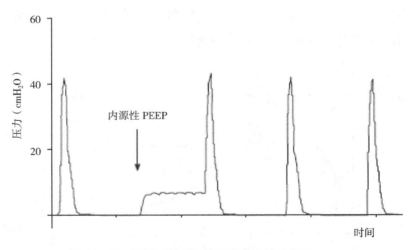

图 15-62　通过呼气末暂停测量内源性 PEEP

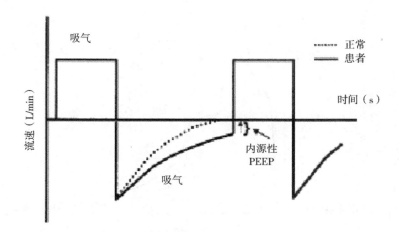

图 15-63 容量控制通气时的流速 - 时间波形

【肺容量监测】

1. 潮气量：指平静呼吸时，每次吸入或呼出的气量，正常人为 10ml/kg，气管插管和气管切开后可减少约 150ml。

2. 肺活量：指最大吸气后能呼出的最大气量，正常人为 65 ～ 75ml/kg。当低于 10 ～ 15ml/kg 时，患者大多不能维持自主呼吸，需进行机械通气。

3. 分钟通气量：为潮气量与呼吸频率的乘积，正常人为 6 ～ 10L/min。分钟通气量＞ 10L/min，提示通气过度；分钟通气量＜ 4L/min，提示通气不足，可造成低氧血症和二氧化碳潴留。

4. 功能残气量：为平静呼气后肺内存留的气量，正常人约为 40ml/kg。

【气道阻力监测】

机械通气时的气道阻力为患者的气道阻力和气管导管、呼吸机管道的阻力之和。临床上可以通过呼吸波形监测气道阻力的变化。

1. 容量控制通气：吸气时，气道峰压与平台压之间的压力差用于克服肺弹性阻力，利用压力 - 时间波形可以测定气道阻力（图 15-64），即：气道阻力 =（气道峰压—平台压）/ 流速。

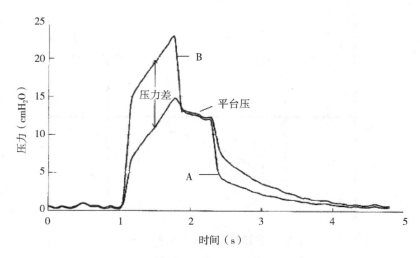

图 15-64　容量控制通气时的压力 - 时间波形

注：A.阻力正常；B.阻力增加

2. 压力控制通气：①流速 - 时间波形：吸气阻力增加时，表现为吸气过程变慢，在到达基线前即停止吸气；呼气阻力增加时，呼气波形呈直线回到基线。②压力 - 时间波形：当吸气波形呈直线回到基线而不是逐渐回到基线时，提示吸气阻力增加。③容积 - 时间波形：呼气阻力增加时，表现为潮气量明显减少。④压力 - 容积波形。阻力增加时，吸气波形无改变，迅速达到气道峰压，呼气时气道压骤降点低于正常。⑤流速 - 容积波形：气流在设置的吸气时间结束时才快速回到基线，提示吸气阻力增加（图 15-65）。

3. 监测气道阻力的意义：①了解在各种病理情况下气道功能的变化。②估计人工气道、加热湿化器和细菌滤网等对气道阻力的影响。③观察支气管舒张剂的疗效。④选择合理的机械通气方式。⑤判断患者是否可以停用呼吸机。

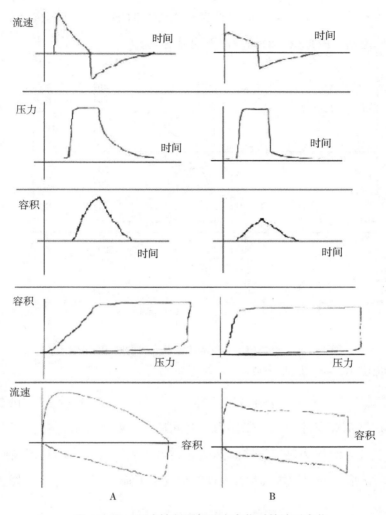

图 15-65 压力控制通气阻力变化时的波形变化

注：A.阻力正常；B.阻力增加

【顺应性监测】

1. 容量控制通气时的顺应性监测：利用呼吸机的吸气屏气功能，在屏气时气道内没有气体流动，不产生阻力，平台压完全用于克服肺的弹性阻力，顺应性可用以下公式计算：

总静态顺应性＝潮气量／（平台压－PEEP－内源性PEEP）

总动态顺应性＝潮气量／（气道峰压－PEEP－内源性PEEP）

容量控制通气时，监测呼吸波形可以反映顺应性的变化。在图15-66中，从A

到 C 顺应性逐渐降低，流速 – 时间波形表现为呼气时的坡度变陡直，压力 – 时间波形显示平台压增高，而容积 – 时间波形无明显变化。

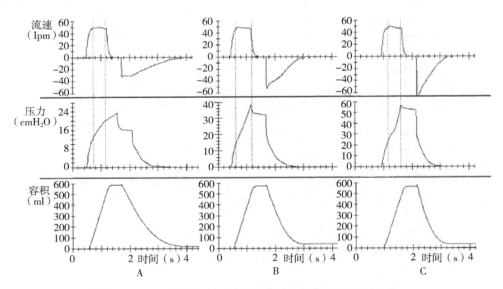

图 15-66　容量控制通气顺应性改变时的呼吸波形变化

注：A. 顺应性正常；B、C. 顺应性降低

2. 压力控制通气时的顺应性监测：①流速 – 时间波形：吸气流速在设置的吸气时间之前到零，提示顺应性降低。②压力 – 时间波形：顺应性降低时，压力 – 时间波形表现为呼气开始时压力迅速下降，然后呈线形回到基线，而不是逐渐回到基线。③容积 – 时间波形：顺应性降低时，表现为潮气量下降，可出现平台（图 15-67）。

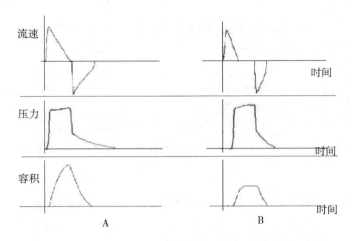

图 15-67　压力控制通气顺应性改变时的呼吸波形变化

注：A. 顺应性正常；B. 顺应性降低

3. 监测顺应性的意义：①监测病情变化。②判断肺疾患的严重性。③观察治疗效果。④判断是否可以停用呼吸机：顺应性＜ 25ml/cmH$_2$O 时，不能撤机。

三、特殊呼吸力学监测

【内源性呼气末正压】

呼气气流受限造成了呼气末肺泡内压升高，导致内源性呼气末正压（intrinsic PEEP，PEEPi）的产生。常用的测定静态 PEEPi 的方法主要是呼气末气道闭合法，测定动态 PEEPi 的方法主要有持续记录气体流速和气道压力法以及食管气囊法。

1. 静态 PEEPi 测定方法：通过按下呼气末暂停键闭合气道 1 ～ 5s，测定气道平台压，获得 PEEPi。

2. 动态 PEEPi 测定方法：持续记录气体流速和气道压力法。气体流速由呼气转变为吸气时对应的气道压力即为 PEEPi，反映吸气开始前患者或呼吸机需要克服以触发气体流动的压力。

3. 食管气囊法：将与压力传感器连接的食管气囊导管在压力波形导引下放置于食管中、下 1/3 处，同时监测气体流速、肺容积和食管压力的变化。呼气末气体流速突然改变方向时，测定相应食管压力，该压力为 PEEPi。

【适应证】

气道阻塞性疾病（如 COPD、支气管哮喘）、呼气时间短、高分钟通气量、气道压过高、人 – 机不同步、不可用循环因素解释的血流动力学不稳定等均可能导致 PEEPi 产生。

【禁忌证】

没有绝对禁忌证，但当出现如下情况时需慎重：气胸或纵隔气肿时、心功能不全尤其是严重右心功能不全时。

【操作方法及程序】

1. 测定静态 PEEPi：对于无自主呼吸的患者，通常采用呼气末阻断法测定，为所有肺泡的平均 PEEPi。

操作步骤：

（1）患者镇静、肌松，机械通气。

（2）一般将外源性 PEEP 调节为 0。

（3）按"呼气末暂停"键，监测开始，PEEPi 等于呼气暂停后得到的 PEEPtot 减去设定的 PEEP（PEEPe）（图 15-68）。

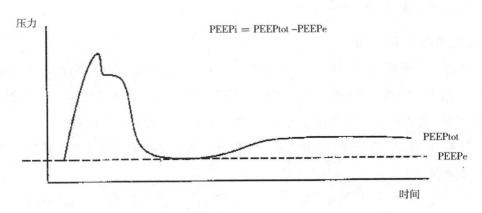

$$PEEPi = PEEPtot - PEEPe$$

图 15-68　呼气末阻断法测定 PEEPi

2. 测定动态 PEEPi：对于有自主呼吸的患者，可采用食管囊压技术（esophageal balloon technique）测定，此时所测 PEEPi 为动态 PEEPi，为最小的 PEEPi。

操作步骤：

（1）在食管中放置食管气囊导管，连接压力传感器，连续显示胸腔内压力。

（2）从吸气开始至吸气流速产生之前的食道压下降即为动态 PEEPi。

【注意事项】

1. 测定静态 PEEPi 时患者应镇静，甚至肌松，否则可能会影响监测数据的准确性。

2. 重复测定 2 ～ 3 次，取平均值。

直通黄英姿更新内容

（黄英姿）

第十六章 循环系统

第一节 常见心电图解读

危重患者常出现各种类型心律失常，可导致循环衰竭，因此，需要熟识各种常见心电图，利于临床疾病判断及处理。

【常见异常心电图】

1.窦性停搏：心电图表现为规则的 P-P 间距中突然出现 P 波脱落，形成长 P-P 间距，且长 P-P 间距与正常 P-P 间距不成倍数关系，窦性停搏后常出现逸搏或逸搏心律（图 16-1）。

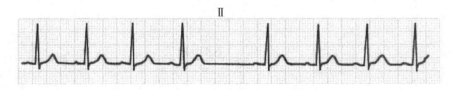

Ⅱ

图 16-1 窦性停搏

2.房性早搏：心电图表现为提前出现的异位 P'波，其形态与正常窦性 P 波不同，P'－R > 0.12s，期前收缩前后两个窦性 P 波的间距小于正常 P-P 间距的 2 倍，QRS 波形态一般正常，但如伴有室内差异性传导会出现 ORS 波增宽并且形态的异常（图 16-2）。

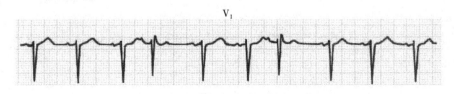

V₁

图 16-2 房性早搏伴室内差异性传导

3. 阵发性室上性心动过速：有突发、突止的特点，心电图表现为节律快而规则，频率一般为 160～250 次/min，QRS 形态一般正常，伴有束支阻滞或室内差异传导时，可呈宽 QRS 波（图 16-3）。

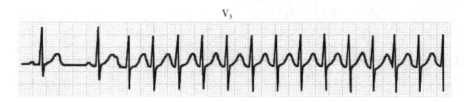

V_3

图 16-3　阵发性室上性心动过速

4. 心房扑动：心电图提示正常 P 波消失，代之为连续的大锯齿状扑动波（F 波），F 波间无等电位线，波幅大小一致，间隔规则，频率为 250～350 次/min，F 波大多不能全部下传激动心室，而以固定房室比例（2∶1 或 4∶1）下传，心室律规则（图 16-4）。

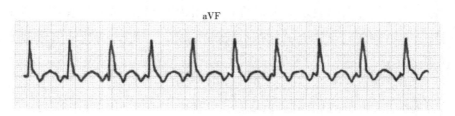

aVF

图 16-4　心房扑动

5. 心房颤动：心电图表现为正常 P 波消失，代以大小不等、形状各异的颤动波（f波），有时观察不到 f 波。心房 f 波的频率为 350～600 次/min，心室律绝对不规则，QRS 波一般不增宽，如伴有室内差异性传导时，可出现宽大畸形的 QRS 波。如果心室率大于 100 次/min，考虑房颤伴心室率过速（图 16-5）。

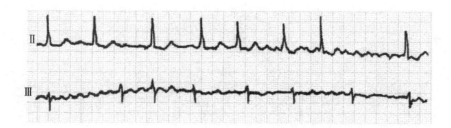

图 16-5　心房颤动

6. **房室交界性早搏**：心电图表现为期前出现的 QRS-T 波，其前无窦性 P 波，QRS-T 形态与窦性下传者基本相同；出现逆行 P' 波（P 波在 Ⅱ、Ⅲ、aVF 导联倒置，在 aVR 导联直立），可发生于 QRS 波之前（P'R 间期＜ 0.12s）或 QRS 波群之后（RP' 间期＜ 0.2s），或者与 QRS 波相重叠；大多为完全性代偿间期（图 16-6）。

aVF

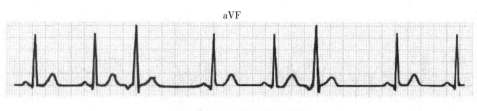

图 16-6　房室交界性早搏

7. **室性早搏**：心电图提示，期前出现的 QRS-T 波前无 P 波或无相关 P 波，期前出现的 QRS 波形态宽大畸形，时限通常＞ 0.12s，T 波方向多与 QRS 的主波方向相反，往往为完全性代偿间期（图 16-7）。

V₁

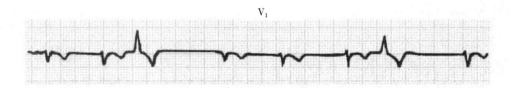

图 16-7　室性早搏

8. **阵发性室性心动过速**：心电图表现为 QRS 波频率多在 140 ～ 200 次 /min，节律可稍不齐，QRS 波宽大畸形，时限通常＞ 0.12s，并有继发性 ST-T 改变。如能发现 P 波，并且 P 波频率慢于 QRS 频率，PR 无固定关系（房室分离），则可明确，偶尔心房激动夺获心室或发生室性融合波，也支持室性心动过速的心电图表现（图 16-8）。

aVF

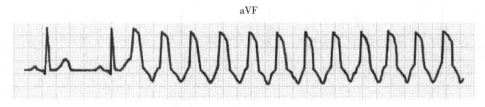

图 16-8　阵发性室性心动过速

9. 扭转型室性心动过速：心电图表现为发作时可见一系列增宽变形的 QRS 波群，以每 3 ～ 10 个心搏围绕基线不断扭转其主波的正负方向，每次发作持续数秒到数十秒而自行中止，但极易复发或转为心室颤动。临床表现为反复发作的心源性昏厥或阿 – 斯综合征（图 16-9）。

Lead II

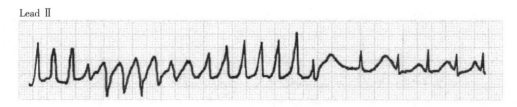

图 16-9　扭转型室性心动过速

10. 心室扑动与心室颤动：心室扑动的心电图特点为无正常 QRS-T 波群，代之以连续快速而相对规则的大振幅波动，频率可达 200 ～ 250 次 /min；心室颤动的心电图表现为 QRS-T 波群完全消失，出现大小不等、极不匀齐的低小波，频率达 200 ～ 500 次 /min（图 16-10）。

II

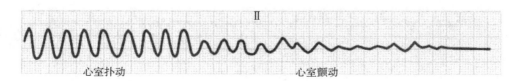

心室扑动　　　　　　　　　　　心室颤动

图 16-10　心室扑动与心室颤动

11. Ⅲ度房室传导阻滞：又称完全性房室传导阻滞，心电图表现为 P 波与 QRS 波毫无关系（PR 间期不固定），各保持自身的节律，心房率高于心室率，常伴有交界性（多见）或室性逸搏（图 16-11）。

II

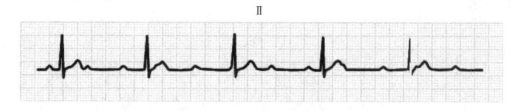

图 16-11　Ⅲ度房室传导阻滞

12. 高钾血症：在高钾血症初期，Q-T 间期缩短和 T 波高耸，基底部变窄；当血钾进一步增高时，则 QRS 波群增宽，P-R 及 Q-T 间期延长，ST 段压低，然后 QRS 波群进一步增宽，P-R 及 Q-T 间期进一步延长，P 波增宽，振幅减低，甚至消失；高血钾的最后阶段，宽大的 QRS 波甚至与 T 波融合呈正弦波。高血钾在临床上可引起室性心动过速或过缓、心室扑动或颤动，甚至心脏停搏（图 16-12）。

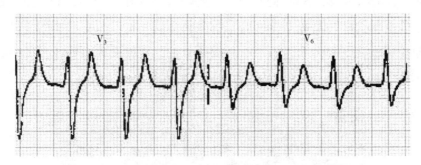

图 16-12　高钾血症

13. 低钾血症：心电图提示存在 T 波低平或倒置、u 波增高、T-u 融合、双峰，Q-T 间期一般正常或轻度延长，表现为 Q-T-u 间期延长。当患者存在严重低钾血症时，QRS 波群时限延长，并且 P 波振幅明显增高。低钾血症可引起房性心动过速、室性异位搏动及室性心动过速、室内传导阻滞以及房室传导阻滞等各种心律失常（图 16-13）。

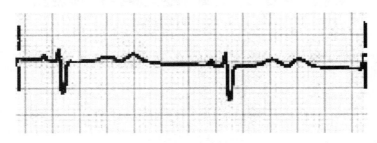

图 16-13　低钾血症

【注意事项】

1. 心电导联应选择 P 波显示良好的导联，并且信号良好、基线平稳。

2. QRS 振幅应大于 0.5mV，才能触发心率计数。

3. 心电监护只是监测心率、心律的变化，若诊断心肌缺血和心肌梗死则需要更详细地观察心电图，应做十二导联心电图。

（潘　纯）

第二节　心脏电复律术

心脏电复律是用高能电脉冲来治疗异位性快速心律失常，使之恢复窦性心律的，又称心脏电除颤或心脏电休克。目前绝大多数除颤仪（图 16-14）是能量型的，通过设定的电压向电容器充电，然后释放出预设的能量。传向心肌的能量取决于设定电压和胸腔电阻抗的大小。由于电复律对室颤、室速及其他快速性异位心律失常的治疗具有快速、安全、有效的特点，因而已被广泛应用于临床。

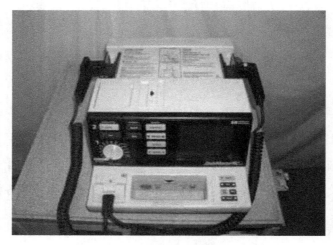

图 16-14　体外除颤仪

【影响电除颤成功的因素】

1. 电极

（1）电极位置。为前外侧位和前后位。房颤复律所需能量较低，前后位成功率高。

（2）电极大小。体外电复律时电极尺寸决定了电流强弱。最佳电极尺寸是 12.8cm，进一步增加电极面积则会降低电流密度。

（3）手提式电极片。手提式铲形电极与皮肤接触良好。降低胸腔电阻抗，除颤更有效（图 16-15）。

2. 单向波与双向波

除颤时放电有单向波和双向波两种形式。双向波消耗能量小、并发症少、成功率高，近年来临床应用越来越多。

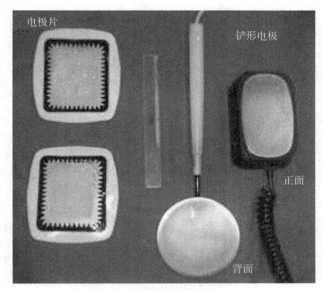

图 16–15　体外除颤电极

3. 胸壁阻抗

影响胸腔电阻抗的因素有：能量水平、电极尺寸、电极 – 皮肤接触面积、电极间距、电极压力、通气相、胸部阻抗、心肌组织和血流传导特性。电击不成功时需要立即增加较高的能量重复电击。

4. 心律失常类型

心律失常类型和患者的临床状态是影响除颤成功与否的关键因素。经胸壁电复律终止单形性室性心动过速所需的能量（70 ～ 100J）小于多形性室性心动过速者（150 ～ 200J）。

5. 心律失常持续时间

室颤持续时间越短，除颤成功率越高，10 ～ 30s 后，室颤由粗颤转为细颤，除颤成功率降低。房颤发作时间小于 1 年者电转复成功率为 90%，超过 5 年则降至50%。

6. 电击能量

采用双向波进行除颤时，低能量和高能量都是有效的，首次电击时可选择 150 ～200J，或者采用直线双向波，第 1 次除颤时选择 120J。而第 2 次和后续除颤则应选择相同或更高的能量。如果使用单向波除颤仪，除颤应选择 360J。如果一次电击就终止室颤但后来又出现心脏停搏，那么再次电击应选择先前成功除颤的能量值。

【适应证】

1. 心室纤颤与心室扑动

为非同步电除颤的绝对适应证。常用电除颤的能量为成人首次360J，若不成功，可重复电击。

2. 室性心动过速

药物治疗无效或伴有心绞痛、急性心肌梗死、心源性休克、心力衰竭等紧急情况下，宜及早进行同步电复律，常用能量为100～200J。

3. 室上性心动过速

一般在迷走神经兴奋、药物治疗无效且伴有明显血流动力学障碍或预激综合征并发室上性心动过速而用药困难者中，可考虑同步直流电复律。常用能量为100～200J。

4. 心房扑动

非阵发的心房扑动电复律比药物治疗效果好。慢性房扑者药物复律效果差，可将电复律作为首选的治疗方法，常用能量为50～100J。

5. 心房颤动

是电复律常见的适应证，有下列情况者可考虑电复律：

（1）风湿性心脏瓣膜病及其他较少见病因，如冠心病、高血压、心肌病或特发性房颤等；

（2）快速性心房颤动药物控制疗效欠佳，有明显不适症状的患者；

（3）原发病经治疗后仍持续房颤者，如甲状腺功能亢进得到基本控制后、心脏手术后；

（4）预激综合征合并快速房颤者。

【禁忌证】

1. 绝对禁忌证

（1）洋地黄中毒所致的心律失常。

（2）伴病态窦房结综合征的快速性心律失常，必须转复者需先安置心内电极起搏保护装置，再行药物或电复律。

（3）室上性心律失常伴有完全性房室传导阻滞者。

（4）复律后在奎尼丁或胺碘酮的维持下又复发房颤或不能耐受药物治疗者。

（5）二尖瓣病变伴左心房明显增大或血液大量反流者。

（6）阵发性心动过速反复频繁发作者。

2. 相对禁忌证

（1）活动性心肌病变或风湿活动未控制者。

（2）拟行心脏瓣膜病外科手术者。

（3）洋地黄过量或低血钾患者，电复律应在上述情况纠正后进行。

（4）甲状腺功能亢进伴房颤而未对原发病进行正规治疗者。

（5）既往有栓塞史者需谨慎。若确实需要转复，应先行抗凝治疗2周，在电复律后再维持4周抗凝治疗。

（6）明显心力衰竭或心脏扩大者。

一、非同步电复律

【操作步骤】

1. 胸外心脏电除颤

（1）确认存在室颤或室扑。

（2）打开除颤器电源开关，选择"非同步"位置。

（3）电极板涂上导电糊或包上浸有盐水的纱布垫，然后将电极板插头与除颤器插孔连接。

（4）按下"充电"按钮，将除颤器充电到360J。

（5）将电极分别置于胸骨右缘第二肋间及左腋前线第五肋间，并用力按紧，在放电结束之前不能松动，以降低阻抗，有利于除颤成功。

（6）明确所有人员离开床旁后按紧"放电"按钮，直至除颤器放电后再放开按钮。

（7）放电后立即胸外心脏按压并观察心电图，明确除颤是否成功，以决定是否再次电除颤。

（8）记录电除颤前后的心电图以备临床参考。

（9）除颤完毕，关闭除颤器电源，将电极板擦干净，收存备用。

2. 胸内心脏电除颤

用于开胸手术中的室扑和室颤，电极板用消毒盐水纱布包扎后，分别置于心脏前后，充电、放电等操作与胸外心脏电除颤相同，能量一般为60J。

二、同步直流电复律

【操作准备】

1. 患者准备

（1）严格掌握适应证与禁忌证。

（2）对于房颤伴有充血性心力衰竭、左心功能障碍、左心房扩大、二尖瓣病变、高血压、糖尿病或者有卒中或栓塞病史者，在无禁忌证时于电复律前需服用华法林至少 3 ～ 4 周，维持国际标准化比率（INR）2.0 ～ 3.0 至电复律后 4 周，以防延迟性血栓的发生。

（3）术前 1 天常规查血电解质、血气分析，若有低钾、酸中毒，应及时纠正。

（4）在电复律前 24 ～ 48 小时停用洋地黄类药物，以改善心肌应激状态，降低诱发室颤的危险性。

（5）做好患者及家属的沟通。

（6）手术前 8 小时禁食，术前 1 ～ 2 小时服少量镇静剂，术前半小时高流量吸氧。

2. 器械准备

检查除颤仪示波器、充电放电性能、电极板、电源、心电图示波仪是否齐备并处于功能状态，尤其同步性能是否良好。吸氧装置、氧气面罩、简易人工呼吸器、气管插管所需物、呼吸机、吸引器、按压板和急救药品等需准备齐全。

【操作步骤】

1. 术前建立静脉通路，准备好复苏设备。

2. 将患者置于硬板床上，避免与周围金属接触。去除假牙，解开衣领。

3. 接好心电图机，电极板放置位置和方法同非同步电复律。

4. 静脉应用镇痛镇静药，至患者嗜睡、睫毛反射消失即可进行操作。

5. 除颤器接通电源，检查其同步性能，将电钮放在"同步"位置，则放电同步信号应在 R 波降支的上 1/3 处。

6. 选择合适的电能。

7. 电极板上均匀涂上导电糊或以生理盐水纱布包裹（纱布以 5 ～ 6 层为宜），电击部位的皮肤用乙醇擦拭，以减少电阻，保持两电极间的皮肤干燥，避免因导电糊或盐水相连而造成短路。

8. 选择合适的电极位置：

（1）体外电复律：左右电极：两电极分别放于前胸左腋前线心尖水平处和右侧胸骨旁第 2 ～ 3 肋间处（适用于室颤、室扑等需急救者）（图 16-16）；前后电极：两电极分别放在左背部肩胛下区和胸骨左缘第 4 肋间水平（适用于房颤、房扑等病例）（图 16-17）；若心律失常而胸前导联有监护者，紧急时可在左侧腋前线心尖水平以下及胸骨上切迹做电复律。

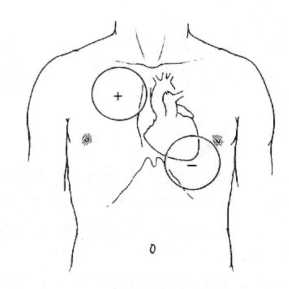

图 16-16　除颤电极位置：左右电极

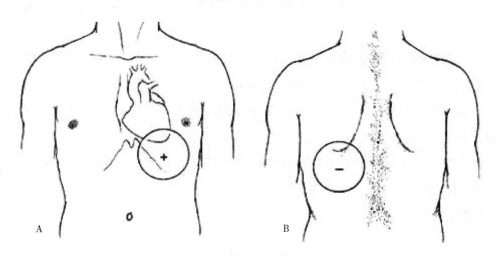

图 16-17　除颤电极位置：前后电极

（2）胸内电复律：电极板放于心脏两侧壁夹紧后放电（手术中较常用）。

9. 将电极板放置于正确位置后，给每个电极板加压紧贴患者胸部皮肤，以防放电灼伤皮肤。操作者确认周围的人员远离患者和病床以防触电，并做好绝缘隔离措施，按充电按钮充电至所需要的功率后，根据监护波形选择时机放电，立即听诊心脏并做心电图，判断复律是否成功。若需再次电复律则应等待5min，加大能量，每次递增50J。一般情况下，电复律不超过3～4次。

10. 复律成功后仍应密切观察患者的生命体征，直至患者完全清醒，必要时给予吸氧。

11. 使用完毕后关机，但需将机器插电备用。

12. 擦拭电极板，检查记录纸、导电糊等是否齐备，以2%戊二醛擦拭除颤器表面，置规定位置备用。

【注意事项】

1. 电复律术前8小时禁食，防止误吸。

2. 对于反复发作心室纤颤、心室扑动者可根据情况行多次电复律。

3. 选择行电复律者，术前一般禁用普萘洛尔，以免引起术后停搏现象。

4. 对于心室细颤者，可行心脏按压、吸氧或静脉推注肾上腺素1～2mg使之转为粗颤，从而提高电击成功率。

5. 电复律术可用于妊娠者药物治疗无效的心律失常，但可导致胎儿死亡，故慎用。

6. 电复律术仅能一过性纠正心脏的电生理紊乱，而不能改变原有心肌的器质性病变。

7. 电复律成功后注意观察患者的神志、肢体活动情况及言语功能，注意有无血尿、腹痛等表现，谨防栓子脱落导致并发症的发生，并注意保护电击部位皮肤。

8. 注意放电时操作者及其他人员应与患者绝缘隔离。操作者应戴乳胶手套绝缘，忌湿手操作。

9. 禁忌电极板对空放电及两电板面对面放电。

10. 电复律前后必须予以心电监护，前后对照心电波形。

【并发症】

1. 心律失常：

可出现于非持续性室性心动过速、持续性室性心动过速、室颤、室上性心动过速、缓慢性心律失常、高度房室传导阻滞、窦房阻滞者等。

2. 栓塞：

常发生于房颤持续时间较长，左心房显著增大，而术前未接受抗凝治疗的患者。

3. 肺水肿：

较少见，常于电击后 1 ~ 3 小时内发生。

4. 一过性低血压：

在电复律后可持续数小时，可能与血管扩张有关，通常行容量复苏有效，但多数患者不需治疗。

5. 心肌损伤：

见于高能量电复律后，表现为 ST–T 段改变，数天后可自行恢复，一般不做处理。

6. 皮肤灼伤。

（穆心苇）

第三节　无创血压监测

血压是评估循环的常用指标，准确和及时监测血压，对于了解病情、指导循环支持治疗、保障重症患者安全和减少并发症及病死率具有重要意义。

【适应证】

无创血压是常规监测项目，原则上对所有患者都应该监测无创血压，根据病情调整监测频率，对于重症或血流动力学明显不稳的患者应改为有创血压监测。

【监测方法】

1. 人工袖套测压法

（1）指针显示法。用弹簧血压表测压，袖套充气使弹簧血压表指针上升，然后放气，指针逐渐下降，当出现第一次指针摆动时为收缩压（SBP），但舒张压（DBP）不易确定。

（2）听诊法。袖套充气后放气，听到第一声柯氏音即为 SBP，至柯氏音变音（第4相）、音调变低或消失为 DBP。

（3）触诊法。袖套充气使桡动脉或肱动脉搏动消失，再放气至搏动出现为SBP，但DBP不易确定。在低血压、休克或低温时，听诊法常不易测得血压，可用触诊法测量SBP。

（4）超声多普勒法。根据多普勒效应，通过晶体超声换能器，传递动脉搏动，信号到达微处理机后发送反射频率，间接测量血压，第一次听到多普勒响声为收缩压，但舒张压测定较困难，最适用于新生儿和婴儿。

2. 电子自动测压法

（1）振荡测压法：用微型电动机使袖套自动充气，袖套内压高于SBP，然后自动放气，第一次动脉搏动的振荡信号传到仪器内的传感器，经放大和微机处理，即可测得SBP（图16-18），振荡幅度达到峰值时为平均动脉压（MAP），袖套内压突然降低时为DBP。

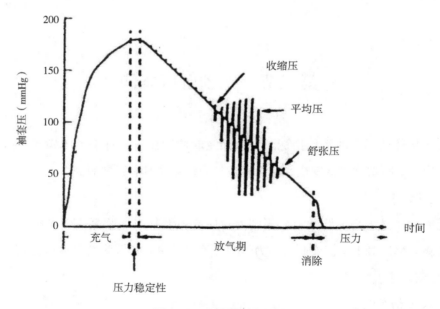

图16-18　振荡测压原理

（2）动脉张力测量法：将一种多成分压力换能器的系统放在桡动脉上，可自动传感桡动脉壁的压力，测量每次搏动血压和显示脉搏波形，同时每3～10min由振荡测压法定标一次，可实现连续无创血压监测（图16-19）。

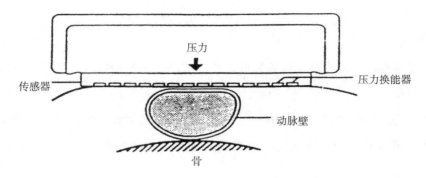

图 16-19　连续血压监测的原理

【操作过程】

危重症患者多采用电子自动测压法。

1.仪器及物品准备。主要有心电监护仪、血压插件连接导线、监护仪袖带（图16-20）及袖带连接导线。

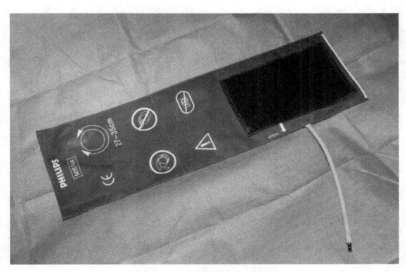

图 16-20　监护仪袖带

2.将监护仪袖带绑在距离肘窝 3 ～ 6cm 处，使监护仪袖带上的标志对准肱动脉搏动最明显处，手臂捆绑袖带的位置和患者心脏位置处于同一水平。

3.测量时间分为自动监测和手动监测。自动监测时可自行设置监测时间，如每5min、10min、15min、1h、2h 等。监护仪也可自动设定监测时间。机器在需要监测的时间点不断充气、放气，直至测出结果。手动监测是根据需要随时点击"启动 / 停止"键。

【并发症】

1. 尺神经损伤：常由袖套位置太低，压迫肘部的尺神经导致；应定时检查袖套，防止位置过低。

2. 肱二头肌肌间隙综合征：由于无创血压监测时间太长、袖套过紧或测压过于频繁，导致上臂水肿、局部淤血瘀斑或水疱等，故在监测过程中应注意袖套松紧或定时更换手臂测量。

3. 输液受阻、指脉氧饱和度监测中断：应尽量不在输液侧和进行指脉氧饱和度监测的手臂进行测量。

【注意事项】

1. 每次测量时将袖带内残余气体排尽，以免影响测量结果；严重休克时，或患者心率＜40次/min、＞200次/min时，可能测量不准确，建议改用有创动脉血压监测；正常的双侧上肢血压差达5～10mmHg，若超过此范围则属异常，常见于多发性大动脉炎、先天性动脉畸形、主动脉夹层或动脉瘤的患者；正常时，下肢血压比上肢血压高20～40mmHg，如下肢血压低于上肢血压，则考虑主动脉缩窄或胸腹主动脉型大动脉炎等，需要结合临床判断。

2. 选择合适的袖带。袖套宽度一般应为上臂周径的1/2，小儿需覆盖上臂长度的2/3。袖套偏小，血压偏高；袖套偏大，血压偏低。

3. 袖套包裹不能太紧或太松。袖套松脱时血压偏高，太紧时血压偏低，振动时血压偏低或不准确。

4. 每人一条袖带，可有效避免交叉感染。

5. 对于连续监测无创血压的患者，病情允许时，建议每6～8h更换监测部位一次。防止出现不必要的皮肤损伤及肢体水肿。

6. 当无创血压袖带连续使用72h以上时，请注意袖带的更换、清洁、消毒。

7. 不要在进行静脉输液或有动脉插管的肢体上捆绑无创血压袖带，防止导致导管周围组织的损伤。

8. 如果袖带捆绑的肢体与心脏不在同一水平，需要对显示的数值进行调整：肢体每高出心脏平面1cm，需要在测得的血压数值上加0.75mmHg左右，反之亦然。

9. 建议对于血压不稳定的重症患者改用有创血压监测。

10. 手工测量时，放气速度以每秒 2 ～ 3mmHg 为准。

11. 血压计的零点须对准腋中线水平，应定期用汞柱血压计做校正，误差不可＞ 3mmHg。

【临床意义】

1. 动脉血压组成成分

收缩压（SBP）：当心脏收缩时，从心室射入的血液对血管壁产生的侧压力。主要代表心肌收缩力和心排血量，其主要作用是维持脏器血流供应。

舒张压（DBP）：心脏舒张末期，已流入动脉的血液靠血管壁的弹力和张力作用继续流动，对血管壁产生的压力。主要是与冠状动脉血流有关。

脉压：脉压＝ SBP － DBP，正常值为 30 ～ 40mmHg，反映每搏量和血容量。

平均动脉压（MAP）：心动周期的平均血压，MAP ＝ DBP ＋ 1/3（SBP － DBP）。

2. 正常值

动脉血压的正常值随年龄、性别、精神状态、活动情况和体位姿势的不同而变化。各年龄组的血压正常值见表 16-1。

表 16-1　各年龄组的血压正常值

年龄（岁）	血压（mmHg）	
	SBP	DBP
新生儿	70 ～ 80（9.3 ～ 10.7）	40 ～ 50（5.3 ～ 6.7）
＜ 10	110（14.7）	60 ～ 80（8.0 ～ 9.3）
＜ 40	140（18.7）	70 ～ 80（9.3 ～ 10.7）
＜ 50	150（20.0）	70 ～ 80（9.3 ～ 10.7）
＜ 60	160（21.8）	80 ～ 90（10.7 ～ 12.0）
＜ 70	170（22.7）	100（13.3）

注：小儿 SBP ＝ 80 ＋年龄 ×2，DBP 为 SBP 的 1/3 ～ 1/2；＜1 岁的婴幼儿的 SBP ＝ 68 ＋（月龄 ×2）（单位按 mmHg 计）

（康　焰　潘　纯）

第四节 有创动脉血压监测

有创动脉血压监测是重症患者血流动力学监测的重要组成部分。将导管插入动脉内，直接测定血压，为动脉血压直接测定法，又称为"有创动脉血压监测"。与袖带测量法相比，动脉压的直接测量更为准确。

【监测原理】

动脉血压直接测定法可通过压力监测系统连续监测患者的动脉血压。压力监测系统由压力传感器、放大器、处理器及显示器组成。通过压力传感器将血管内的液体静压力转变成电位变化后输入监测系统，经过处理器处理后在显示器上显示压力值及压力波形（图16-21）。

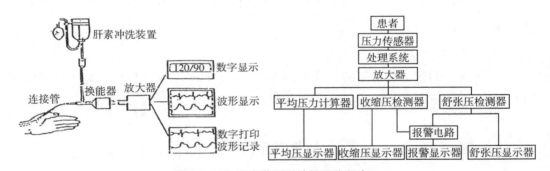

图16-21 压力监测系统及工作程序

【适应证】

有创动脉压监测适合用于所有血流动力学不稳定或有血流动力学不稳定危险因素的患者。主要包括：

1. 严重创伤和多器官功能衰竭的患者。

2. 休克等血流动力学不稳定的患者。

3. 心脏大血管手术。

4. 具有大出血危险的手术患者（脑膜瘤等可能有大出血的手术）。

5. 低温麻醉和控制性降压。

6. 严重高血压。

7. 嗜铬细胞瘤手术。

8. 心肌梗死和心力衰竭抢救时。

9.无法用无创法测量血压的患者。

【禁忌证】

1.Allens 试验阳性者禁行同侧桡动脉穿刺。

2. 局部皮肤感染者应更换置管部位。

【操作程序及方法】

1. 穿刺置管：常选择桡动脉为穿刺点，给予常规消毒、铺巾，以 2% 利多卡因做局部浸润麻醉，以带套管的动脉穿刺针在脉搏最明显处进针，进针时根据不同穿刺部位使针头与皮肤约呈 30°。缓慢地将穿刺针向前推进，当见到鲜红色血时即证明导管在血管内。在退出金属针芯的同时将聚乙烯导管缓慢向前推进 3～5cm。

2. 准备压力换能器：将压力传感器一端与压力监测仪电缆连接，将另一端直接或经测压连接管连于动脉导管。同时将压力传感器与肝素生理盐水加压袋连接，用生理盐水冲洗换能器管路，排除气泡。

3. 监护仪准备：监护仪应置于操作者可见处。压力尺度根据患者的具体情况设定。

4. 参照点的选择及调零：换能器的气液面应以右心房水平作为参照点调零。临床通常将腋中线第四前肋间水平作为确定仰卧位患者参照点的标志。将压力传感器置于参照点水平，通向大气调零。

5. 测压系统的阻尼检测：通过方波试验（快速冲洗试验），检验整个测压系统阻尼和共振频率是否正常。

6. 监测动脉压和波形：将换能器测压管的三通转向动脉导管，可持续监测动脉压波形和压力。

【正常动脉压波形】

1. 正常动脉压力波形的特征：体循环的动脉波形类似于肺动脉波形，具有以下特征：①快速的上升和下降（收缩射血）；②一个重搏切迹（主动脉瓣关闭）；③平缓的逐渐下降（血管舒张）。

正常动脉压力波形可分为收缩相和舒张相（图 16-22）。主动脉瓣开放和快速射血入主动脉时为收缩相，动脉压波迅速上升至顶峰，即为收缩压。血流从主动脉到周围动脉，压力波下降，主动脉瓣关闭，直至下一次收缩开始，波形下降至基线为舒张相，最低点即为舒张压。动脉压波下降支出现的切迹称重搏切迹。

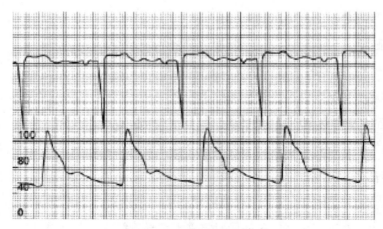

图 16-22　正常动脉压波形

2. 不同部位的动脉压波形有所不同：动脉波脉冲传向外周，越是远端的动脉，压力脉冲到达越迟，上升支越陡，收缩压越高，而舒张压越低，但重搏切迹不明显（图 16-23 A）。另外，不同部位动脉中的血流速度不同，越远端的动脉血流速度越慢（图 16-23 B）。

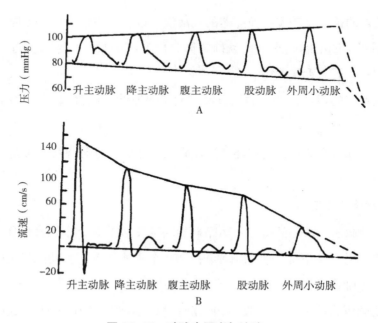

图 16-23　动脉内压力与流速

注：A. 不同部位动脉内压力变化；B. 不同动脉内流速变化

【异常动脉压波形】

患者在不同的疾病状态下，动脉压波形形态不同。①圆钝波：波幅中等度降低，上升和下降支缓慢，顶峰圆钝，重搏切迹不明显，见于心肌收缩功能低落或血容量不足者。②不规则波：波幅大小不等，早搏波的压力低平，见于心律失常患者。③高尖波：波幅高耸，上升支陡，重搏切迹不明显，舒张压低，脉压宽，见于高血压及主动脉瓣关闭不全者。主动脉瓣狭窄者，下降支缓慢及坡度较大，舒张压偏高。④低平波：压力波上升和下降支缓慢，波幅低平，严重低血压，见于低血压休克和低心排综合征者（图 16-24）。

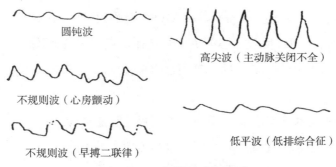

圆钝波

高尖波（主动脉关闭不全）

不规则波（心房颤动）

不规则波（早搏二联律）

低平波（低排综合征）

图 16-24　异常动脉压波形

【临床意义】

1. 有创动脉血压监测可提供准确、可靠和连续的动脉血压数据。

2. 有创动脉血压监测导管利于动脉采样。

3. 动脉压力波形有助于临床的诊断及治疗。

【注意事项】

1. 有创直接测压值较无创测压高 5～20mmHg，股动脉收缩压较桡动脉收缩压低 10～20mmHg，而舒张压高 15～20mmHg。

2. 测压前必须先调零。

3. 压力传感器应平齐于第 4 肋间腋中线水平，相当于心脏水平，低于或高于它均可造成压力误差。

4. 测压管路需保持通畅，不能有任何气泡或血凝块。经常用肝素盐水冲洗，冲洗时压力曲线应为垂直上下，提示管路畅通无阻。

5. 测压装置的延长管不宜长于 100cm，直径应大于 0.3cm，质地需较硬，以防压力衰减。

6.测压装置中输液管内需用 300mmHg 的加压袋，以每小时 3ml 的速度均匀注入肝素盐水，冲洗管路。

（康　焰）

第五节　中心静脉压监测

中心静脉压（central venous pressure，CVP）是通过中心静脉置管测得的胸腔内大血管或右心房内的压力，反映右心前负荷，是评价重症患者血流动力学的重要指标。CVP 与血容量、静脉张力、右心功能等因素有关。

【适应证】

1.严重创伤、各种休克及急性循环功能衰竭等重症患者。

2.各类大、中手术，尤其是心血管、脑和腹部大手术。

3.需大量、快速输血及补液的患者。

【禁忌证】

与中心静脉置管类似，即穿刺静脉局部感染或血栓形成、凝血功能障碍等，但并非绝对禁忌。

【操作程序及方法】

1.穿刺置管

常选用颈内静脉和锁骨下静脉作为中心静脉压监测的部位。超声定位后，常规消毒和铺无菌巾，局部浸润麻醉。用局麻针试穿刺，确定穿刺方向及深度。用 Seldinger 法穿刺置管。妥善固定。

2.压力换能器测压

应用压力换能器测压可连续记录静脉压和描记静脉压力波形。具体步骤见第二篇第十四节。

3.水压力计测压

若无压力换能器测压装置，可采用水压力计测压。临床上常用的测压装置是将 T 形管或三通开关分别连接中心静脉导管、测压计的玻璃（或塑料）测压管和静脉输液系统。具体步骤包括：

（1）准备测压计的玻璃（或塑料）测压管：将一直径为 0.8 ～ 1.0cm 的玻璃管和刻有 "cmH$_2$O" 的标尺，一起固定在输液支架上。

（2）准备输液系统：通过三通开关，一端与输液器相连，另一端接中心静脉导管（连接管内应充满液体，排除气泡）。

（3）参考点（零点）：标尺零点对准腋中线右心房水平。

（4）测定 CVP：调整三通方向，阻断输液器一端，将中心静脉导管与玻璃（或塑料）测压管相通，可监测 CVP（图 16-25）。

（5）输液：通过输液装置输入的液体应每毫升含 1 ～ 3 单位的肝素生理盐水，以便在测压间歇输入液体时，防止导管内血液凝固。零点为第 4 肋间腋中线（图 16-25）。

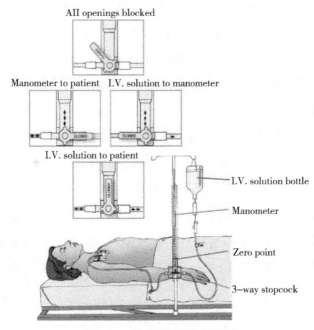

图 16-25　测量 CVP 的装置

注：All openings blocked：所有开关打开；Manometer to patient：换能器与患者连通；I.V. solution to manometer：输液器与换能器连通；I.V. solution to patient：输液器与患者连通；I.V. solution bottle：输液瓶；Manometer：换能器；Zero point：零点；3-way stopcock：三通

【临床意义】

1. 正常值

CVP 的正常值为 5 ～ 12cmH$_2$O。＜ 5cmH$_2$O 提示心室充盈欠佳或血容量不足，＞

15 ～ 20cmH$_2$O 提示右心功能不全或容量过负荷，但 CVP 不能反映左心功能。不同患者的 CVP 正常值亦有差异。

2. 影响 CVP 的因素

（1）病理因素：CVP 升高见于右心房及左或右心室心力衰竭、心房颤动、肺栓塞、支气管痉挛、输血补液过量、纵隔压迫、张力性气胸及血胸、慢性肺部疾患、心包填塞、缩窄性心包炎、腹内压增高及先天性和后天性心脏病等。CVP 降低的原因有失血和脱水引起的低血容量，以及周围血管扩张，如神经性和过敏性休克等。

（2）神经体液因素：交感神经兴奋，儿茶酚胺、抗利尿激素、肾素和醛固酮等分泌增加，血管张力增加，使 CVP 升高。相反，某些扩血管活性物质，使血管张力减小，血容量相对不足，CVP 降低。

（3）药物因素：快速输液、应用去甲肾上腺素等血管收缩药，CVP 明显升高；用扩血管药或心功能不全患者用洋地黄等强心药后，CVP 下降。

（4）其他因素：各种原因引起的肺血管收缩、正压通气患者挣扎和躁动、腹腔手术和压迫等均可使 CVP 升高；麻醉过深或椎管内麻醉时血管扩张，CVP 降低。

3. CVP 波形分析

（1）正常波形：典型的 CVP 波形类似心房波，包括 3 个正向波 a、v、c 和两个负向波 x、y。 a 波由心房收缩产生；x 波由右心房舒张导致压力下降以及心室收缩带动三尖瓣环关闭，房室连接处向下运动所致；c 波是三尖瓣关闭引起右心房压力轻度升高导致；v 波是右心充盈同时伴随右心室收缩，三尖瓣关闭时心房膨胀的回力引起；y 波表示三尖瓣开放，右心房排空，血液进入右心室。右心房收缩压（a 波）与舒张压（v 波）几乎相同（图 16-26），常在 3 ～ 4mmHg 以内，正常时右心房平均压为 2 ～ 6mmHg。

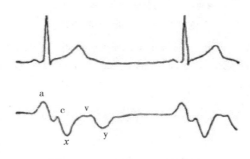

图 16-26　正常 CVP 的波形

（2）异常波形：①压力升高和 a 波抬高、扩大：见于右心室衰竭、三尖瓣狭窄和反流、心包填塞、缩窄性心包炎、肺动脉高压及慢性左心衰竭、容量负荷过多。②v 波抬高和扩大：见于三尖瓣反流，心包填塞时舒张期充盈压升高，a 波与 v 波均抬高，右房压力波形明显，x 波突出，而 y 波缩短或消失。但缩窄性心包炎的 x 波和 y 波均明显。③呼吸时 CVP 波形：在自主吸气时，压力波幅降低，呼气时增高，机械通气时随呼吸变化更显著。

【护理与拔管】

1. 护理要点：①要及时更换敷料，保持穿刺点清洁及干燥。②肝素生理盐水持续滴入冲洗导管，保持导管通畅，抽血后也应冲洗导管。③每天更换输液器。④严格遵守无菌操作。

2. 拔管：①如遇穿刺部位有炎症、疼痛和原因不明的发热，应拔除导管，并留样培养。②不需要时，应尽早拔除导管，拔管后注意局部消毒处理，穿刺点需稍加压迫以防皮下隧道形成。

【注意事项】

1. 确定导管位置正确。测定中心静脉压导管尖端必须位于右心房或近右心房的上、下腔静脉内。插管后做 X 线片检查可判断导管的位置。导管位置不正确，则测压不准。

2. 正确调节零点。一般以右心房中部水平线作为理想的标准零点。若体位发生改变应随即调整零点。

3. 注意胸内压的影响。

4. 保持管道畅通、无空气，当需要较长时间监测中心静脉压、输液速度又较缓慢时，可于每 500ml 液体内加肝素 3 ～ 5mg，以预防管端形成血凝块，来保持测压系统的通畅。

（康　焰）

第六节　肺动脉漂浮导管

肺动脉漂浮导管监测是创伤性血流动力学监测的主要手段，可以对患者心脏的前负荷、后负荷、心肌的收缩舒张功能做出客观的评价，结合血气分析，还可进行全身氧代谢的监测。

一、肺动脉漂浮导管置管术

【适应证】

肺动脉漂浮导管适用于对血流动力学指标和机体组织氧合功能的监测。所以，任何原因引起的血流动力学不稳定及氧合功能改变，或存在可能引起这些改变的危险因素，均为肺动脉漂浮导管监测的适应证。

【临床应用】

概括起来主要有两个方面（表16-2）：第一，明确诊断；第二，指导治疗、判断疗效。

表 16-2　肺动脉漂浮导管的临床应用

诊断应用	指导治疗
肺水肿的鉴别诊断	指导液体量的管理
休克的鉴别诊断	调节肺水肿时的液体平衡
肺动脉高压	降低充血性心力衰竭患者的前负荷
心包填塞	维持少尿型肾衰竭患者的液体平衡
急性二尖瓣关闭不全	指导休克治疗
右心室梗死	指导血容量的调整和液体复苏
	调节正性肌力药和血管扩张药的剂量
	增加组织的氧输送
	机械通气时调节容量和正性肌力药

【禁忌证】

肺动脉漂浮导管监测无绝对禁忌证，对于下列情况应谨慎使用。

1. 肝素过敏；

2. 穿刺局部疑有感染或已有感染；

3. 严重出血性疾病，或溶栓和应用大剂量肝素抗凝；

4. 完全性左束支传导阻滞；

5. 心脏及大血管内有附壁血栓。

【置管操作准备】

1. 患者的准备

明确适应证和禁忌证。适当镇静。准备好除颤器及有关的急救药品。

2. 置管器具的准备

置管所需器具包括穿刺针、导丝、扩张器、导管鞘、肺动脉漂浮导管、压力传感器和压力冲洗装置等。

成年人最常用的为 7F 四腔漂浮导管，长 110cm，不透 X 线（图 16-27）。导管的近端为 3 个腔的连接端和一根热敏电极的连接导线。这 3 个腔分别为：①开口于导管顶端的肺动脉压力腔，用于测量肺动脉压和采取混合静脉血标本；②开口于距顶端 30cm 的导管侧壁的右心房压力腔，用于测量右房压和测量心排血量时注射指示剂液体；③充盈导管顶端气囊的气阀端，气囊充盈后基本与导管的顶端平齐，有利于导管随血流向前推进，并减轻导管顶端对心腔壁的刺激。热敏电极终止于导管顶端近侧 3.5 ～ 4.0cm 处，并通过导线与测量心排血量的热敏仪相连。儿童患者可选用 5F 的肺动脉漂浮导管。

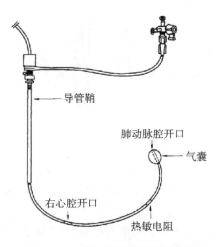

导管鞘

肺动脉腔开口

气囊

右心腔开口

热敏电阻

图 16-27 肺动脉漂浮导管示意图

3. 测压系统的准备

压力监测系统包括：①导管和测压连接管；②压力传感器；③冲洗装置；④压力监测仪。

（1）换能器的气液面应以右心房水平作为参照点调零。临床通常将腋中线第四前肋间水平作为确定仰卧位患者参照点的标志。将压力传感器置于参照点水平，通向大气调零。改变压力传感器水平将使所测压力值高于或低于实际压力。

（2）测压系统的阻尼检测。充满液体的测压系统是弱阻尼的，同时系统也需要一些阻尼，但阻尼越大，波形的准确性越差，测量的准确性就越差。

导管插入前应先做方波试验（快速冲洗试验），以检验整个测压系统阻尼和共振频率是否正常（图 16-28）。①若正常有 1 ~ 2 个振荡波，第 2 个振荡波的波幅小于第 1 个振荡波波幅的 1/3，为阻尼正常（图 16-28 A）。②若出现 2 个以上的振荡波，第 2 个振荡波的振幅超过第 1 个振荡波的 1/3，则说明系统自然振荡频率过高，而且阻尼不足，测定值往往偏高（图 16-28 B）。③若仅出现 1 个振荡波，甚至无振荡波，则说明系统阻尼过大，测定值往往偏低（图 16-28 C）。

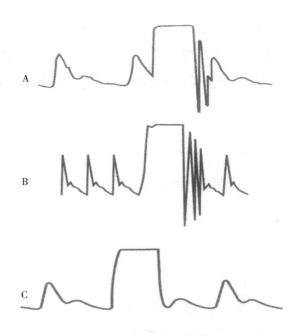

图 16-28　测压系统阻尼的方波试验（快速冲洗试验）

注：A. 阻尼正常；B. 阻尼不足；C. 阻尼过大

（3）测压系统的通畅及冲洗：现多用连续冲洗，将导管与加压冲洗袋连接，加压袋压力应为 300mmHg，持续冲洗导管和换能器。一般采用含 1 ～ 2U/ml 肝素的生理盐水，以 3ml/h 的速度持续冲洗。

4. 导管准备

①导管保护套：套至距导管末端 60cm 处，以在无菌的情况下随时调整导管位置。②检查气囊：用随管附带的注射器检查气囊是否漏气，允许最大注射容量为1.5ml，避免充气过多损伤气囊。充气后如气囊偏心，应更换导管。检查气囊弹性。③排空导管内空气：用加压冲洗液排出肺动脉压力腔和右房压力腔内气泡，以防气栓和压力衰减。

5. 穿刺点选择

（1）置管途径的选择。常用的置管途径有颈内静脉、锁骨下静脉及股静脉（图 16-29 和表 16-3）。一般将右侧颈内静脉作为置管首选途径。

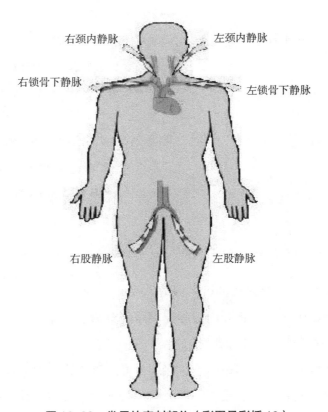

图 16-29　常用的穿刺部位（彩图见彩插 10）

表 16-3   常用肺动脉漂浮导管置管途径的比较

优点	缺点
颈内静脉	
出血时易于压迫	误穿颈动脉（前路＞中路＞后路）
穿破胸膜的机会较锁骨下静脉少	可能引起气胸（中路＞前路＞后路）
直接进入上腔静脉，放置肺动脉漂浮导管时易于到位	可能误伤迷走神经、臂丛、胸导管（左侧穿刺时）
	气管切开时容易引起感染
	可能引起空气栓塞
	肥胖和水肿患者解剖标志不清楚
锁骨下静脉	
解剖标志清楚，肥胖和水肿无影响	出血和误穿动脉时不能直接压迫止血
不会引起颈部结构的损伤	易造成气胸和血胸
便于固定和覆盖敷料	可能引起空气栓塞
对患者颈部和上肢限制少，舒适	导管可能异位至颈内静脉
	有时导管不易通过第一肋与锁骨之间狭窄的间隙，致置管或调整导管位置困难
股静脉	
出血易于直接压迫	难以保持无菌，感染危险性增加
无气胸并发症	下肢难以绝对固定，易致导管移动
	有血栓栓塞性疾病者下肢深静脉血栓形成的危险性增加
	距右心房远，导管较难到达肺动脉

（2）颈内静脉。患者去枕仰卧，最好头低 15°～30°，头转向对侧。根据穿刺点与胸锁乳突肌的关系，将颈内静脉穿刺路径分为前位径路、中央径路和后侧径路。具体径路可依据个人习惯选择。

（3）锁骨下静脉。体位同颈内静脉穿刺。可选择锁骨上和锁骨下两种路径。锁骨上法穿刺点位于胸锁乳突肌锁骨头后缘与锁骨夹角平分线，针头朝向对侧乳头。锁骨下法穿刺点位于锁骨中点或稍偏内、锁骨下 1cm 处，针头朝向胸骨上切迹。

（4）股静脉。仰卧，大腿外旋并 30° 外展。定位于腹股沟韧带下 2～3cm、股动脉搏动点内侧 1cm，针尖指向剑突、与皮肤呈 45°，一般进针 3～5cm 即可抽到回血。在因心跳停止或休克而扪不清股动脉搏动时，可在髂前上棘与耻骨联合间做一连线，其中点有股动脉穿过，于此中点下 2～3cm 处的内侧 1cm 穿刺。

【置管操作步骤】

1. 深静脉穿刺，置入导管鞘

①静脉穿刺：使用 18G 或 20G 穿刺针，接注射器，按试穿方向穿刺，进针过程中注射器略带负压，通畅地抽得回血（图 16-30）。②置入导丝（图 16-31 A）。③切开皮肤（图 16-31 B）。④插入扩张子及导管鞘（图 16-31 C）。退出扩张子和导丝（图 16-31 D）。⑤沿导管鞘立即置入肺动脉漂浮导管。固定导管鞘，覆盖敷料（图 16-31 E）。

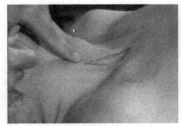 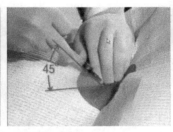 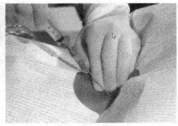

A　　　　　　　　　　B　　　　　　　　　　C

图 16-30　确定穿刺部位和穿刺方向（以颈内静脉为例）

注：A. 穿刺点定位；B. 穿刺的角度；C. 穿刺

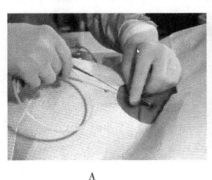 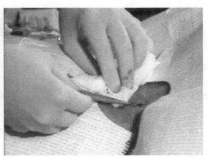

A　　　　　　　　　　　　　　　　　B

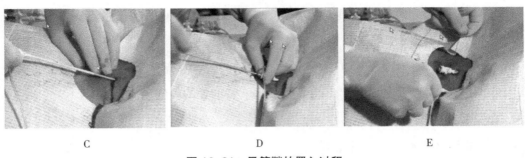

C   D   E

图 16-31　导管鞘的置入过程

注：A.沿穿刺针置入导丝；B.背向导丝切皮；C.沿导丝置入导管鞘；D.退出导管鞘内芯（扩张子）；E.固定导管鞘

2.检查肺动脉漂浮导管

（1）从导管套装中取出肺动脉漂浮导管，给导管套上无菌保护套（图 16-32 A）。

（2）用盐水冲刷肺动脉腔及近端右房腔，并使其与标定好的压力传感器相连。

（3）充气 1.5ml，检查气囊是否匀称（图 16-32 B），并放在液体中检查是否有气泡产生（图 16-32 C），如有漏气，应立即更换。

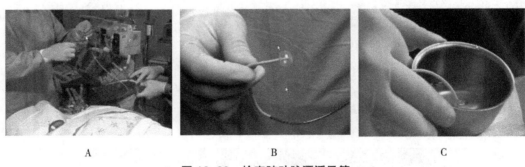

A   B   C

图 16-32　检查肺动脉漂浮导管

注：A.给肺动脉漂浮导管套上无菌保护套；B.气囊充气；C.在液体中检查气囊

3.置入肺动脉漂浮导管

首先将导管的远端弯度朝向患者中线，轻柔地置入导管鞘（图 16-33）。

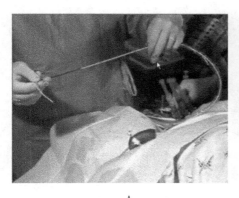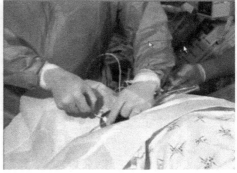

A
B

图 16-33　观察导管的弯度与置入导管鞘

注：A.将导管的远端弯度朝向患者中线；B.置入导管鞘

　　经导管鞘置入肺动脉漂浮导管，导管经过上腔静脉进入右心房、右心室，最后到达肺动脉，直至气囊在肺动脉被嵌顿（图 16-34）。一般根据压力波形来明确导管尖端所在部位（图 16-35）。

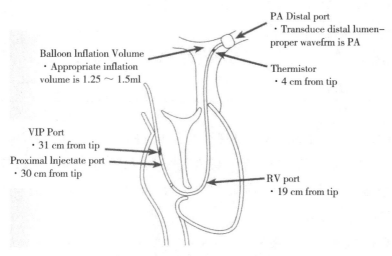

图 16-34　肺动脉漂浮导管的插入路径

注：PA Distal Port：肺动脉导管尖端；Balloon Inflation Volume：球囊充气状态；Appropriate inflation volume is 1.25 ～ 1.5ml：适当调整容积至 1.25 ～ 1.5ml；Thermistor：温度探头；4cm from tip：距离尖端4cm；VIP Port：心房开口；31cm from tip：距离尖端31cm；RV Port：右心室端；19cm from tip：距离尖端19cm；Proximal Injectate Port：注水口；30cm from tip：距离尖端30cm

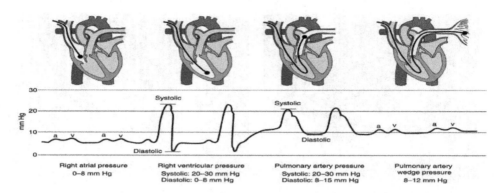

图 16-35　导管的位置与右心房、右室心、肺动脉及导管嵌顿的压力波形

注：Systolic：收缩期；Diastolic：舒张期

（1）导管入右心房：导管到达右心房的距离依穿刺部位不同而不同（表 16-4）。导管顶端进入右心房后，气囊应充气 1ml，锁住三通，继续向前送入导管。

表 16-4　肺动脉漂浮导管不同置管途径到达右心房的平均距离

置管途径	到达右心房的距离（cm）
颈内静脉	15～20
锁骨下静脉	10～15
股静脉	30～40
左或右贵要静脉	40～50

（2）导管入右心室：收缩压明显升高至 25mmHg 左右，舒张压不变或略有下降，脉压明显增大，压力曲线的上升支带有顿挫。此时容易引起室性早搏，甚至室颤，故需确保气囊充盈、减少右室停留时间。操作过程中将患者头抬高 5°，右侧倾斜卧位，可减少导管对心脏的刺激。

（3）导管入肺动脉：当舒张压从 0～5mmHg 升至 5～10mmHg，收缩压基本保持不变，压力曲线的下降支出现重搏切迹时，表明导管已进入肺动脉。

（4）肺动脉嵌顿：继续缓慢送入导管，导管气囊嵌顿时，压力下降，收缩压、舒张压波形消失，呈现与呼吸相关的正弦波。此时应停止移动导管，立即排空气囊，可见压力波形马上转为肺动脉压力波形。再次充盈和排空气囊，压力波形重复出现肺动脉嵌顿压力波形和肺动脉压力波形，说明导管位置良好。

右颈内静脉到嵌顿部位的距离为 40～50cm。若导管入右心室再继续前行超过 15cm 仍不能嵌顿，因为导管在心腔内过长易打结，所以应排空气囊把导管退回至右心房后再重新插入。气囊充盈量＜ 1.0ml 时即出现嵌顿波，说明导管置入过深，应退出少许。

4. 导管置入困难的常见原因及处理

常见原因有房颤、严重肺动脉高压、右心室扩大和低心排血量。处理方法：①使清醒患者深吸气可增加静脉回流；②抬高患者头部约 5°并右侧卧位；③导管在体内随血温变软，进入肺动脉困难，可从端孔口注入冷生理盐水使导管变硬，使其易进入肺动脉；④如果压力波引导法不能将导管随血流漂浮送到位，可选择 X 线透视引导下置入。

【注意事项】

1. 置管前

（1）经自动调控抗血栓屏障涂层处理的导管在置入前不应该搓擦、清洗。

（2）置入导管前，检查气囊是否完整，必要时更换。

（3）导管注水口和压力监测内腔分别与冲水系统和压力传感器连接，排尽气体。

2. 置管中

（1）不要使导管持续维持在嵌顿状态，以防肺梗死发生。

（2）不能在气囊充盈时退出导管。

（3）使气囊自动放气，不要用力抽吸（可能损坏气囊）。

（4）若导管置入过程中出现心腔内打圈，可拔出后重新置入。

3. 置管后

（1）除非病情需要，导管留置时间一般不超过 72h。

（2）监测压力时应缓慢进行气囊再充盈，如果打气时无阻力应怀疑气囊破裂，立即停止打气。

（3）导管正常使用时，保持气囊注射器与阀门连接牢靠，防止不经意将液体注射入气囊腔。

（4）测量 PAWP 时，气囊充盈一般为 2～3 个呼吸周期，气囊充气时间不能持续超过 30s。

（5）间断检查静脉管路、压力管路和压力换能器，保持其间无气体，一旦管道不通畅，需立即拔除导管。

（6）不要在气囊嵌顿在肺动脉时冲洗管道。

【并发症】

肺动脉漂浮导管的并发症与插管过程及导管留置有关（表 16-5）。

表 16-5　肺动脉漂浮导管相关的并发症

插管并发症	留管并发症
气胸 / 血胸	导管或穿刺局部感染
血肿形成	肺栓塞 / 梗死
一过性心律失常 / 心脏传导阻滞	心律失常
肺动脉破裂	瓣膜损伤 / 心内膜炎
导管打结	肺动脉破裂
瓣膜损伤	血小板减少

1. 心律失常：以室性早搏和一过性室性心动过速最为常见，右束支传导阻滞多为一过性的。主要由导管顶端刺激心室壁所致。对于急性心肌梗死或其他心律失常高危的患者，在插入肺动脉漂浮导管时，应预先准备好相应的治疗和抢救设备。

在插管和导管留置时采取以下措施，可有效预防或减少心律失常的发生：①术前应尽量纠正导致心律失常的因素；②导管到达右心房后，应立即充盈气囊；③导管通过三尖瓣进入右心室后，应快速轻柔地送入导管，尽量缩短在右心室内的操作时间。

2. 血栓形成及栓塞：预防措施：①使用肝素生理盐水持续冲洗导管或选用肝素包被的导管；②测肺动脉嵌顿压的时间不宜过长；③气囊放气排空后压力波形应为肺动脉压力波形；④置入肺动脉后，应常规做胸部 X 线检查，确定导管位置。

3. 肺动脉破裂：肺动脉破裂是最严重的并发症。典型表现为突然大咯血，病死率高，但发生率低，多见于高龄、肺动脉高压、行低温体外循环心脏手术以及其他抗凝治疗的患者。最主要原因是导管位置过深或气囊偏心等。一旦发生大咯血，应立即进行气管插管，首选双腔气管插管，保证气道通畅。必要时进行手术治疗。

4. 导管打结：常见原因是导管在右心室或右心房内缠绕，易发生在扩大的右心房或右心室。如高度怀疑导管打结，应立即在 X 线下证实，并置入导引钢丝，松解导管结后将其退出体外。如果导管结无法松解或其中含有腱索、乳头肌等心内结构，则需采取外科手术取出导管。

5. 感染：若考虑为肺动脉漂浮导管相关感染，应立即将导管拔出，并送检标本，必要时给予抗感染治疗。做好无菌操作即可。

6. 其他并发症：主要包括右束支传导阻滞、完全性房室传导阻滞、三尖瓣及肺动脉瓣的损害、血小板减少症、气胸、血栓性静脉炎、血栓形成、肝素诱导的血小板减少症。

二、肺动脉漂浮导管位置的确定

置入肺动脉漂浮导管后，首先应确认导管远端位于肺动脉主干中，以防导管置入过深导致肺栓塞，或导管置入过浅导致导管远端进入心室，诱发心肌损害和心律失常。

1. 胸部 X 线片：从床旁的压力波形监测可以初步判断导管远端所在的位置，但仍应拍摄床边胸部 X 线片确定导管位置。一般要求肺动脉漂浮导管的远端位于肺门区，即保证导管尖端位于肺动脉主干中。

2. 持续监测肺动脉压：在导管留置的过程中，应持续监测肺动脉压波形，如果在气囊未充气的状态下出现持续类似 PAWP 的波形，应考虑导管部分或完全嵌顿，应先将导管后退直至出现肺动脉压波形，若仍无肺动脉压波形，则需用肝素生理盐水冲洗导管，排除导管部分堵塞。

三、肺动脉漂浮导管心排血量的测定

【测定原理】

心排血量是单位时间内心脏的射血量，静息状态下为 4 ~ 6L/min，是评价心脏收缩功能的重要指标。热稀释法操作简便，是目前临床上最为常用的测定心排血量的方法。

【测定步骤】

1. 器械准备：准备 500ml 5% 的葡萄糖或生理盐水（在线温度测定系统，on-line sys），或 250ml 5% 的零度葡萄糖或生理盐水（冰浴系统，bath sys），后者已少用。还需准备 10ml 注射器、on-line 温度测定探头或冰浴注射系统。

2. 确认肺动脉漂浮导管远端位于肺动脉主干中。将肺动脉导管和心排血量计算机的电缆线连接。

3. 将注射系统和心排血量计算机的温度探头连接，并与导管右心房端口连接。

4. 观察肺动脉压力波形的同时，向右心房注射端口连续、平稳地快速注射液体，一般在 4s 内完成。

5. 每次注射后观察监护仪。先出现连贯、平稳的上升支，继而出现平稳下降支的曲线，为准确测定的心排血量曲线。

6. 至少重复测定 3 次，将正确测定的结果取平均值，作为心排血量的测定结果。

【测定心排血量的影响因素】

1. 注射液体的温度：注射液体与血液的温差应在 10℃以上。

2. 注射液体的容量：注射液体的容量必须与心排血仪预设液体容积一致。

3. 注射速度：应快速、均匀，注射时间以 4s 为佳。

4. 两次测量的间隔时间：使用室温注射液时需间隔 35s，使用冰水注射液时需将间隔时间延长为 70s。

5. 中心静脉快速大量输液。

6. 呼吸、心率、体位和肢体活动：应在呼吸周期的同一时期，一般在呼气末测量。

7. 三尖瓣反流及心内分流。

四、肺动脉漂浮导管的监测指标及临床意义

在血流动力学指标中，部分可通过直接测量得到，部分根据公式计算而来（表16–6）。

表 16–6　血流动力学监测指标及正常参考值

指标	缩写	计算方法	正常参考值
平均动脉压	MAP	直接测量	80 ～ 100mmHg
右房压	RAP	直接测量	6 ～ 12mmHg
平均肺动脉压	MPAP	直接测量	11 ～ 16mmHg
肺动脉嵌顿压	PAWP	直接测量	5 ～ 15mmHg
心排血量	CO	直接测量	4 ～ 6L/min
心脏指数	CI	CO/BSA	$2.5 \sim 4.2$ L/（min·m^2）

续表

指标	缩写	计算方法	正常参考值
每搏输出量	SV	$1000 \times CO/HR$	$60 \sim 90ml$
每搏指数	SVI	SV/BSA	$30 \sim 50ml/m^2$
体循环阻力	SVR	$80 \times (MAP - CVP)/CO$	$900 \sim 1500dyn \cdot s \cdot cm^{-5}$
体循环阻力指数	SVRI	$80 \times (MAP - CVP)/CI$	$1760 \sim 2600dyn \cdot s \cdot m^2 \cdot cm^{-5}$
肺循环阻力	PVR	$80 \times (PAP - PAWP)/CO$	$20 \sim 130dyn \cdot s \cdot cm^{-5}$
肺循环阻力指数	PVRI	$80 \times (PAP - PAWP)/CI$	$45 \sim 225dyn \cdot s \cdot m^2 \cdot cm^{-5}$
左室每搏功指数	LVSWI	$SVI \times (MAP - PAWP) \times 0.0136$	$45 \sim 60g \cdot m/m^2$
右室每搏功指数	RVSWI	$SVI \times (PAP - CVP) \times 0.0136$	$5 \sim 10g \cdot m/m^2$

【心房压力波】

1. 压力波形

在窦性心律时，心房压力波的特征为两个大的正向波（a 和 v 波）和两个负向波（X 和 Y 降波）和另外一个小的正向波（c 波）（图 16-36）。a 波由心房收缩产生。随后为心房舒张和心室收缩带动三尖瓣环关闭，房室连接处向下运动产生的负向 X 波。三尖瓣关闭时瓣叶轻度向右房突出，引起右房压轻微增加，形成 c 波，可呈明显的波形或作为 a 波的挫折，有时不出现。X 降波后的正向波为 v 波，由心室收缩时心房被动充盈产生。最后的一个波为 Y 降波，标志着三尖瓣开放，右房快速排空，血液进入右心室。

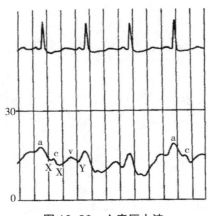

图 16-36 心房压力波

2. 临床意义

右房压是评价容量状态、指导液体复苏最常用的指标。右房压除表示右室充盈压水平外，还反映影响静脉回流的阻力。正常情况下，在自主呼吸时胸腔内压于吸气相降低，右房压随之下降，从而增加了胸腔外静脉回流的压差。但当右房扩张受限时，吸气时右房压不仅不下降，甚至还会升高（Kussmaul 氏征）。若吸气时右房压不下降，则增加容量负荷将不会再使心排血量增加。

【肺动脉压力波】

1. 压力波形

肺动脉压力波由收缩波和重搏切迹组成（图16-37）。重搏波位于收缩波的降支。典型的肺动脉收缩波峰值点与心电图的 T 波同步。

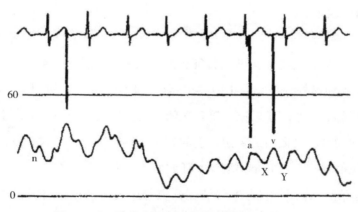

图 16-37　肺动脉压力波及肺动脉嵌顿压波形

2. 临床意义

肺动脉压的正常值为收缩压 15 ～ 30mmHg、舒张压 5 ～ 15mmHg、平均压 11 ～ 16mmHg。

正常情况下，肺动脉舒张压近似于 PAWP。但心率很快时，舒张期缩短，肺动脉舒张压和 PAWP 之间相关性则异常。

【肺动脉嵌顿压力波】

1. 压力波形

肺动脉嵌顿压（PAWP）反映的是左房压，其波形特征与右房波类似（图16-38），典型的 PAWP 亦由两个大的正向波（a 和 v 波）和两个负向波（X 和 Y 降波）

和另外一个小的正向波（c 波）组成。

同步记录心电图和压力波形，发现在 PAWP 波中，a 波通常出现在 QRS 波群之后，v 波则出现在 T 波之后。

2. PAWP 的测量

一般选择在呼气末测量 PAWP，此时胸腔内压力对 PAWP 影响最小，故在此时测量 PAWP 相对较准确。最好能在监测 PAWP 波形的同时监测呼吸波形。

选择呼气末所对应的 PAWP 的点进行测量：①完全自主呼吸：呼气末位于最高点向最低点过渡的过程中（图 16-38 A）。②呼吸机辅助通气（有自主触发）：此时患者受 PEEP 的影响，测量 PAWP 的点（呼气末）应在这次胸腔内压下降前（图 16-38 B、图 16-38 B'）。③呼吸机控制通气（没有触发）：患者没有自主吸气，在整个呼吸周期中，呼气末压力最低，因此测量 PAWP 的点应选在曲线的最低点（图 16-38 C）。

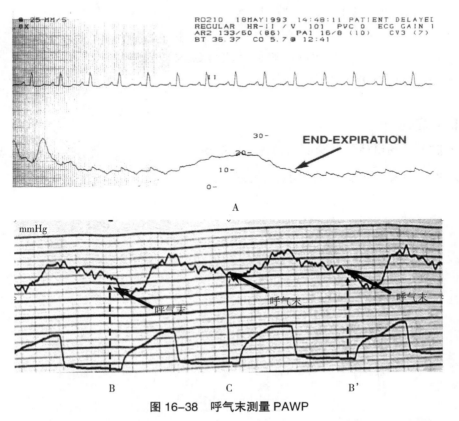

图 16-38　呼气末测量 PAWP

注：A. 自主呼吸时；B. 呼吸机辅助通气（有自主触发）；C. 呼吸机控制通气（没有触发）；B' = B

3. 临床意义

PAWP 是评估肺毛细血管静水压和左心室前负荷的一项重要指标。

五、肺动脉漂浮导管的异常波形

肺动脉漂浮导管常见的异常波形包括阻尼过度、导管缠绕、导管过嵌、导管不全嵌顿和某些疾病状态。

【阻尼过度】

阻尼过度（图 16-39）引起的波形衰减表现为收缩压降低、舒张压升高、脉压差减少。

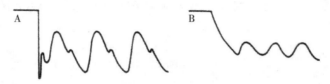

图 16-39　阻尼正常与过度肺动脉压力波形

注：A.阻尼正常；B.阻尼过度

【导管抖动】

心脏的收缩可使肺动脉漂浮导管过度运动或抖动，造成波形"抖动"。表现为快而锐利的正向及负向波，收缩期更为明显（图 16-40）。

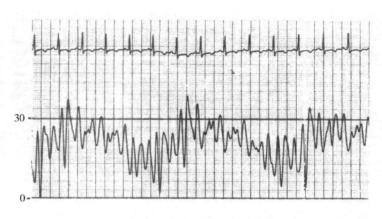

图 16-40　导管抖动

【导管过嵌】

导管过嵌（图 16–41）的特征是当气囊充盈时，压力波形逐渐上升。最常见原因为充盈时气囊向前疝出而堵塞导管顶端，或导管顶端贴在了血管壁上。

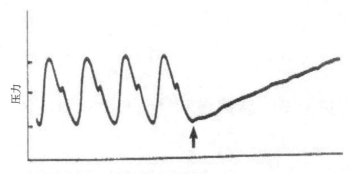

图 16–41　导管过嵌

【导管不全嵌顿】

导管不全嵌顿时压力波形与完全嵌顿时十分近似，所得 PAWP 值介于平均肺动脉压和实际 PAWP 之间（图 16–42）。

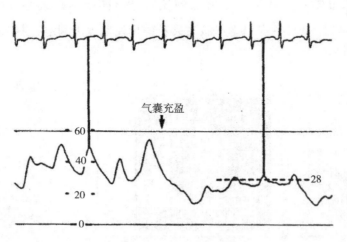

图 16–42　导管不全嵌顿

遇到以下情况时，应考虑导管不全嵌顿：① PAWP ＞肺动脉舒张压（PAPd）；②基础疾病伴肺血管阻力增加，而 PAPd–PAWP 差值正常；③连续数次测定的 PAPd–PAWP 差值波动较大，应考虑间断不全嵌顿。

【导管异位】

在肺动脉漂浮导管的监测中，应常规地持续监测导管顶端开口的波形，即肺动脉压力波形，并随时注意观察压力波形的改变。

直通黄英姿更新内容

（黄英姿）

第七节　脉搏指示持续心排血量监测

脉搏指示持续心排血量（pulse indicator continuous cardiac output，PiCCO）监测，是将经肺热稀释技术和脉搏轮廓分析技术相结合的监测方法。其不但可以连续测量心排血量和动脉血压，还可以测量胸腔内血容量（intrathoracic blood volume，ITBV）和血管外肺水（extravascular lung water，EVLW），可以更好地反映心脏前负荷，指导临床医师及时调整心脏的容量负荷与肺水肿之间的平衡。

目前临床最常应用的采用该方法的仪器是脉搏指示持续心排血量仪（PiCCO *plus*）（图16-43），近年来某些监护仪安装特殊模块后也可测定（图16-44）。

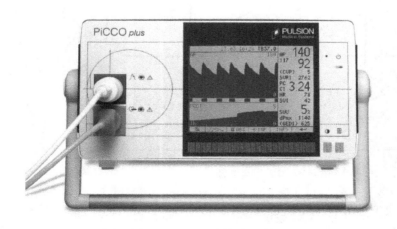

图 16-43　PiCCO *plus* 监测仪

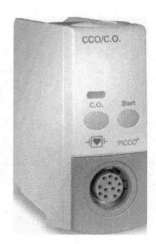

图 16-44　菲利浦监护仪（Philips Intellivue / CMS 模块）

【原理】

PiCCO 技术只需将中心静脉导管和尖端带有热敏电阻的大动脉导管（常为股动脉）连接至 PiCCO 监护仪。测量时，经中心静脉导管注入适量冰盐水，依次经过上腔静脉、右心、肺、左心、主动脉、股动脉，计算机将整个热稀释过程画出温度 – 时间变化曲线，根据 Stewart–Hamilton 方程式计算出心排血量。然后通过患者的动脉脉搏波形和心率的变化持续算出每次心排血量。

可以间接计算出相关指标，如右心房舒张末期容积（RAEDV）、右心室舒张末期容积（RVEDV）、左心房舒张末期容积（LAEDV）、左心室舒张末期容积（LVEDV）、胸腔内热容量（ITTV）、全心舒张末期容积（GEDV）、肺血容量（PBV）、EVLW。EVLW 可由 ITTV 和 ITBV 的差值计算出来：EVLW = ITTV − ITBV（图 16-45）。

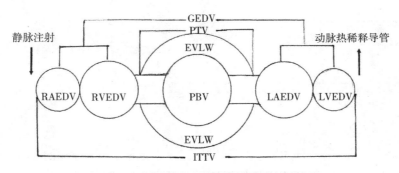

图 16-45　指示剂在心肺系统的混合腔示意图

注：RAEDV：右心房舒张末期容积；RVEDV：右心室舒张末期容积；LAEDV：左心房舒张末期容积；LVEDV：左心室舒张末期容积；ITTV：胸腔内热容量；GEDV：全心舒张末期容积；PTV：肺热容量；PBV：肺血容量；EVLW：血管外肺水

【适应证】

适合需要血流动力学监测、任何原因引起的血管外肺水增加或存在可能引起血管外肺水增加危险因素的患者。

【禁忌证】

无绝对禁忌证，对于下列情况应谨慎使用：

1. 肝素过敏。

2. 穿刺局部疑有感染或已有感染。

3. 严重出血性疾病。

4.溶栓和应用大剂量肝素抗凝。

【操作步骤】

1.操作物品准备：一次性缝合包、消毒碘伏、无菌手套、局麻药（2%利多卡因1支）、5ml注射器、肝素生理盐水（生理盐水250ml加1/4支肝素）、肝素乳酸钠冲洗液（乳酸钠林格氏液500ml加1/4支肝素）、100ml冰生理盐水、中心静脉导管、PiCCO导管包及配套的温度探头、PiCCO导管配套的压力换能器等（图16-46）。

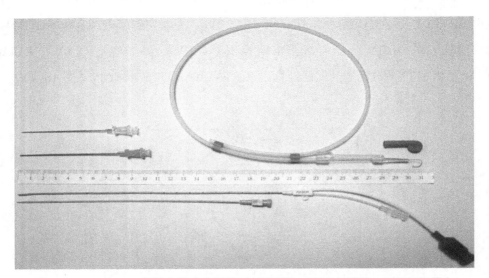

图16-46　PiCCO导管套装（穿刺针、J型导丝、PiCCO导管、组织扩张器）

2.具体操作步骤：

（1）在颈内静脉或锁骨下静脉以seldinger法置入中心静脉导管。

（2）将温度探头及换能器连于中心静脉导管中心腔，将换能器调零。

（3）用seldinger法在大动脉内置入PiCCO热稀释导管（如4F，PV2014L16）。

（4）将"动脉压电缆"连接到热稀释导管上，将换能器参考点置于腋中线第四肋间心房水平。

（5）输入患者的参数（如中心静脉压、身高、体重等）。

（6）准备好合适的注射溶液，在测量界面基线稳定的状态下尽可能快速而平稳地从中心静脉导管注射溶液（＜7s）。

（7）重复进行3次热稀释测量以初次定标，取平均值后记录CO、ITBV、EVLW

等参数。

（8）切换到脉搏轮廓测量法的显示页，可连续监测 CO、SV、SVV% 等参数（图16-47）。

（9）停止监测时关闭电源，拔除相关导管，局部按压并注意出血情况。消毒连接线，收好备用。

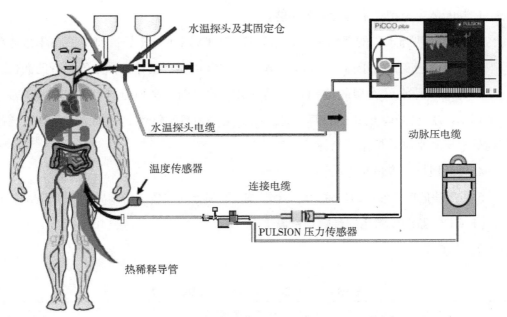

水温探头及其固定仓

水温探头电缆

温度传感器

连接电缆

热稀释导管

动脉压电缆

PULSION 压力传感器

图 16-47　应用 PiCCO 测量 EVLW 的连接示意图（彩图见彩插 11）

【注意事项】

1.PiCCO 导管有 5F、4F、3F 三种型号可供选择，可置于股动脉、肱动脉或腋动脉，一般多选择股动脉。3F 导管用于儿科患者，置于股动脉。

2.静脉和动脉置管及留管过程中应注意无菌操作。

3.将换能器压力"调零"。将换能器参考点置于腋中线第四肋间心房水平，一般每 6 ～ 8 小时进行一次调零。

4.每次进行动脉压修正后都必须通过热稀释测量方法对脉搏轮廓分析法进行重新校正。

5.根据患者的情况，选择合适的注射液温度和容积。且注射液容量必须与心排血量仪预设容积一致。

6. 接受主动脉球囊反搏的患者，在测量时应暂停反搏。

7. 在测量过程中患者需要处于"稳定"的状态，应避免快速输液或注射治疗，尤其是在中心静脉腔。血液温度不应该低于 30℃。

8. 动脉导管留置一般不超过 7～10 天，需注意局部缺血和栓塞。

【临床应用及意义】

1. 判断休克类型和了解心脏泵功能。

2. 直接反映肺水肿的严重程度，指导脱机：EVLWI 可能是目前唯一在床边能够反映肺水肿动态变化的指标。有研究显示，EVLWI 可用于指导机械通气患者的撤机。

3. 有助于肺水肿类型的鉴别和协助 ARDS 的诊断：肺血管通透性指数（PVPI）可依据 EVLW 和 PBV 的比值推算，是反映肺毛细血管通透性、鉴别 ARDS 高通透性与高静水压肺水肿的标志性指标。

4. 更好地指导容量状态的评价和管理。

5. 可反映危重病患者的预后：动态评价血管外肺水可作为患者预后的判断指标之一。

【PiCCO 监测仪常用的参数正常值】

见表 16-7。

表 16-7　PiCCO 监测仪常用的参数正常值

参数	正常范围	单位
热稀释法测量指标		
心脏指数（CI）	3.5～5.0	L/（min·m^2）
胸腔内血容量指数（ITBI）	850～1000	ml/m^2
全心舒张容积指数（GEDI）	680～800	ml/m^2
全心射血分数（GEF）	25～35	%
血管外肺水指数（EVLWI）	3.0～7.0	ml/kg
肺血管通透性指数（PVPI）	1.0～3.0	—
脉搏轮廓法持续监测指标		
脉搏指示心脏指数（PCCI）	3.5～5.0	L/（min·m^2）
每搏输出量指数（SVI）	40～60	ml/m^2

续表

参数	正常范围	单位
每搏输出量变异度（SVV）	$\leqslant 10$	%
脉压变异率（PPV）	$\leqslant 10$	%
动脉收缩压（Apsys）	$90 \sim 130$	mmHg
动脉舒张压（Apdia）	$60 \sim 90$	mmHg
平均动脉压（MAP）	$70 \sim 90$	mmHg
最大压力增加速度（dPmax）	$1200 \sim 2000$	mmHg/s
外周血管阻力（SVRI）	$1200 \sim 2000$	$dyn \cdot s \cdot cm^{-5} \cdot m^2$

（郭兰骐　杨从山）

第八节　主动脉内球囊反搏

主动脉内球囊反搏（intra-aortic balloon counterpulsasion therapy，IABP）是机械性辅助循环方法之一，是一种通过物理作用，提高主动脉内舒张压，增加冠状动脉供血和改善心脏功能的方法，通过对血流动力学的影响而对心功能障碍起辅助性治疗作用。

【工作原理】

IABP 是将一个带有球囊的导管置入患者主动脉内（图 16-48 A），球囊位于降主动脉的近心端，导管尖端位于左锁骨下动脉开口以下。根据患者自主心率或动脉压力，触发 IABP 的驱动装置，使球囊在心室舒张期充盈（图 16-48 C），心室收缩开始前快速排空（图 16-48 B）。球囊在心脏舒张期充盈，把主动脉内的部分血液推向主动脉根部，从而使冠状动脉的灌注压明显升高，脑的舒张期灌注压也明显升高。与此同时，球囊把一部分血液推向主动脉远端，增加了内脏器官的舒张期血流灌注，尤其是肾脏灌注。在心脏收缩前球囊突然排空，使主动脉内的压力骤然下降，左心室的射血阻力明显降低，导致心肌做功降低，耗氧量明显减少。

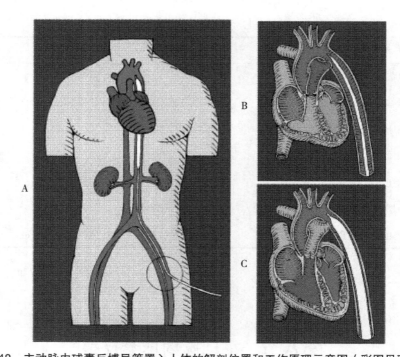

图 16-48　主动脉内球囊反搏导管置入人体的解剖位置和工作原理示意图（彩图见彩插 12）

　　注：A. 主动脉内球囊反搏导管置入人体的解剖位置；B. 在心室收缩期球囊排空；C. 在心室舒张期球囊充盈

【适应证】

　　1. 各种原因导致的心源性休克；

　　2. 不稳定性心绞痛，包括内科治疗无效的不稳定性心绞痛、变异性心绞痛持续 24 小时、心肌缺血所致的顽固性快速室性心律失常等；

　　3. 充血性心力衰竭；

　　4. 心导管操作期间或操作后的循环支持；

　　5. 心跳骤停的复苏；

　　6. 等待冠状动脉搭桥术的不稳定性心绞痛或急性心肌梗死；

　　7. 心脏手术前血流动力学不稳定；

　　8. 心脏手术中的心源性休克；

　　9. 心脏手术后难以脱离体外循环；

　　10. 术后发生心源性休克或心力衰竭；

　　11. 心脏移植术前后；

12. 其他类型的休克合并心功能不全；

13. 严重心脏病行非心脏手术；

14. 特殊情况下暂时辅助增加脑血流。

【禁忌证】

1. 绝对禁忌证

（1）严重主动脉关闭不全；

（2）胸、腹主动脉瘤；

（3）影响导管插入的外周动脉疾病，如严重钙化的主动脉、髂动脉疾病或周围血管病。

2. 相对禁忌证

（1）终末期心脏病；

（2）不可逆转的脑损害；

（3）主动脉、髂动脉严重病变或感染；

（4）出血性疾病；

（5）转移性恶性肿瘤。

【操作准备】

1. IABP 球囊导管（图 16-49）

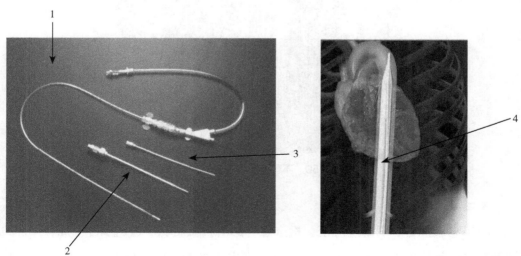

图 16-49　IABP 球囊导管组套

注：1. IABP 球囊导管；2. 导管鞘；3. 扩张子；4. 充气球囊

成人导管球囊充盈时，应占主动脉直径的 75%～90%。气囊容积应大于每搏量的 50%。一般根据身高选择：身高＞183cm，应选用球囊容积为 50ml 的导管；身高为 162～183cm，可选用球囊容积为 40ml 的导管；身高＜162cm，可选球囊容积为 34ml 的导管（表 16-8、图 16-50）。

表 16-8　IABP 球囊的型号

球囊的容积（ml）	球囊的尺寸（mm）		患者身高（cm）
	长度	直径	
25	174	14.7	＜152
34	219	14.7	152～162
40	263	15.0	162～183
50	269	16.3	≥183

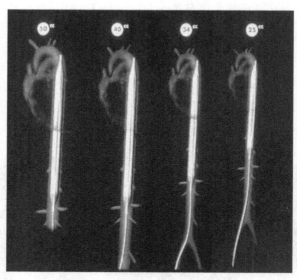

图 16-50　不同型号 IABP 球囊导管

2. 术前准备

（1）患者准备：明确适应证，检查患者的出凝血功能。适当镇静。准备好除颤器及有关的急救药品。贴好电极片，接心电监护，监测血压、心律等。

（2）置管器械准备：包括穿刺针、导丝、扩张器、导管、局麻药物、一次性注射器、无菌手套及消毒用品。

【操作步骤】

1. 导管置入

有穿刺法和切开法两种。目前常采用穿刺法，又称 Seldinger 法。

（1）穿刺法置入导丝：①按常规消毒、铺巾、局麻。②通常选择腹股沟韧带下方 1～2cm，股动脉搏动最强点穿刺（图 16-51），穿刺针与皮肤呈＜45° 进针（图16-52），见鲜红色血液搏动性喷出。③通过穿刺针芯将"J"头导引钢丝置入胸主动脉（图 16-53）。④固定导丝，退出穿刺针。⑤在穿刺点沿导丝将局部皮肤切开，切口约为 2～5mm（图 16-54）。⑥沿导丝插入扩张子扩张皮肤和动脉血管壁，置入导管鞘（图 16-55）。⑦保留导丝在原位，拿掉扩张子，在伤口上加压以减少出血。注意在成功插入导丝前，先不要打开 IABP 球囊导管的包装。

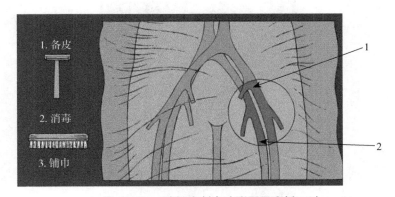

图 16-51　选择穿刺点（彩图见彩插 13）

注：1.股动脉；2.股静脉

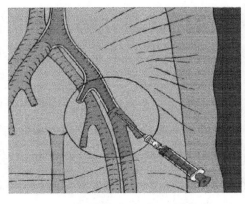

图 16-52　股动脉穿刺（彩图见彩插 14）

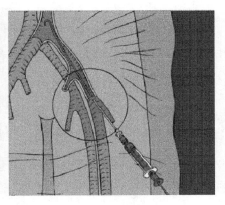

图 16-53　沿针芯置入导丝
（彩图见彩插 15）

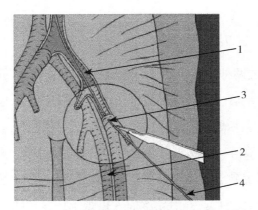

图 16-54　穿刺点皮肤切口的位置（彩图见彩插 16）

注：1. 股动脉；2. 股静脉；3. 在穿刺点沿导丝将皮肤切开；4. 导丝

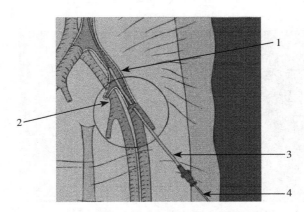

图 16-55　扩张子置入的方向和角度（彩图见彩插 17）

注：1. 股动脉；2. 股静脉；3. 扩张子；4. 导丝

（2）插入导引鞘管：将导引扩张子通过止血阀插入导引鞘管内，将导引扩张子与止血阀的接口卡紧，防止漏血；沿导引钢丝旋转着将导引扩张子和鞘管插入股动脉，直到鞘管在体外剩余 2.5cm。

（3）准备 IABP 球囊导管：①从无菌包装内取出球囊托盘。②从球囊托盘中取出 IABP 球囊导管体外部分的管道。③紧紧连接单向阀到 IABP 球囊导管体外部分管道的近端接口。④连接 60ml 注射器在单向阀上。⑤应用注射器慢慢回抽 30ml，去掉注射器，保留单向阀在导管上。⑥拿住导管的"Y"形接头，将导管从托盘中取出。⑦取出球囊导管，注意不要弯曲导管。⑧不能切割导引管改变其长度。

（4）插入球囊导管：①在无菌盐水中湿润球囊导管。②从球囊导管中取出保护钢线。③从球囊头端插入导丝到中心管，并沿导丝前送球囊导管直到导丝从中心管的末端出头。

（5）判断导管位置：使球囊导管进到降主动脉的合适位置，使球囊头端在左锁骨下动脉开口远端 2cm 处（图 16-56）。在床旁 X 线指导下确认位置（导管尖端不超过第 4 胸椎水平）（图 16-57）。床旁操作时，置管前应先初步测量需置入导管的深度（一般为股动脉至胸骨角）。

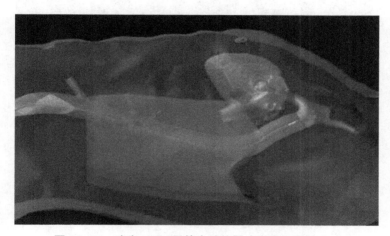

图 16-56　确定 IABP 导管尖端位置（彩图见彩插 18）

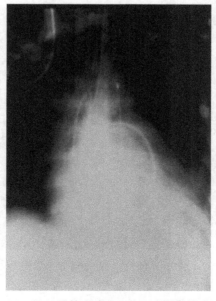

图 16-57　行 X 线检查确定 IABP 球囊导管尖端位置

（6）连接、冲洗管路：当调整好球囊位置后，拔出导丝，接上短管，冲洗中心腔（图 16-58）。经中心管回抽 3ml 后连接标准的动脉压力监测装置（图 16-59）。松开连在导管外部管道口上的单向阀，连接氦气管（图 16-60）。将保护套与鞘连接（图 16-61）。缝合固定穿刺鞘，缝合固定氦气管的"Y"形端。

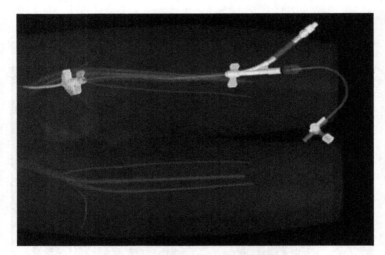

图 16-58　冲洗中心腔（彩图见彩插 19）

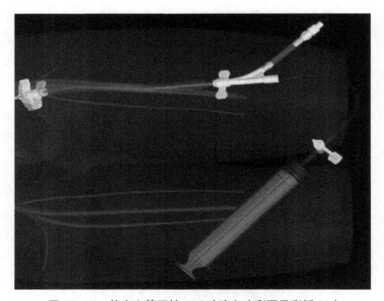

图 16-59　从中心管回抽 3ml 动脉血（彩图见彩插 20）

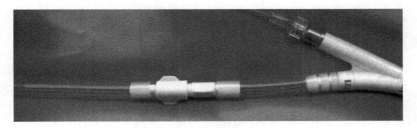

图 16-60 连接氦气管

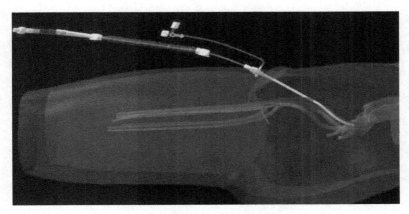

图 16-61 连接保护套（彩图见彩插 21）

2. 切开法

手术分离出股动脉，在直视下插入导管。适用于穿刺困难的病例，如休克、股动脉硬化、股动脉触摸困难或体外循环术中者。

3. 中心腔管的压力监测

通过中心腔管进行压力监测，应用三通接头连接标准的动脉血压监测装置。连接三通于中心腔管的近端。使用 3ml/h 的肝素盐水冲洗中心腔管，保证其通畅。

应注意以下问题：

（1）应用标准的中心腔管冲刷装置进行动脉压力监测。必须小心进行动脉压力监测系统的启动和管道的冲刷，避免血栓进入动脉内引起冠状动脉或脑栓塞。

（2）在进行血液取样或冲刷前最好停止反搏，避免血栓被冲到主动脉弓。

（3）避免在中心腔管采血样，以确保得到最佳信号质量。

【并发症】

1. 插管并发症

导管穿破动脉，导致血肿、出血；导管插入夹层；导管插入困难。操作中应选用粗细合适的导管，注意插管手法，不可粗暴操作。

2. 下肢缺血

一旦出现皮肤苍白、皮温下降、足背动脉搏动消失、肢体疼痛，需及时撤除IABP，或在对侧重新置入。如为栓子脱落，则需手术取出。

3. 感染

注意无菌操作和抗生素的应用。

4. 球囊破裂

如出现反搏波形消失，导管内有血液吸出，应立即拔出球囊导管。否则进入球囊内的血液凝固，球囊将无法拔除。

5. 局部出血

如果出血不止，应考虑外科手术止血。

6. 血小板减少

必要时给予输注血小板。

7. 主动脉夹层

8. 血栓

【临床应用】

1. 反搏泵操作和调节

（1）监测心电图：一般采用心电图触发，选择 R 波高尖、T 波低平的导联。

（2）监测主动脉压及压力波形（图 16-62）。

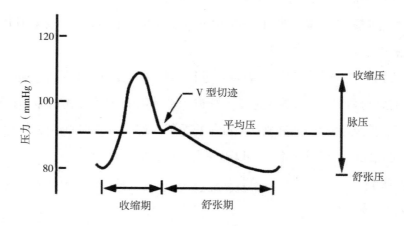

图 16-62　正常主动脉压力波形示意图

（3）选择反搏触发方式：一般采用心电图R波触发，获得大而可靠的R波是关键。

（4）调整反搏时相：球囊充气应在主动脉瓣关闭时，主动脉收缩压的下降支与反搏波的上升支形成巨大的"V"波，这是球囊充气时间正确的典型波形；球囊排气应在主动脉瓣即将开放前，以减少左心后负荷（图16-63、图16-64）。心电图上，球囊充气于T波降支，放气常于R波或R波稍前。

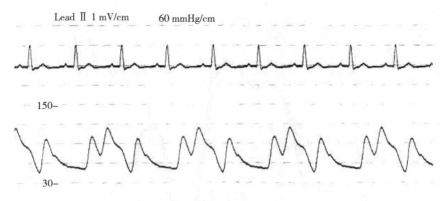

图16-63　正常主动脉压和IABP反搏波形示意图（1∶2反搏）

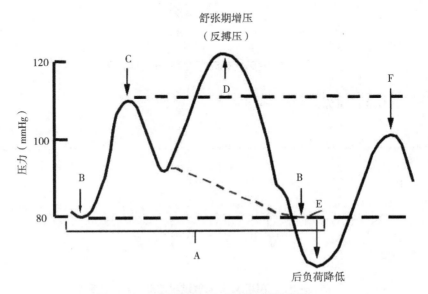

图16-64　典型的IABP反搏波形示意图

注：A.收缩期＋舒张期；B.舒张末动脉压；C.主动脉收缩压；D.反搏压；E.反搏后舒张末压下降；F.反搏后主动脉收缩压下降

球囊反搏必须获得满意的舒张期增压。舒张压波形较收缩压波形高，舒张末期压较无反搏时下降 10 ～ 15mmHg。应注意避免以下情况：

①充气过早：IABP 球囊充气早于主动脉关闭切迹。表现为舒张期增压波紧跟收缩波出现或舒张期增压波介入收缩波，难以鉴别（图 16-65、图 16-66）。

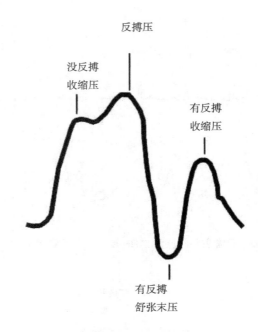

图 16-65　IABP 球囊充气过早波形

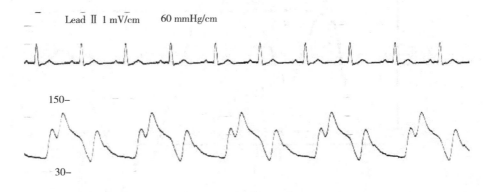

图 16-66　IABP 球囊充气过早波形（1 : 2 反搏）

②充气过迟：IABP 球囊扩张于主动脉瓣关闭切迹之后。表现为舒张期增压波出现在重搏切迹之后，尖锐的 V 波不存在（图 16-67、图 16-68）。

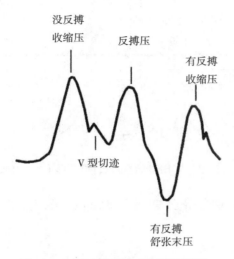

图 16-67　IABP 球囊充气过迟波形

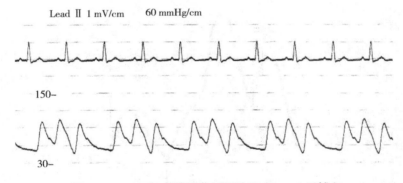

图 16-68　IABP 球囊充气过迟波形（1：2 反搏）

③排气过早：表现为舒张期增压直线下降，增压不理想（图 16-69、图 16-70）。

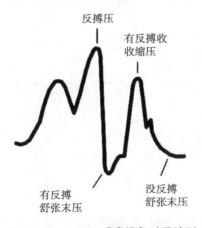

图 16-69　IABP 球囊排气过早波形

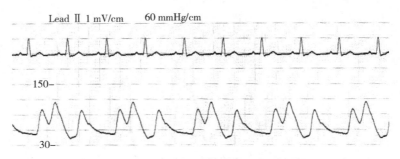

图 16-70　IABP 球囊排气过早波形（1：2 反搏）

④排气延迟：表现为舒张期增压时间过长，波形明显增宽（图 16-71、图 16-72）。

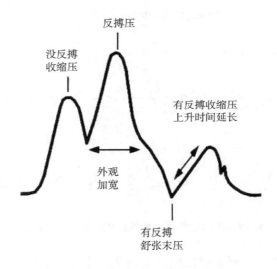

图 16-71　IABP 球囊排气延迟波形

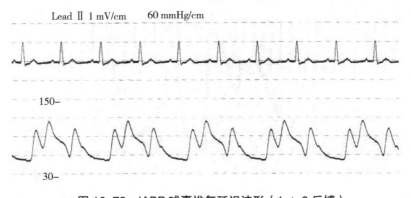

图 16-72　IABP 球囊排气延迟波形（1：2 反搏）

反搏有效时，收缩压＞ 60mmHg，脉压差＞ 15mmHg；获得满意的舒张压增压波，辅助时舒张压升高，可＞ 100mmHg，高于收缩压，收缩压及舒张末压下降；心肌缺血改善，心排血量增加。

（5）心律失常时触发方式和反搏时相的调节：若频繁出现房性早搏、室性早搏和Ⅱ度、Ⅲ度房室传导阻滞时，应将 IABP 球囊的充放气改为动脉波触发；若为房颤，IABP 球囊的放气应选择 "R 波放气"；室速、室颤和心跳停搏等恶性心律失常时应使用固有频率反搏。

（6）选择反搏频率：根据患者心率和所需辅助强度进行选择。开始治疗时，若心率＜ 100 次 /min，反搏频率可选择 1 ∶ 1；当心率＞ 100 次 /min 时，反搏频率可选择 1 ∶ 2，甚至 1 ∶ 3。停用过程中，逐渐降低反搏频率。

（7）调节反搏强度：最低不能小于最大反搏的 50%。

2. 抗凝

一般采用低分子右旋糖酐 10ml/h 持续静脉滴注即可。

对于高凝状态的患者，应用肝素抗凝，静脉推注 25 ～ 50mg 后，按 5 ～ 15U/min 持续静脉泵入，使部分凝血活酶时间（APTT）延长 1.0 ～ 1.5 倍。

3. 反搏泵撤离

（1）撤离指标：①生命体征逐渐平稳；②血管活性药用量减少，多巴胺＜ 5μg/（kg·min）；③ CI ＞ 2.5L/（min·m²）、心肌缺血改善；④平均动脉压＞ 80mmHg、尿量＞ 1ml/（kg·h），末梢循环良好；⑤意识清楚；⑥撤离呼吸机后血气分析指标正常；⑦减少反搏频率或强度，或停止反搏 30 ～ 60min，上述指标稳定。

（2）撤除方法：①先减少反搏频率，由 1 ∶ 1 逐渐降低到 1 ∶ 3；②反搏频率不变，逐渐减少球囊充气量，但充气量不得低于 50%；③终止搏动后 30 ～ 60min，必须拔除球囊导管。拔除球囊导管后，先压迫穿刺部位远端，让血液冲出数秒，排除小血栓，然后将手指移向穿刺孔压迫 30min，直至出血完全停止。

（3）拔除 IABP 球囊导管的注意事项：①在拔管前将肝素逐渐减量或停用。②停止 IABP 反搏。③将 IABP 导管从反搏机上拔出，让空气自由进入球囊导管，动脉的压力会自行压扁球囊。④如果应用了导引鞘管，先将鞘管封套从鞘管口松开，从鞘管中拉出导管，当球囊的近端接触到鞘管时，停止让球囊继续进入鞘管。⑤将球囊和导引鞘管（如已应用）一起拉出，考虑采用动脉切开的方式取出导管。⑥球囊拔出后，先压迫动脉穿刺点的远端，让血液流出几秒钟，再压迫穿刺点的近端，让血液反流出几秒钟后再压迫穿刺点止血。压迫时间大约需要 30min。⑦小心检查肢体远端的血供情况。⑧如果患者还需要进行反搏辅助循环，则取另一侧股动脉做穿刺通路。

【注意事项】

1. IABP 开始反搏时应注意：确保所有的连接点紧密无泄漏；所有导管的延长管无菌并且只能使用一次；确保导管延长管的型号与球囊导管相符。

2. 球囊不能很好充气时，应判断原因，确认球囊是否已损坏；确保球囊的充气和放气未受任何限制；判断穿刺部位是否正常或出现局部血肿。

3. 肢体缺血：必要时拔除导管，根据病情决定是否重新置管。

4. 导管的固定：缝合球囊导管的缝合块、"Y"头和患者皮肤，固定导管；也可用胶布将"Y"头固定在皮肤上。

直通黄英姿更新内容

（黄英姿）

第十七章　消化系统

第一节　经鼻胃管插管术与洗胃术

留置胃管是临床最常见的操作之一，对需要进行胃肠减压、观察胃液的性质、洗胃的患者均应留置鼻胃管。另外，经鼻胃管肠内营养是临床上不能经口进食的患者最常用的方法。鼻胃管留置需经过鼻腔、鼻咽部、口咽部、食道、胃五个解剖部位（图17-1）。

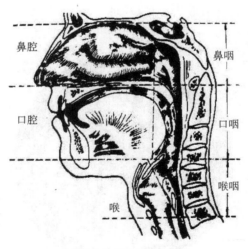

鼻腔　　　　　　　　　鼻咽

口腔　　　　　　　　　口咽

　　　　　　　　　　　喉咽

喉

图 17-1　鼻腔咽部解剖

一、普通鼻胃管留置

【适应证】

1. 外科围术期需要胃肠减压；

2. 洗胃；

3. 上消化道出血需观察出血量和出血速度；

4. 严重创伤、烧伤等情况下判断有无上消化道出血；

5. 对不能经口进食且近端消化道功能良好的患者进行营养治疗。

【禁忌证】

1. 相对禁忌证

（1）食管胃底静脉曲张、溃疡或肿瘤者；

（2）鼻咽部或食管上端梗阻者；

（3）近期做过胃部手术者；

（4）心脏疾病未稳定的患者，或对迷走刺激耐受差的其他患者；

（5）不能合作的患者。

2. 绝对禁忌证

（1）严重的上颌部外伤或颅底骨折，留置胃管时可能会误入脑室（图 17-2），增加颅内感染的机会；

（2）严重而未能控制的出血性疾病；

（3）食管黏膜大疱性疾病。

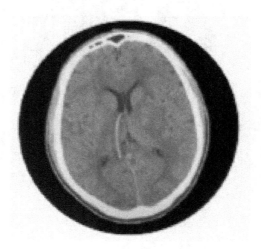

图 17-2　颅底骨折胃管误插入脑室

【操作准备】

1. 患者准备

（1）患者取坐位、斜坡卧位或侧卧于床边；

（2）插管前 6 小时禁食禁饮，以防止吸入；

（3）嘱患者低头，尽量使下颌接近胸部，头部前倾可使气管关闭，方便导管进入食管中（图 17-3）；

（4）可根据患者的情况使用 2% 利多卡因喷于咽部，或用含利多卡因的胶浆涂于咽部。

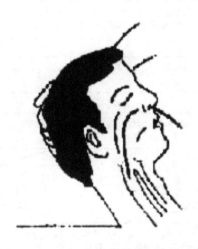

图 17-3 送入胃管时患者头部前倾

2. 器械准备

（1）鼻胃管：主要有橡胶胃管和硅胶胃管两种。硅胶胃管与橡胶胃管相比优点较多：质量轻、弹性好、无异味、与组织相容性大；胃管头端较硬，便于顺利插入；管壁柔软，刺激性小；管道透明，便于观察管内情况；管前端侧孔较大，便于输注食物和引流；价格低廉，目前使用率最高，可用于病情较重、昏迷、留置胃管时间较长的患者。

（2）其他：无菌生理盐水或灭菌水、胶布、石蜡油、50ml 注射器、纱布等。

【操作步骤】

见图 17-4。

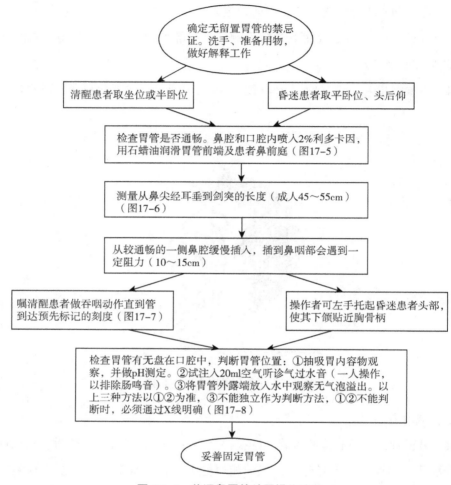

确定无留置胃管的禁忌证。洗手、准备用物，做好解释工作

清醒患者取坐位或半卧位

昏迷患者取平卧位、头后仰

检查胃管是否通畅。鼻腔和口腔内喷入2%利多卡因，用石蜡油润滑胃管前端及患者鼻前庭（图17-5）

测量从鼻尖经耳垂到剑突的长度（成人45～55cm）（图17-6）

从较通畅的一侧鼻腔缓慢插入，插到鼻咽部会遇到一定阻力（10～15cm）

嘱清醒患者做吞咽动作直到管到达预先标记的刻度（图17-7）

操作者可左手托起昏迷患者头部，使其下颌贴近胸骨柄

检查胃管有无盘在口腔中，判断胃管位置：①抽吸胃内容物观察，并做pH测定。②试注入20ml空气听诊气过水音（一人操作，以排除肠鸣音）。③将胃管外露端放入水中观察无气泡溢出。以上三种方法以①②为准，③不能独立作为判断方法，①②不能判断时，必须通过X线明确（图17-8）

妥善固定胃管

图 17-4　普通鼻胃管放置操作流程

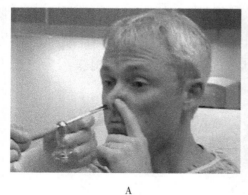
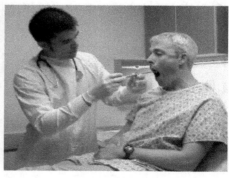

A   B

图 17-5　喷入表面麻醉剂

注：A. 向鼻腔内喷入；B. 向口腔内喷入

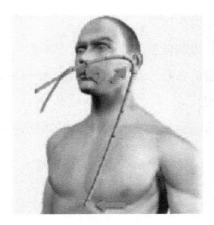

图 17-6 测量胃管插入长度

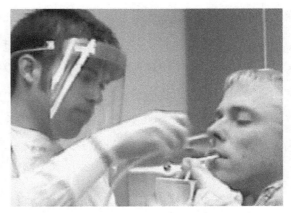

图 17-7 鼻胃管置入（嘱患者做吞咽动作，如饮水，操作者在患者吞咽时送入胃管）

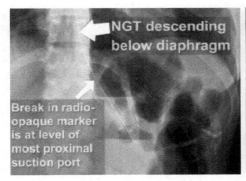

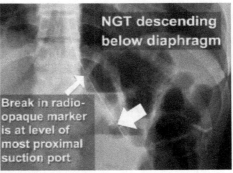

图 17-8 X 线下证实胃管放置到位

注：粗箭头示胃管走势；细箭头示不透光标志位于膈肌下，表明胃管头端放置到位

【注意事项】

1. 留置胃管前应先了解患者有无鼻咽、食道、胃部等疾病或手术史，有无食道胃底静脉曲张、颅底骨折史。

2. 使用前检查包装是否有异物、是否完整，确认产品的灭菌有效期。

3. 插管过程中如发生呛咳，呼吸困难、发绀等情况立即拔出重插。

4. 判断胃管是否在位：

（1）抽吸胃内容物观察，并做 pH 测定；

（2）将胃管末端放入水中观察有无气泡；

（3）摄正位 X 线片确认。

5. 对反复重插胃管失败的患者，不要强行再插，应间隔 4 小时后再次操作，防止因反复插胃管导致喉头水肿、通道变窄，而增加插管失败率。

6. 对舌后坠的患者，插胃管时要使用拉舌钳，以保证插管顺利。

7. 脑出血、脑干损伤等颅内高压患者，插胃管时务必注意操作要柔和，慎用将头部抬高至下颌骨靠近胸骨柄的方法，防止脑部再出血。

8. 普通方法置入失败者可考虑经导丝引导置入。但不要在已置入体内的管道中再插入导丝，以免钢丝刺破食道。

【并发症】

1. 插管时的并发症

（1）鼻或咽部的损伤/出血。

（2）喉部损伤，导管插入气管。

（3）食管或胃的损伤/穿孔。

（4）呕吐。

（5）血管迷走综合征。

（6）气管痉挛。

（7）激发三叉神经痛。

（8）诱发或传播疾病。

2. 拔管时的并发症

（1）黏膜损伤。

（2）导管被内脏包裹，无法拔出。

二、内镜下放置胃管

【适应证】

凡直接经鼻放置胃管困难或失败时，均可考虑经胃镜下放置。

【禁忌证】

1. 严重的心脏病，如严重心律失常、心肌梗死活动期、重度心力衰竭；

2. 严重肺部疾病、哮喘、呼吸衰竭不能平卧者；

3. 精神失常不能合作者；

4. 急性重症咽喉部疾患、腐蚀性食管炎、胃炎急性期；

5. 食管、胃、十二指肠穿孔的急性期。

【操作准备】

1. 患者准备：吸氧、心电监护、血氧饱和度监测；神志清楚并能配合的患者口服利多卡因胶浆，神志不清楚或不能配合的患者静脉推注镇静药物，也可选用儿童牙垫。体位常用左侧卧位，有利于操作。

2. 器械准备：电子胃镜、内镜监视器、鼻胃管、持物钳、导丝。

【操作步骤】

具体步骤见图 17-9。另内镜下放置胃管的入口见图 17-10。

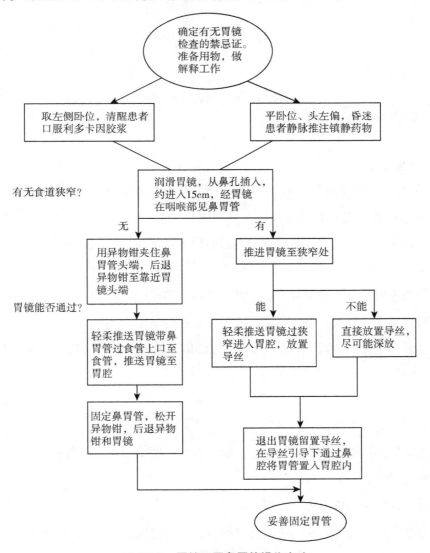

图 17-9 胃镜下置鼻胃管操作方法

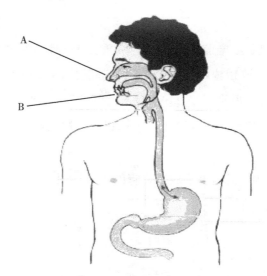

图 17-10　胃镜下置胃管

注：A. 鼻胃管入口；B. 胃镜入口

【注意事项】

1. 做良好的咽部麻醉，要深达咽喉壁。精神紧张者术前予肌内注射安定 5～10mg。有义齿者术前取下以防咽下。

2. 严密观察病情变化。若出现一系列血管迷走反应症状，甚至晕厥，应立即停止操作。

3. 检查中嘱患者不要干呕，以防贲门黏膜撕裂或误吸。

4. 操作动作要轻柔，有条不紊，避免并发症的发生。

5. 患者检查完毕留观 30min，观察有无心慌、胸闷、憋气以及剧烈疼痛等。

【并发症】

1. 呛咳。

2. 血压、心率下降。

3. 呼吸抑制。需保持呼吸道通畅，如无改善，则需加压面罩给氧，必要时气管插管后行机械通气。

4. 吸入性肺炎。胃镜置管前应尽量排空胃内容物。

5. 心脏意外。有冠心病的患者在胃镜检查前应遵医嘱服用扩血管药物；近期有心绞痛发作的患者应告知医师，以便采取相应措施。

6. 穿孔。通常发生的部位是食管下段或咽喉梨状窝，也可见于胃或十二指肠。一旦确诊为穿孔，应立即手术治疗。

7. 抽搐、惊厥。为中枢神经系统不良反应，可给予长效苯二氮䓬类镇静药，如安定 1 ～ 3mg。

8. 术后咽喉不适及异物感。主要与慢性咽喉炎、麻醉不完善患者术中挣扎有关，一般不需特殊处理。

9. 其他。如下颌关节脱臼、喉臼等，轻柔操作一般可避免。

三、洗胃术

洗胃术即洗胃法，是指将一定成分的液体灌入胃腔内，混和胃内容物后再抽出，如此反复多次。其目的是清除胃内未被吸收的毒物或清洁胃腔，为胃部手术、检查做准备。洗胃术有催吐洗胃术、胃管洗胃术、剖腹胃造口洗胃术三种。

【患者准备】

1. 患者取坐位、斜坡卧位或侧卧于床边。

2. 有活动假牙应先取出。

3. 将治疗巾及橡胶围裙围于其胸前，并予以固定。

4. 将污水桶放于头部床下，置弯盘于患者口角处。

（一）催吐洗胃术

对于服毒物不久且意识清醒的急性中毒患者（除外服腐蚀性毒物、石油制品及食管静脉曲张、上消化道出血等），是一种现场抢救有效的自救、互救措施。

【适应证】

1. 意识清醒、具有呕吐反射，且能合作配合的急性中毒者，应首先鼓励口服洗胃。

2. 口服毒物时间不久，2 小时以内效果最好。

3. 在现场自救无胃管时。

【禁忌证】

1. 意识障碍者。

2. 强酸、强碱及其他对消化道有明显腐蚀作用的毒物中毒。

3. 伴有上消化道出血、食管静脉曲张、主动脉瘤、严重心脏疾病等的患者。

4. 中毒诱发惊厥未控制者。

5. 孕妇及老年人。

【操作方法】

1. 患者取坐位，频繁口服大量洗胃液 400 ～ 700ml，至患者感胀饱为止。

2. 随即取压舌板或竹筷子（均用纱布包裹）刺激患者咽后壁，即可引起反射性呕吐，排出洗胃液或胃内容物。

3. 反复多次，直至排出的洗胃液清晰无味为止。

【注意事项】

1. 催吐洗胃后，要密切观察病情变化，酌情施行胃管洗胃术。

2. 催吐洗胃要预防误吸，同时剧烈呕吐可能诱发急性上消化道出血。

3. 饮入量与吐出量需大致相等。

（二）胃管洗胃术

胃管洗胃术就是将胃管从鼻腔或口腔插入经食管到达胃内，先吸出毒物，后注入洗胃液，并将胃内容物排出，以达到消除毒物的目的。口服毒物的患者有条件时应尽早插胃管洗胃，不要受时间限制。其对于在 4 ～ 6 小时内服大量毒物者，排毒效果好且并发症较少，应首选此种洗胃方法。即使服毒超过 6 小时也要考虑胃管洗胃。

【适应证】

1. 催吐洗胃法无效或有意识障碍、不合作者。

2. 需留取胃液标本送毒物分析者，应首选胃管洗胃术。

3. 凡口服毒物中毒、无禁忌证者，均应采用胃管洗胃术。

【操作准备】

1. 洗胃包：洗胃盆、漏斗洗胃管或粗胃管、压舌板、治疗碗各 1 个。

2. 治疗盘：液状石蜡、弯盘、纸巾、胶布、棉签、治疗巾、橡皮围裙、注射器、量杯、开口器、舌钳、牙垫、检验标本容器、听诊器。

3. 洗胃液：温度一般为 35 ～ 38℃，温度过高可使血管扩张，加速血液循环，而促使毒物吸收。用量一般为 2000 ～ 4000ml。详见表 17-1。

4. 洗胃机：有条件者可使用，包括控制台、溶液桶（瓶）、污水桶（瓶）。

表 17-1　不同中毒物洗胃液的选择

洗胃液	适用毒物	不适用毒物
冷水	适用于各种毒物，尤其不明毒物者更适用	—
2%～4%碳酸氢钠	有机磷农药、氨基甲酸酯农药、拟除虫菊农药	碱性毒物、敌百虫
生理盐水	适用于各种毒物，口服硝酸银者尤为适宜	—
1：5000 高锰酸钾溶液	生物碱、毒蕈、敌百虫及巴比妥类、阿片类药物	酸性毒物、多数有机磷农药
0.2%硫酸铜溶液	磷及无机磷化合物的前 1～2 次洗胃	—
1%葡萄糖酸钙或 5%～10% 乳酸钙溶液	氟及无机氟化合物，草酸及其盐类毒物的前 1～2 次洗胃	—
5%硫酸钠溶液	碳酸钡、氯化钡等可溶性钡盐毒物	—
0.5%～1%活性炭溶液	汽油、煤油、柴油等油类毒物和有机溶剂及生物碱毒物	—
食醋、柠檬汁、桔子汁	碱或成碱毒物	酸性毒物
镁乳、蛋清水、牛奶	酸性物	酸性物
蛋白液、牛奶、米汤、豆汁、面糊	腐蚀性毒物，有保护胃黏膜作用	—
5%～10%淀粉溶液	碘及无机碘化物	—

【操作步骤】

1. 置入鼻胃管，方法见"经鼻胃插管操作"部分。

2. 抽尽胃内容物，必要时留标本送检。

3. 开始洗胃，洗胃方法如下：

（1）漏斗洗胃法：①将漏斗放置低于胃部的位置，挤压橡皮球，抽尽胃内容物。②抬高漏斗距口腔 30～50cm，徐徐倒入洗胃液 300～500ml（小儿酌减），当漏斗内尚有少量溶液时，速将漏斗倒转并低于胃部水平以下，利用虹吸作用引出胃内液体，使其流入污水桶内。③胃内溶液流完后，再抬高漏斗。如此反复。

（2）注洗器或注射器洗胃法：用注洗器或注射器接胃管，吸尽胃内容物后，注入洗胃液200ml左右，再抽出弃去，反复冲洗，直至洗净为止。

（3）自动洗胃机洗胃法：将配好的洗胃液置于清洁溶液桶（瓶）内。将洗胃机上的药液管一端放入溶液桶内液面以下，出水管的一端放入污水桶（瓶）内，胃管的一端和患者洗胃管相连接。接通电源后按"手吸"键，吸出胃内容物，再按"自动"键，机器自动冲洗。

4. 洗胃完毕，可根据病情从胃管内注入解毒药、活性炭、导泻药等，然后拔出胃管。

5. 整理用物并消毒，记录灌洗液及洗出液总量及性质。

【注意事项】

1. 洗胃多是在危急情况下的急救措施，急救人员必须迅速、准确、轻柔、敏捷地操作，以完成洗胃的全过程，尽最大努力抢救患者生命。

2. 洗胃前应检查生命体征，如有缺氧或呼吸道分泌物过多，应先吸取痰液、保持呼吸道通畅，再行洗胃术。

3. 当中毒性质不明时，应抽出胃内容物送检，洗胃液可选用温开水或等渗盐水，待毒物性质明确后，再采用对抗剂洗胃。

4. 每次灌入量以300～500ml为限。心肺疾病患者，更应慎重。

5. 洗胃过程中，如有阻碍、疼痛、流出液有较多鲜血或出现休克现象，应立即停止洗胃。洗胃过程中随时避免误吸，观察患者呼吸、血压、脉搏的变化，并做好详细记录。

6. 幽门梗阻患者洗胃，需记录胃内滞留量（如洗胃液为2500ml，洗出液为2000ml，则胃内滞留量为500ml）。服毒患者洗胃后，可酌情注入50%硫酸镁30～50ml或25%硫酸钠30～60ml导泻。

7. 口服毒物时间过长（超过6小时以上者），可酌情采用血液净化治疗。

（李维勤）

第二节 三腔二囊管置管术

三腔二囊管可用于各种原因导致的食管、胃底静脉曲张破裂大出血时放置压迫止血，是挽救患者生命的一项及时有效的治疗手段。

【适应证】

肝硬化并食管下段、胃底静脉曲张破裂出血（图 17-11）。

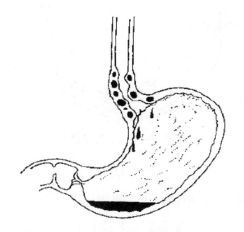

图 17-11 食管、胃底静脉曲张破裂出血

【禁忌证】

1. 病情垂危或深昏迷不配合者。

2. 咽喉、食管肿瘤病变或曾局部手术者。

3. 合并胸腹主动脉瘤者。

【操作准备】

1. 患者准备

（1）患者仰卧位，做好解释工作，必要时给予镇静，注意监测生命体征。

（2）清除口鼻腔内的结痂及分泌物。

2. 器械准备

（1）三腔二囊管：选择气囊完整、质地好的三腔二囊管，头端有注水－吸引孔。找到管壁上 45cm、60cm、65cm 三处的标记及三腔通道的外口（图 17-12）。

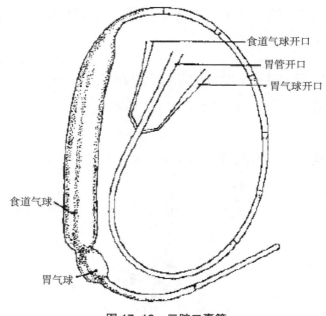

食道气球开口

胃管开口

胃气球开口

食道气球

胃气球

图 17-12　三腔二囊管

（2）血管钳：3个止血钳分别封闭三腔管口。

（3）50ml注射器：2个注射器分干、湿使用。

（4）治疗碗：2个治疗碗分别盛放石蜡油和水。

（5）其他：镊子、手套、测压计、听诊器、无菌碗、液体石蜡、重0.5kg的沙袋（或盐水瓶）、血压计、绷带及宽胶布等。

【操作步骤】

1.认真检查三腔二囊管气囊有无松脱、漏气，充气后膨胀是否均匀，通向食管囊、胃囊和胃腔的管道是否通畅。

2.从体外向两气囊内注气，观察并记录胃囊和食管囊压力分别在40～60mmHg、20～40mmHg时的注气量（图17-13）；抽尽双囊内气体，用止血钳封闭两囊管口（图17-14）。

3.将三腔管前端及气囊表面涂上液体石蜡。

4.铺放治疗巾，嘱患者头部稍侧向对侧，以防止呕血污染。润滑鼻孔，缓缓插入三腔管，入管12～15cm时检查口腔以防折返，同时嘱患者深呼吸并做吞咽动作（吞咽时即送管深入）。

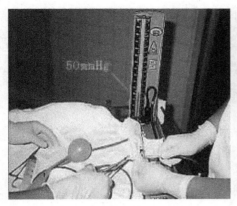

图 17-13　气囊充气

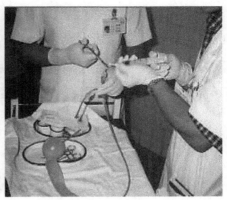

图 17-14　封闭管口

5.使三腔管顺利送入至 65cm 标记处，检查是否到达胃腔（如能由胃管腔抽出胃内容物）；快速注入气体 50ml，用听诊器听诊是否存在气过水声，警惕误入气管。

6.用注射器先向胃腔注入空气 250～300ml（囊内压 40～50mmHg），用血管钳钳住此管腔，然后将三腔管向外牵拉至有中度弹性阻力时，表示胃气囊已压于胃底部。再以 0.5kg 重沙袋通过滑车持续牵引三腔管，以达到充分压迫的目的（图 17-15）。

7.经观察仍未能压迫止血者，再向食管囊内注入空气 100～200ml（囊内压 30～40mmHg），然后钳住此管腔以压迫食管下段的曲张静脉（胃囊注气后观察 5min，已止血者不需要食管囊注气）（图 17-16）。

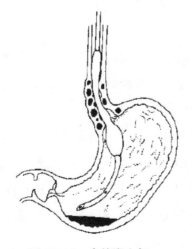

图 17-15　食管囊充气

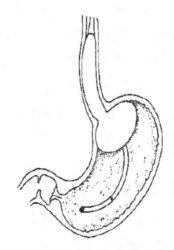

图 17-16　胃囊充气

8.插入固定后，定时自胃管内抽吸胃内容物，观察是否继续出血（图17-17）。

9.出血停止后24小时，取下牵引沙袋并将食管气囊和胃气囊放气，继续留置于胃内观察24小时，如未再出血，可嘱患者口服液体石蜡15～20ml以润滑食管壁数分钟，先后抽尽胃囊、食管囊气体并封闭管口，缓慢旋转拔出。

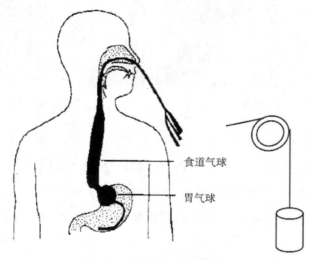

食道气球

胃气球

图 17-17　固定三腔二囊管

【注意事项】

1.置管后患者应侧卧，或头部侧转，便于分泌物吐出，防止吸入性肺炎。

2.干、湿注射器使用要分开，避免向囊内注入液体或食物导致拔管困难。

3.注气：先胃囊，后食管囊；放气：先食管囊，后胃囊。

4.使用三腔二囊管后禁止经口进食。

5.使用三腔二囊管过程中注意观察患者有无不适表现。原因：食管囊压力过大，或三腔管移位压迫心脏、气管、喉部。处理：食管囊减压，或二囊放气，调整所需位置后重新注气测压固定，监测血氧饱和度。

6.置三腔管的时间不宜超过3～5天，以防食管、胃底黏膜因压迫发生溃疡、坏死。每2～3小时检查气囊内压力一次，如压力不足应及时注气增压。

7.每8～12小时食管囊放气并放松牵引一次，同时将三腔管再稍深入，使胃囊与胃底黏膜分离，同时口服液体石蜡15～20ml，以防胃底黏膜与气囊粘连或坏死。30min后再使气囊充气加压。

【并发症】

1. 持续呃逆。

2. 心律失常。

3. 肺水肿，气囊滑出压迫纵隔。

4. 气囊脱出造成气道堵塞。一旦发生，须立即放气并拔出导管。

5. 食管被压迫处坏死、撕裂，甚至食管破裂。

（许红阳　杨　挺）

第三节　腹腔穿刺术

腹腔穿刺术是借助穿刺针直接从腹前壁刺入腹膜腔的一项诊疗技术。

【适应证】

1. 对诊断不明的腹腔积液者。

2. 腹部闭合性损伤诊断性穿刺时。

3. 腹水过多引起胸闷、气急而难以耐受者。

4. 进行诊断性或治疗性腹腔灌洗。

5. 需人工气腹者，但目前不常采用。

【禁忌证】

1. 严重凝血功能障碍者。

2. 腹部手术瘢痕部位。

3. 既往手术或炎症引起腹腔内广泛粘连者。

4. 腹胀明显者。

5. 膀胱充盈未行导尿者。

6. 躁动而不能合作者。

7. 局限性炎症，其周围（尤其前方）可能有内脏粘连者。

8. 晚期妊娠者。

9. 疑有粘连性结核性腹膜炎、卵巢肿瘤、包虫病等。

【操作准备】

1. 患者准备

（1）穿刺前排空小便，以免损伤膀胱。

（2）穿刺时根据患者情况采取适当体位，根据体位选择适宜穿刺点。

（3）测体重、量腹围，以便观察放液前后病情变化。

2. 器械准备

（1）常规消毒治疗盘 1 套。

（2）腹腔穿刺包：内有弯盘、治疗碗、小药杯、止血钳、组织镊、5ml 注射器、6 号及 7 号针头、腹腔穿刺针或腹腔穿刺导管（图 17-18）、洞巾、纱布、棉球、培养瓶、持针器、缝针、缝线等。

（3）其他用物：无菌手套、30ml 注射器、消毒长橡皮管（70～80cm）、酒精灯、火柴、腹带、皮尺、盛腹水容器、2% 利多卡因，另备无菌手术剪、刀和止血钳等。

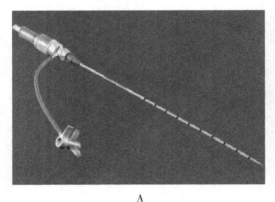 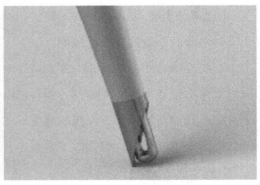

A B

图 17-18　腹腔留置导管

注：A. 腹腔穿刺导管；B. 腹腔穿刺针尖端

【操作步骤】

1. 选择穿刺部位

（1）左下腹脐与髂前上棘连线的中外 1/3 交界处，此处可避免损伤腹壁下动脉，且肠管较游离，不易损伤。

（2）脐与耻骨联合上缘间连线的中点上方 1cm（或连线的中点）偏左或右 1～2cm，此处无重要器官，穿刺较安全。

（3）脐平面与腋前线或腋中线交点处，此处多适于腹膜腔内少量积液的诊断性穿刺。

注意穿刺点应选在：①距病变较近处。②叩诊浊音最明显处。③卧位的较低处。在骨盆骨折时，穿刺点应在脐平面以上，以免刺入腹膜血肿内造成腹腔内出血假象。

2. 消毒、局麻

穿刺部位常规消毒，术者戴无菌手套，铺洞巾，用2%利多卡因逐层麻醉至腹膜壁层，当针尖有落空感并回抽有腹水时拔出针头。

3. 穿刺

检查腹腔穿刺针是否通畅，连接乳胶管，并以血管钳夹闭，自穿刺点进针，有落空感时即达腹腔（一般仅1.5～2.0cm），放开血管钳，腹水即可流出。

（1）若为诊断性穿刺，抽吸腹腔液50～100ml，送检进行常规、培养、涂片或脱落细胞学检查等后即可拔出。

（2）若为治疗性穿刺，可置入留置导管，接引流袋/瓶，速度宜慢，初次不宜超过3000ml。

（3）若为治疗性腹腔灌洗，至少要置入两根导管，分别用于灌注和引流。

4. 穿刺结束

放液完毕，拔出针头，局部碘酒、酒精消毒，覆盖无菌纱布，测腹围，若穿刺孔有腹液渗出，可涂火棉胶封闭创口。大量放液者，需用多头腹带加压包扎。

整个穿刺过程见图17-19。

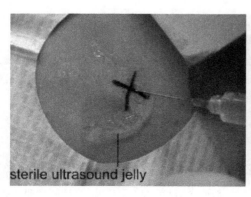

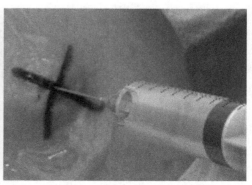

A   B

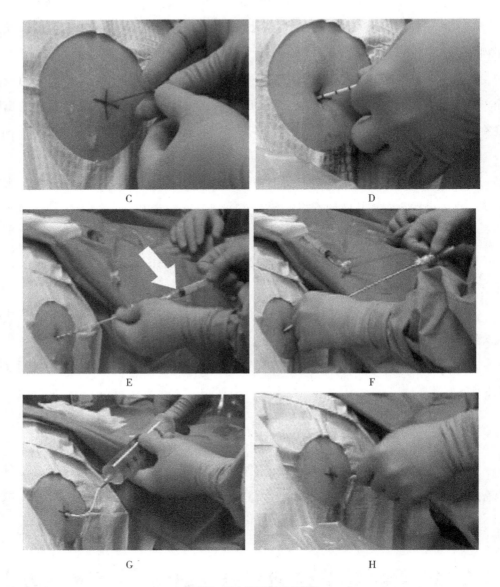

图 17-19　腹腔穿刺过程

注：A. 超声定位（有条件），进针；B. 局麻；C. 试穿，有明显突破感，即提示穿刺针进入腹腔；D. 在穿刺点置入腹腔引流管；E. 抽出腹腔内积液，证明导管已在腹腔内；F. 调整腹腔引流管置入腹腔的深度；G. 抽吸腹腔积液，送检；H. 抽取腹水完毕后，拔出引流管

【注意事项】

1. 严格按照无菌技术操作规程，防止感染。

2. 穿刺点应视病情及需要而定，急腹症时穿刺点最好选择在压痛点及肌紧张最明显的部位。

3.勿在腹部手术瘢痕部位或肠袢明显处穿刺，妊娠时应在距子宫外缘 1cm 处穿刺。

4.进针速度不宜过快，以免刺破浮在腹水中的空腔脏器。

5.少量腹水者需行诊断性穿刺时，穿刺针头不宜过细，否则易得假阴性结果。

6.若诊断性腹腔穿刺液很少时，不宜负压吸引，应使液体自行流出。若无液体流出，可通过针头注入无菌生理盐水 20ml，停留片刻后待其流出，并收集后送检。

7.以人工气腹治疗肺部疾患者行腹腔穿刺时，要掌握注气速度和量（一次注气量不宜超过 1500ml），逐渐调整腹压，避免胃肠道刺激症状。

8.初次放液不宜超过 3000ml（如有腹水回输设备则不在此限），且放液过程中应逐渐缩紧腹部的多头腹带，以防腹压骤减，引发腹腔脏器损伤等并发症。

9.术后穿刺处如有腹水外溢，可用火棉胶涂抹，及时更换敷料，防止伤口感染。

10.大量引流腹水后，患者应卧床休息 8 ～ 12 小时，并密切观察病情变化。

11.腹腔穿刺抽取腹水时，应密切观察病情，如患者出现面色苍白、出汗、心悸、头晕、恶心等症状，应立即停止抽取，同时卧床休息，予以输液等紧急治疗措施。

（李维勤）

第四节　经鼻空肠管插管术

经鼻空肠管插管术常用的方法有经内镜下放置、X线引导下放置和手法盲插三种。

一、经内镜引导下放置鼻空肠管

【适应证】

1.上消化道（屈氏韧带以上）功能障碍或病变者。

2.上消化道梗阻，需进行胃肠减压者。

3.短期（一般＜ 6 周）肠内营养支持者。

【禁忌证】

见"内镜下放置胃管"部分。

【操作准备】

见"内镜下放置胃管"部分。

【操作步骤】

有以下三种置管方法：

1. 经胃镜导管推入法

（1）咽部局麻，石蜡油润滑导管前端，将导管经一侧鼻腔插至食管中部，助手于鼻翼处固定导管。

（2）经口插入胃镜先检查胃部，以排除异常并了解局部的解剖情况。

（3）胃镜退至食管中部，助手松开导管，使内镜连同导管一起进入胃腔，通过幽门至十二指肠上段或胃肠吻合口。

（4）固定导管，缓慢将胃镜退至胃腔。

（5）多次同样操作，可使导管插至近端空肠或吻合口远端。

（6）经胃镜确定导管插入深度、放置部位及其在胃内无盘曲后，即可退出胃镜。

（7）在导管内注入石蜡油，撤去导丝，体外固定。

2. 胃镜旁异物钳置管法

（1）（2）同方法 1 中的（1）（2）。

（3）经胃镜工作通道插入异物钳并伸出镜端，钳夹导管前端，使内镜连同导管一起通过幽门至十二指肠上段或胃肠吻合口。

（4）保持异物钳钳夹导管状态并固定位置，缓慢推出胃镜至胃腔，松开异物钳，使之脱离导管，合拢钳子并退回胃腔。

（5）多次同法操作，可使导管插至近端空肠或吻合口远端。

（6）（7）同方法 1 中的（6）（7）。

3. 经胃镜工作通道导丝置管法

（1）咽部局麻，胃镜经口插至十二指肠或经胃肠吻合口至空肠，并尽可能深插胃镜。

（2）经胃镜工作通道插入导丝并伸出胃镜，胃镜直视下深插导丝至十二指肠或空肠。

（3）同步边深插导丝边退镜，以保证导丝在深插入情况下退出胃镜。

（4）退出胃镜后，导丝由经口腔转为经鼻腔引出。

（5）经导丝将导管插至近端空肠后，固定导管插入深度，缓慢推出导丝。

（6）注水试验鼻肠管通畅后，外固定鼻肠管。

（7）经 X 线透视观察，根据肠道正常生理弯曲即可判定导管尖端所在。如有疑问，可注入少量 60% 泛影葡胺造影以证实鼻肠管是否在位。

内镜辅助置管成功率可达 100%，但也存在不足之处：①存在上消化道机械性梗阻时，则无法实施。②导管向十二指肠降部以远部位的推送是在盲视下进行的，无法保证导管进入十二指肠降部以远部位，尤其是通过十二指肠 – 空肠曲时不扭折。③置管后尚需再次确认位置。④存在因内镜本身不能彻底消毒而导致交叉感染的可能性。

二、经 X 线引导下放置鼻空肠管

在 X 线引导下放置鼻空肠管是一种完全无创且安全的方法，无法在胃镜下放置鼻空肠管者可选择此方法。

【操作准备】

1. 患者准备

（1）取平卧位。

（2）可根据患者的情况使用 2% 利多卡因喷于咽部，或嘱患者含利多卡因胶浆于咽部。

2. 器械准备

鼻肠管（长 130cm，管径为 3.33mm）和加强型超滑导丝（长 260cm，直径为 0.89mm）（图 17-20）。

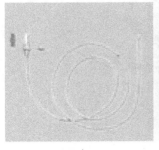 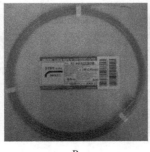 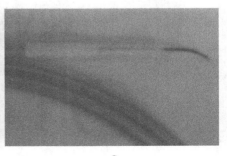

A B C

图 17-20 X 线引导下放置鼻肠管所需的材料

注：A.鼻肠管，内有导丝；B.加强型超滑导丝，蓝色外套，内为黑色超滑导丝；C.超滑导丝头部，呈一弧度弯曲

【操作步骤】

1. 患者取平卧位，以常规置胃管的方法将导管插至胃部，并确定导管尖端位置在胃部。

2. 将导管进一步推送至幽门附近。

3. 经导管尾部置入超滑导丝。

4. 继续插入超滑导丝超出导管尖端，在 X 线引导下将超滑导丝送入并依次通过幽门、十二指肠降部及水平部、升部。

5. 继续使超滑导丝通过十二指肠 - 空肠曲进入上段空肠。

6. 进一步将超滑导丝向远端推送至患者需要的部位。

7. 固定超滑导丝，将导管沿超滑导丝轻柔推送至超出超滑导丝尖端的位置。

8. 拔出超滑导丝，经导管用 60% 泛影葡胺造影（图 17-21），如有必要，进一步调整导管尖端的位置，使其符合临床要求后固定导管，结束操作。

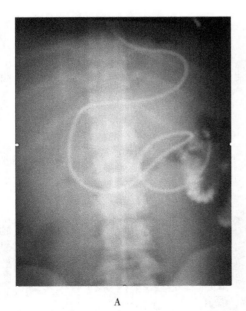
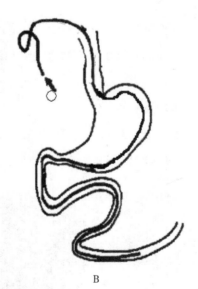

A   B

图 17-21　X 线引导下放置鼻空肠管

注：A. 造影证实管头端位于空肠；B. 鼻空肠管示意图

X 线引导下放置鼻空肠管有以下优点：①除合并有如消化道完全闭塞、断裂、吻合口脱落等严重的消化道解剖结构改变者，其他均可应用，即使上消化道存在机械性梗阻亦可使用。②导管位置可最大限度地符合临床需要。③无需特殊器械及专门技术，易于开展使用。④患者耐受性及医嘱依从性极高，护理简单、方便。⑤导管拔除容易。⑥价格低廉。

存在一定的缺点：①需要床旁 X 线设备，尤其对无法搬动的患者开展困难。②存在放射污染。

（李维勤）

第五节　经皮穿刺胃／空肠造瘘术

一、经皮穿刺胃造瘘术（PEG）

目前经皮胃／空肠造瘘术已成为需要长期非经口营养供给患者的首选和主要方法。经皮穿刺胃造瘘管放置主要有两种方法：内镜下放置和 X 线引导下放置。一般常选用前者，但对于食管的恶性或良性狭窄，以及不能精确定位安全穿刺位点且无法实施经皮内镜下胃造瘘术的情况，X 线下放置是其最佳选择。

内镜直视下胃造瘘术，是一种里应外合的方法。当内镜前端经口插入胃腔时，通过腹壁可以观察到自胃腔内射出的内镜冷光，以选择造瘘的最佳胃部体表位置，局部麻醉后将穿刺导管置入胃腔（插入式），并进行有效固定（图 17-22）。

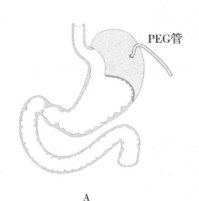
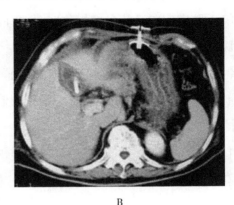

A   B

图 17-22　PEG 管

注：A.经皮穿刺胃造瘘管；B.CT示造瘘管位于胃内，胃腔面可见软垫，与腹壁外固定处形成一"工"字形，起到固定作用

【适应证】

1. 各种疾病导致较长时间丧失吞咽功能，不能经口或鼻饲营养，以及各种肌病所致的吞咽困难和完全不能进食的神经性厌食者。

2 全身性疾病所致的严重营养不良，需要营养支持，但不能耐受手术造瘘者。

3. 因口腔、颜面、咽、喉大手术，而需要较长时间营养支持者。

4. 外伤或肿瘤造成进食困难者。

5. 食道穿孔、食道 – 气管瘘或各种良、恶性肿瘤所致的食道梗阻者。

【禁忌证】

PEG 的禁忌证分为三类：绝对、相对及潜在禁忌证。

1. 绝对禁忌证

包括凝血功能障碍、暂时性的肠梗阻、腹膜炎、腹膜透析、胃壁静脉曲张、全胃切除术后患者及任何不能行胃镜检查的疾病。

2. 相对禁忌证

（1）大量腹水。

（2）不能从腹壁看到透光点。

3. 潜在禁忌证

（1）腹部手术后：假如能精确地操作并能看到透光点，腹部术后也不是禁忌证，但此类患者必须找到一个安全的穿刺部位。

（2）小肠袢扩张。

（3）脑室腹腔分流：在操作时只要仔细避开导管，同样可以安全进行，因此术前的腹部 X 线片对 PEG 操作有很大帮助。

（4）严重的心脏疾病：会增加 PEG 操作中严重并发症的发生率，如恶性心律失常、心跳骤停、低血压等，操作中需密切监测。

【术前准备】

1. 患者准备：手术部位备皮，可考虑预防性使用抗生素，患者取左侧卧位。

2. 器械准备：纤维胃镜、内镜监视器、大号内镜持物钳、PEG 配套包（图 17-23）。

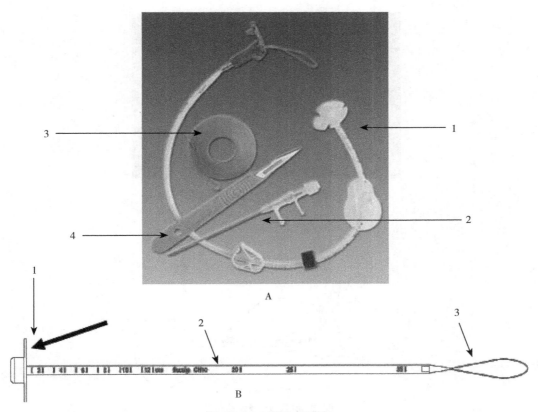

图 17-23　PEG 配套包

注：A：PEG 配套：1.造瘘管；2.穿刺器；3.牵引绳；4.手术刀。B：造瘘管：1.胃内留置固定盘片；2.管道（含不透 X 线的线条）；3.膨大的线襻

【操作步骤】

1. 插入内镜，排除禁忌证，患者取平卧位，头朝向左侧，双腿伸直，头部稍抬高。

2. PEG 定位。常规上消化道内镜检查完毕后，使内镜前端处于胃体中上部或窦 – 体交界处，并调节内镜使其前端对向胃前壁。给胃腔内大量充气，使胃呈持续性扩张状态。助手观察腹壁光团（图 17-24），手指按压局部腹壁，术者根据胃腔内镜观察到按压的隆起，选择 PEG 的最佳位置（图 17-25）（光线最强、胃壁距腹壁距离最短），在体表位置标记。术者固定内镜前端位置不变。

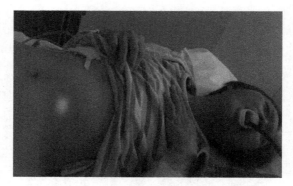

图 17-24 腹壁定位（彩图见彩插 22）

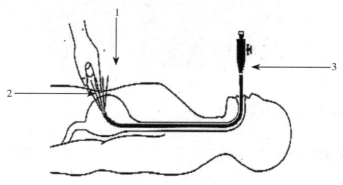

图 17-25 选择最佳位置

注：1. 胃腔；2. 光团；3. 胃镜

3. 消毒、局麻。局部皮肤消毒，铺洞巾。于定位点局麻，穿刺针对准胃腔方向穿刺至胃腔（图 17-26），内镜视野下可观察到穿刺针进入胃腔的位置。

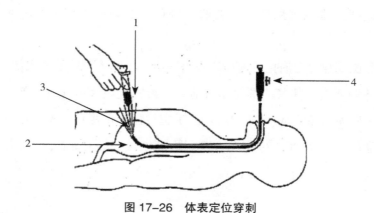

图 17-26 体表定位穿刺

注：1. 注射器；2. 胃腔；3. 光团；4. 胃镜

4. 穿刺。穿刺针在选定穿刺点直接穿刺腹壁、胃壁，进入胃腔（图 17-27 A）。内镜观察到穿刺针前端进入胃腔后（图 17-27 B），固定穿刺针外套管，抽出穿刺管内芯。

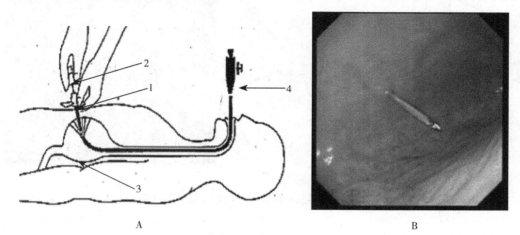

A

B

图 17-27　穿刺进入胃腔（彩图见彩插 23）

注：A. 穿刺针直接穿刺腹壁、胃壁入胃腔（1. 穿刺针外套管；2. 穿刺针内芯；3. 胃腔；4. 胃镜）；B. 胃镜下见穿刺针进入胃腔

5. 拉出技术：

（1）经穿刺针外套向胃腔内插入牵引线，使其暴露于内镜视野内（图 17-28）。

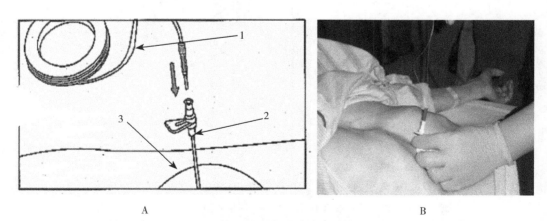

A

B

图 17-28　经穿刺器外套管向胃腔内插入牵引线

注：A. 示意图（1. 牵引线；2. 穿刺针；3. 胃腔）；B. 临床操作演示图

（2）经内镜工作通道插入持物钳，牢靠地抓住牵引线，并逐渐回退内镜将牵引线引出口腔（图 17-29）。

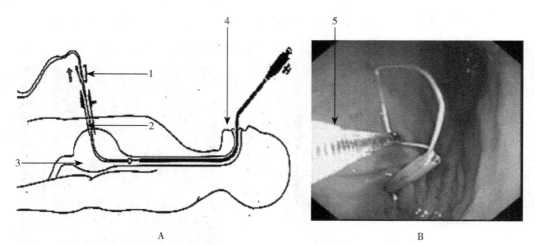

图 17-29　将牵引线经胃腔引出口腔（彩图见彩插 24）

注：A. 将牵引线从穿刺针外套管内经胃腔引出口腔（1. 牵引线；2. 穿刺针外套管；3. 胃腔；4. 胃镜）；B. 持物钳抓住牵引线（5. 持物钳）

（3）术者将牵引线头侧端与 PEG 管前端的牵引线连接牢靠（图 17-30）。

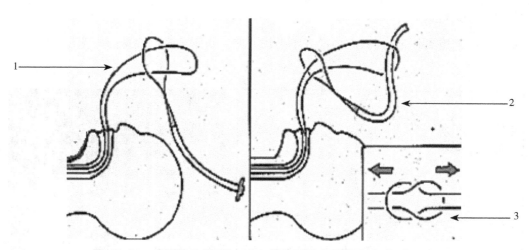

图 17-30　牵引线头侧端与 PEG 管前端的牵引线呈"8"字形环扣

注：1. 牵引线头端；2. PEG 管前端牵引线；3."8"字形环扣

（4）助手左手固定穿刺器外套，右手缓慢均匀地用力拉出牵引线和 PEG 管引线。将 PEG 管引线与穿刺器外套一起拉出（图 17-31、图 17-32）。

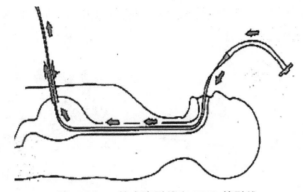

图 17-31　拉出牵引线和 PEG 管引线

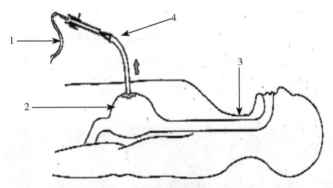

图 17-32　拉出 PEG 管（1.牵引线；2.胃腔；3.食管；4.PEG 管）

6. 保持胃腔内胃壁和腹壁的挤压张力。适当的情况下外固定胃管（图 17-33）。

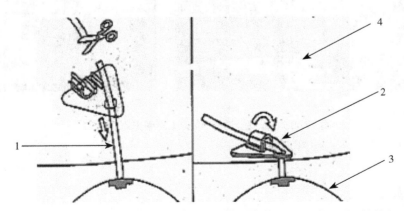

图 17-33　外固定 PEG 管（1.PEG 管；2.体外；3.胃腔；4.软垫）

7.剪除 PEG 管前尖端，安装接头，以敷料覆盖创面，结束手术（图 17-34）。

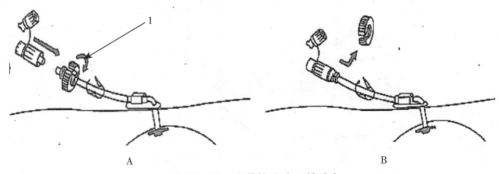

A   B

图 17-34 安装接头（1.接头）

8.通过再次内镜检查确认 PEG 管是否在位（图 17-35），证实胃壁和软垫之间张力是否适当，排除有无因置管而引起的任何损伤（如不适当的操作引起的食管裂伤）。也可行造影检查确认 PEG 管的位置。

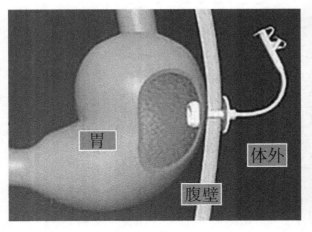
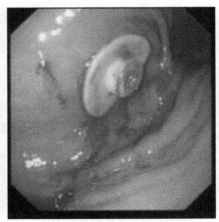

A   B

图 17-35 胃壁上的 PEG 管（彩图见彩插 25）

注：A.矢状面观；B.内镜下见软垫

【并发症】

PEG 术后可能出现切口感染、胃内容物漏出等并发症。主要并发症如下：

1.切口感染。发病率高达 30%。局部感染时表现为管口周围皮肤红肿热痛，全身表现为发热及白细胞增多。可局部换药，必要时切口引流，目标性使用敏感抗生素，以利感染的控制。

2. 胃内容物漏出。

3. 胃瘘。通常是由胃壁和腹壁之间分离所导致的。当患者出现腹部疼痛、发热、白细胞升高时，应考虑可能存在胃瘘及腹膜炎。此时应行 PEG 管造影检查明确诊断。

4. 胃结肠瘘。很少出现，一般是在置管时穿刺入结肠，或者结肠夹扎在胃和腹壁之间导致结肠壁缺血坏死而形成的。一般在 PEG 术后几周症状较明显，主要表现为管饲出现严重的腹泻。此时可通过上消化道钡餐或钡灌肠明确诊断，必要时拔除。

5. 管周胃造瘘口扩大。多由对 PEG 管造瘘局部施压过大或营养不良所致。处理措施：拔除 PEG 导管，待瘘口缩小后再插入一个管径较细的 PEG 管。

6. 气腹。主要是由穿刺时气体从穿刺针周围漏入腹腔所致。

7. 皮肤肿瘤种植。口咽及食管癌的患者在 PEG 术后可能会出现皮肤种植、肿瘤播散，此类患者应慎行 PEG 术。

【造瘘管的拔除】

当患者恢复经口饮食或不需保留造瘘管时，应立即拔除造瘘管。拔除方法：①直接拔或仅剪断体外端使其腔内端自行从肠道排出，此方法可能会造成穿孔或肠梗阻。②内镜取除方法。较为安全、有效，术者使用持物钳，在直视下牢靠抓持造瘘管的腔内端，剪除体外端，而后退出内镜，经口取出腔内造瘘管残端。

二、经皮穿刺胃造口空肠置管术（PEJ）

患者因疾病导致咽反射弱、胃蠕动功能受损（胃轻瘫），易因反流而误吸入肺，引起吸入性肺炎，且恢复缓慢；或因重症胰腺炎短时间内无法经胃进食的患者，需考虑经皮穿刺胃造口空肠置管术。

常用导管见图 17-36。

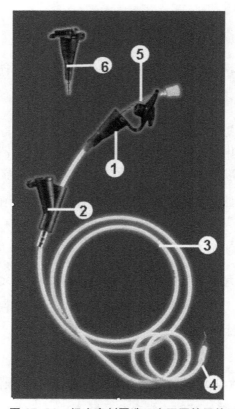

图 17-36　经皮穿刺胃造口空肠置管导管

注：1. 喂养管连接器；2. "Y" 形连接器；3. 完全不透 X 线的导管；4. 导管末端，有 2 个侧孔和一个有记忆功能的螺旋形头部；5. 有硅油作为润滑剂的引导钢丝，头端呈光滑球形；6. 带金属杆的多用途喂养管连接器

【适应证】

需要直接空肠或十二指肠喂养的患者。

【禁忌证】

1. 经皮穿刺胃造口术的禁忌证见本节第一部分。

2. 经皮穿刺胃造口空肠置管术的禁忌证有肠道吸收障碍、麻痹性肠梗阻、急腹症。

【操作步骤】

1. 经皮穿刺胃造口术（详见本节第一部分）。

2. 内镜下经 PEG 导管置入空肠管

（1）PEG 导管准备：①在 PEG 导管的 35cm 标记处剪断导管。②将外固定片沿

管道推下，不要固定在管道上。③用注射器注入约 10ml 的无菌生理盐水或灭菌水润滑管道内部

（2）空肠管准备：①将金属引导钢丝完全插入空肠管（通过上端较大的管道接头），将引导钢丝抽出 10 ～ 20cm。再推进使其到达管道末端，使引导钢丝的手柄和管道接口紧密连接。②用少量无菌生理盐水或灭菌水将伸直的空肠管湿润，使其更利于插管。

（3）将伸直的空肠管插入 PEG 导管中，使其头部进入胃内。如果需要可再加入少量无菌生理盐水或灭菌水使管道润滑。

（4）将"Y"形接头向下移，将接头上的金属连接轴和 PEG 导管紧密连接。

（5）用内窥镜上的钳子夹住管道末端的线圈（图 17-37），在内窥镜的帮助下使管道通过幽门。管道应尽量往下放置，最好接近屈氏韧带（图 17-38）。

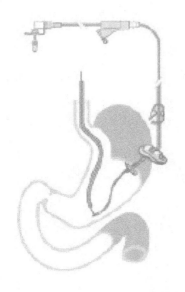 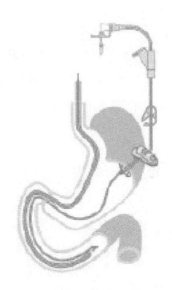

图 17-37　用内窥镜钳子夹住空肠管末端　　图 17-38　在内窥镜帮助下使空肠管通过幽门

（6）内窥镜上的钳子仍然和管道连接，同时将内窥镜向外抽出约 30cm（图 17-39）。

（7）此时内窥镜上的钳子仍然和管道连接，将金属引导钢丝向外抽出约 25cm，此时管道末端螺旋形开始恢复，内窥镜上的钳子仍然和管道连接并将管道向前推，进入小肠（图 17-40）。

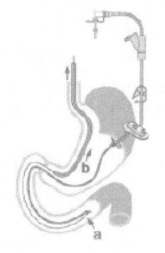

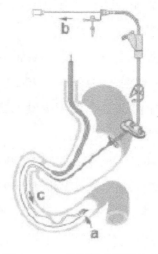

图 17-39　内窥镜退出约 30cm　　　　　　　图 17-40　部分退出导引钢丝

注：a.内窥镜上的钳子仍然和管道连接；b.将金属引导钢丝向外抽出约 25cm；c.将管道向前推进入小肠

（8）将内窥镜、钳子和金属引导钢丝小心拉出（图 17-41）。

（9）将金属引导钢丝拉出后，从 PEG 的"Y"形接头上部 15cm 处剪断空肠管或在合适的长度处剪断（图 17-42）。

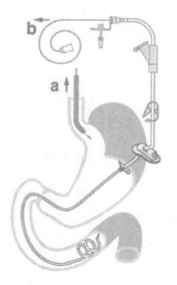

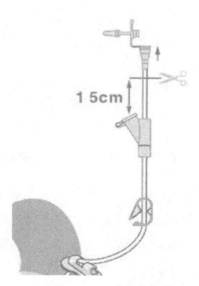

图 17-41　完全退出内窥镜、钳子和金属引导钢丝　　　图 17-42　剪断空肠管

（10）将所附接头的金属连接轴插入空肠管。将空肠管和 PEG 上的"Y"形接头紧密连接，最后将 PEG 和外固定片固定（图 17-43）。

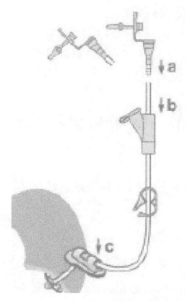

图 17-43　连接并固定导管

注：a.将金属连接轴插入空肠管；b.将空肠管和 PEG 上的"Y"形接头连接；c.将 PEG 和外固定片固定

（11）注入约 20ml 无菌生理盐水或灭菌水，检查空肠管情况。

（12）行 X 线检查确定空肠管位置是否正确。

【注意事项】

1. 每次更换营养液时均应检查管道位置是否正确。

2. 每次更换营养液时、给药前、给药后以及每隔 8 小时均应用 10 ~ 25ml 无菌生理盐水或灭菌水冲洗管道以免堵塞。

3. PEG 导管在体内放置一般不超过 6 周。

4. 最好采用肠内营养输注泵控制营养液的输送。

5. 需要胃减压的患者，可以从胃造口管进行引流减压。

直通黄英姿更新内容

（李维勤　黄英姿）

第十八章　泌尿系统

第一节　导尿与留置尿管术

导尿术是指在严格无菌操作下，用无菌导尿管经尿道插入膀胱引流尿液的方法。

【适应证】

1. 少尿或者无尿，且原因不明；

2. 重症患者或休克治疗时留置尿管以正确记录尿量，测尿比重；

3. 膀胱测压，间接反映腹内压，测定膀胱容量及残余尿量；

4. 收集无菌尿标本做细菌定量培养；

5. 协助鉴别尿闭及尿潴留，明确肾功能不全或排尿功能障碍；

6. 术前膀胱减压，以及下腹、盆腔器官手术中持续排空膀胱，避免手术中误伤；

7. 为尿潴留患者（包括前列腺肥大、昏迷、麻醉后等多种原因引起的尿潴留）导尿减压，减轻痛苦；

8. 昏迷、尿失禁或会阴部有损伤时，保留导尿以保持局部干燥、清洁；

9. 泌尿系统疾病术后记录尿量，或促使膀胱功能恢复及切口愈合；

10. 膀胱病变诊断不明，进行膀胱造影、膀胱冲洗；探测尿道有无狭窄，或对膀胱肿瘤患者进行化疗。

【禁忌证】

尿道狭窄、泌尿系感染、急性前列腺炎、急性附睾炎、女性月经期等，禁忌导尿。

【操作前准备】

1. 患者准备：明确适应证、禁忌证，清醒者应取得其配合，保护患者隐私。

2. 医师准备：洗手、剪指甲，穿戴好衣、帽和口罩。

3. 器具准备：一次性导尿包，其中包括包外消毒包、双腔导尿管、导丝、洞巾、弯盘、含水注射器、石蜡油、内消毒包、无菌手套及尿袋等。如图 18-1、图 18-2。无菌导尿管等见图 18-3、图 18-4、图 18-5、图 18-6。根据患者病情需要可选择单腔、双腔、三腔、四腔或蘑菇头导尿管，以及尿管的型号和大小。国内成年男性一般用 F18～20 号，成年女性用 F20～24 号为宜。年老体弱、长期卧床的患者，特别是女性，应选择型号较大、管腔较粗的导尿管。对于某些导尿困难患者需准备利多卡因、无菌石蜡油等物品。

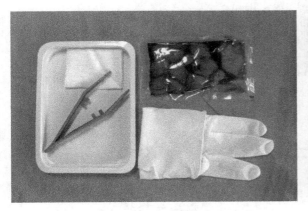

图 18-1 包外消毒包

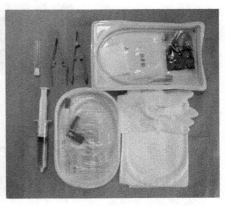

图 18-2 导尿管、洞巾、无菌手套

4. 导尿管的选择：

（1）单腔导尿管：临时用于药物灌注、解除尿潴留，排空膀胱或取尿样，不留置导尿，无气囊。缺点：难以固定，易滑脱（图 18-3）。

（2）双腔导尿管：Foley 导尿管，用于不需要经常膀胱冲洗的留置导尿，一个腔接气囊给气囊充气，另一个腔接引流袋引流尿液，长期留置，且易于固定，不易脱落（图 18-3、图 18-4）。

（3）三腔导尿管：常用于前列腺增生患者术后等需要反复膀胱冲洗的留置导尿，一腔为气囊管，其余二腔，一腔接冲洗装置，另一腔与集尿袋相连接，形成密闭式膀胱引流冲洗系统，减少污染机会（图 18-3）。

（4）四腔双囊导尿管：封闭前列腺部位尿道，通过注药通道向封闭部位注入药物或抽出尿道分泌液，有排尿功能（图 18-5）。主要用于前列腺灌注同时需要膀胱冲洗的导尿。

（5）蘑菇头导尿管（又称梅花头、菌状头导尿管）：主要用于膀胱造瘘术后留置导尿（图18-6）。

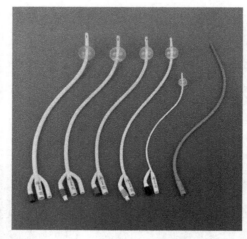

图18-3　三腔（左1、2）、双腔（左3、4、5）和单腔（右1）导尿管

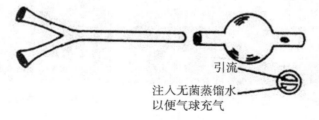

引流

注入无菌蒸馏水
以便气球充气

图18-4　双腔导尿管外形及横断面

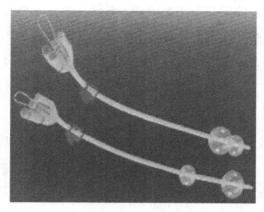

图18-5　四腔双囊导尿管

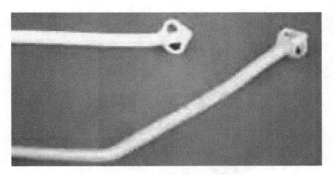

图 18-6　蘑菇头导尿管

5. 置入导尿管途径的选择：

（1）经尿道插管导尿：临床应用最广泛。但遇有尿道狭窄、前列腺肥大及尿道损伤者，往往插管失败。

（2）耻骨上膀胱穿刺：急性尿潴留导尿未成功者，行膀胱穿刺导尿减压。

（3）耻骨上膀胱穿刺置管：可避免经尿道导尿引起尿路感染、生殖系统感染和尿道狭窄，适用于短期内留置导尿者。

6. 导尿解剖途径：男性、女性尿道解剖位置及毗邻结构见图 18-7、图 18-8。

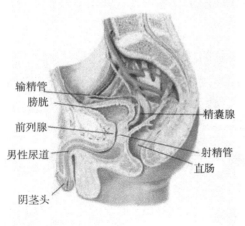

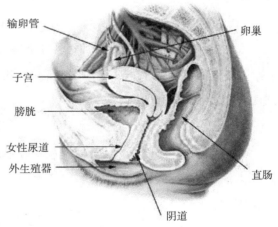

图 18-7　男性正中矢状面尿道解剖图
（彩图见彩插 26）

图 18-8　女性正中矢状面尿道解剖图
（彩图见彩插 27）

（1）男性患者：尿道全长 17～20cm，含有两个弯曲，即活动的耻骨前弯和固定的耻骨下弯；三个狭窄部即尿道内口、膜部和尿道外口。注：男性患者导尿管插入的深度为 20～22cm，见尿后再进 4～6cm，共插入 24～28cm（图 18-9）。

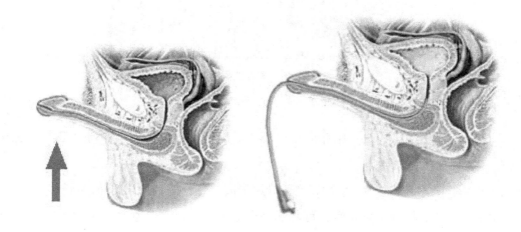

图 18-9　男性导尿管的置入（彩图见彩插 28）

（2）女性患者：尿道短、宽、直，长 3～5cm，富于扩张性，易造成逆行感染。尿道口在阴蒂下方，呈矢状裂。女性患者导尿时应避免将导尿管误插入阴道。

【操作步骤】

1. 用物准备齐全，核对患者姓名并解释导尿目的以取得合作。

2. 体位：协助患者脱去裤腿。患者取仰卧屈膝位，双下肢屈膝外展，臀下垫油布或中单，充分暴露会阴。

3. 消毒：

男性患者：打开包外消毒包。左手戴手套，右手持钳夹消毒碘伏棉球消毒，由外到内消毒阴阜、阴茎、阴囊。打开内消毒盘，双手戴无菌手套，左手持无菌纱布包住阴茎，后推包皮，充分暴露尿道口及冠状沟，螺旋擦拭龟头至冠状沟，最后消毒阴茎背侧及阴囊，在阴茎及阴囊之间垫无菌纱布 1 块。

女性患者：由内向外、自上而下消毒外阴。左手拇指与食指分开并固定小阴唇。右手持钳消毒尿道口及小阴唇（从内向外、由上至下，顺序是：尿道口、前庭、两侧大小阴唇，尿道口至会阴、肛门）。

4. 检查：消毒完毕铺无菌洞巾，使下缘与导尿包内层形成无菌区。

5. 检查导尿管气囊是否充盈良好，有无漏水，润滑导尿管前端。

6. 置管：

男性患者：左手用无菌纱布包裹阴茎，将其提起并与腹壁呈 60°，将包皮后推露出尿道口，右手持塑料钳夹导尿管插入尿道 20 ～ 22cm，见尿液流出再继续插入 4 ～ 6cm，留取无菌尿标本 。

女性患者：用左手的拇指、食指向两侧分开大阴唇，并稍向上用力提拉，右手用塑料钳持尿管插入尿道。插管过程中，旋转尿管。插入尿道 4 ～ 6cm，见尿后再插入 4 ～ 6cm，留取无菌尿标本。

7. 固定：确认尿管在位后注水 12 ～ 15ml 入气囊，轻轻后拉有阻力感无脱出，即证实导尿管在位。需长期留置尿管接尿袋。

8. 导尿完毕，撤去洞巾，擦净外阴，脱手套。

9. 协助患者穿好裤子，取舒适卧位。

10. 整理床铺及用物，按消毒原则处理用物。将尿标本贴好标签后送检。

11. 做好记录。

【注意事项】

1. 无菌操作，防止尿路感染。女性患者导尿管如误入阴道，应更换导尿管后重新插入。

2. 选择光滑和粗细适宜的导尿管，对小儿或疑有尿道狭窄者，尿管宜细。

3. 插入、拔出尿管时动作应轻、慢、稳，切勿用力过重，以免损伤尿道黏膜，勿过深或过浅，尤忌反复抽调尿管，避免增加患者的痛苦。

4. 插管前需检查尿管型号、气囊位置，女性患者的 4 ～ 6cm 或男性患者的 18 ～ 20cm 均应从气囊上算起。

5. 若膀胱高度膨胀或过度充盈，病员又极度虚弱时，排尿宜缓慢，不宜按压膀胱区，第一次放尿不应超过 1000ml，大量放尿可导致腹腔内压力骤然降低，大量血液滞留于腹腔血管内，引起血压突然下降，产生排尿晕厥、虚脱。此外，膀胱突然减压，可引起膀胱黏膜急剧充血，导致膀胱出血，发生血尿。

6. 在见到尿液自尿管流出后方可固定尿管。每 2 周宜更换一次导管，再次插管前应让尿道松弛数小时，再重新插入。留置尿管后应经常检查尿管固定情况，是否有脱出，必要时以无菌药液每日冲洗膀胱一次。

【并发症及处理】

1. 导尿失败

失败的原因可能与以下因素有关：

（1）患者存在程度不同的泌尿系疾患，如前列腺增生症、尿道黏膜水肿。少见的有尿道狭窄、瓣膜或尿道内结石等。

（2）术者未能熟练掌握操作技巧。

（3）病员多为儿童或高度紧张、对刺激过于敏感、躁动不安者，配合不当。

2. 尿道损伤、出血

导尿管型号不恰当，暴力插入；未入膀胱即充盈气囊、引流袋未固定；拉力过大或引流袋固定太紧；强行拔管等，均可导致尿道损伤、出血。

3. 尿路感染

尿管选择不当；无菌观念不强；插入深度不够；尿管留置刺激尿道及膀胱黏膜；集尿袋和尿管连接不严、更换频繁，均可导致。

4. 拔管困难

导尿管气囊排气不畅；留置尿管时间过长；膀胱冲洗不彻底，尿垢积在膀胱；橡胶老化造成气囊腔的阻塞；尿道黏膜炎症刺激；气囊内生理盐水结晶，均可致拔管困难。

5. 拔管后尿潴留

留置尿管持续引流，膀胱空虚，膀胱张力的消失；膀胱充盈时间长，膀胱逼尿肌失去有效的收缩力，排尿功能恢复缓慢，且拔管后复插率高。处理：夹闭尿管，间断开放，锻炼膀胱功能。

6. 尿道或膀胱内及附壁结石

由无菌技术操作或术后护理不当，未定时更换尿管，饮水太少引起。处理：严格无菌操作，定时更换尿管；鼓励患者多饮水，2000 ～ 3000ml/d，达到自身冲洗的目的，以防感染和尿路结石。

7. 膀胱憩室、膀胱功能受损

需定时夹管，开放排尿，保持膀胱张力，防止憩室形成。

8. 漏尿、渗尿

由气囊体积不当和导尿管引流不通畅引起。处理：抽尽气囊内液体，重新注水，以入注容量的 2/3 为宜；选择粗细合适的导尿管。

直通杨毅更新内容

（莫 敏 杨 毅）

第二节　膀胱压测定

膀胱压能够间接反映腹腔内压力，是目前公认的间接测定腹腔内压力的"金标准"，具有无创、简便易行、相关性好等特点，是目前临床上最常用的方法。目前，也有研究者采用膀胱造瘘插管后，以导管连接于床旁传感器进行膀胱压持续测量，来连续监测腹腔内压力，但应用不够广泛。本节着重介绍间歇性膀胱压测定。

【适应证】

1. 各种原因导致的休克引起的出现腹腔脏器功能损伤：如胰腺炎、肠梗阻、肠坏死等。

2. 腹腔内脏器存在受压因素：如腹膜后血肿、大量腹腔积液、巨大腹腔肿瘤等。

3. 各种因素导致的脏器严重创伤：如肝脾破裂出血等。

【禁忌证】

1. 膀胱损伤。

2. 神经性膀胱。

3. 膀胱挛缩。

4. 尿道狭窄、断裂。

5. 前列腺重度增生。

6. 尿道口损伤。

【操作步骤】

1. 简易测量

（1）物品准备：两腔或三腔尿管 1 根、20ml 或 50ml 注射器 1 个、生理盐水

100ml、头皮针及静脉输液器各1个。

（2）患者准备：充分沟通，必要时给予镇痛镇静。

（3）具体步骤：①患者取仰卧位，留置尿管。②排空膀胱后，夹毕尿管。③用碘伏消毒与尿管连接处的穿刺部位，向尿管内注入20ml无菌等渗盐水，并以耻骨联合处为调零点，待液面稳定后测量液面高度，呼气末测量压力，即为膀胱内压力，单位为cmH_2O（$1cmH_2O = 0.76mmHg$）。

2. 压力传感器测量

（1）物品准备：尿管、20ml或50ml注射器1个、生理盐水100ml、压力袋、标准压力传感器、静脉输液装置、具备外来压力监控能力的心脏监视器。

（2）患者准备：充分沟通，必要时给予镇痛镇静。

（3）具体步骤：①将传感器分别与注射器、静脉输液管及监测系统连接好（图18-10）。换能器调零，以耻骨联合平面为参考点。②患者取仰卧位，在无菌条件下经尿道膀胱插入Forleys尿管。③排空膀胱，将套管针沿导尿管上壁插入，使导尿管与压力管道相连接（图18-11）。④通过注射器向膀胱内注入20ml生理盐水并使其回流，使导尿管中无气体。⑤夹住导尿管末端，通过示波镜上所示的波形测量腹压，此波形相对平坦地呈直线移动，与呼吸周期相对应。⑥呼气结束时测量，获得测量结果后即松开止血钳，尽可能缩短阻止排尿时间。

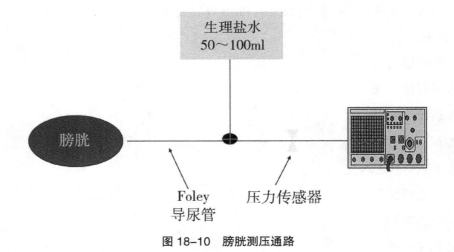

图18-10 膀胱测压通路

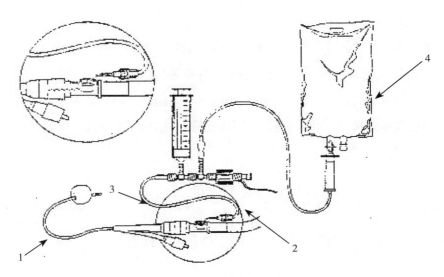

图 18-11 导尿管与压力管道相连接

注：1. 导尿管；2. 压力传感器；3. 压力管道；4. 无菌生理盐水（两个三通连续与一次性压力传感器相连。其中一个三通通过输液器与无菌生理盐水相连，另一个连接 50ml 空针。18 号套管针刺入导尿管，拔出针芯留置套管。套管针与压力传感器相连）

【膀胱压分级标准】

正常情况下膀胱内压力近似于零。当感染、外伤等各种原因导致腹腔内压力增高时，膀胱内压亦随之增高。腹内压国际分级标准具体如表 18-1。

表 18-1 腹内压分级标准

分级	标准值（mmHg）
I	12～15
II	16～20
III	21～25
IV	＞25

腹腔内压力持续大于 20mmHg，伴或不伴腹腔灌注压低于 60mmHg，并有新发的器官功能不全或衰竭，即为腹腔间隔室综合征。一旦出现腹腔内高压，患者可出现气道压增加、低氧血症、呼吸困难、少尿、无尿等情况。

【注意事项】

1. 患者体位对测量结果影响较大，测量时患者应取平卧位不动。

2. 要在患者安静时读数，不能在咳嗽、排便等增加腹压因素下进行。

3. 监测管要通畅，有延续性水柱，中间勿有气泡，否则对结果影响较大。

4. 膀胱收缩、骨盆血肿或骨折、腹腔内脏器粘连均可影响其测量结果。

（郭兰骐）

第三节　持续肾脏替代治疗

临床上将利用净化装置通过体外循环方式清除体内代谢产物、异常血浆成分以及蓄积在体内的药物或毒物，以纠正机体内环境紊乱的一组治疗技术，统称为血液净化或肾脏替代治疗（continuous renal replacement therapy，CRRT）。

【基本原理】

血液净化溶质的清除方式包括弥散、对流和吸附。

1. 弥散原理：溶质从浓度高的一侧转运至浓度低的一侧，主要驱动力是半透膜两侧的浓度差（图 18-12）。因此，这种方式对血液中的小分子溶质清除效果好。

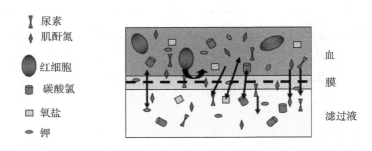

图 18-12　血液净化溶质弥散原理

2. 对流原理：对流是血液滤过最主要的溶质清除方式。在跨膜压的作用下，液体从压力高的一侧通过半透膜向压力低的一侧移动，液体内的溶质也随之通过半透膜，称之为对流（图 18-13）。对流的驱动力是半透膜两侧的压力差。

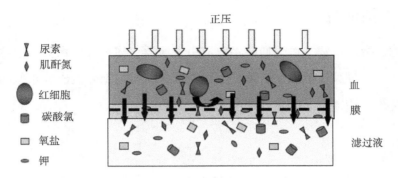

尿素
肌酐氮
红细胞
碳酸氯
氧盐
钾

血
膜
滤过液

图 18-13　血液净化溶质对流原理

3. 吸附原理：是将溶质吸附到滤器膜的表面进行清除的方式。吸附能力与溶质与膜的化学亲和力及膜的吸附面积有关。吸附过程主要在滤器膜的小孔中进行（图 18-14）。

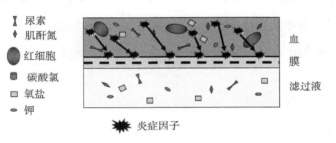

尿素
肌酐氮
红细胞
碳酸氯
氧盐
钾

血
膜
滤过液

炎症因子

图 18-14　血液净化溶质吸附原理

血液滤过液体的清除方式主要是超滤。超滤是血液滤过最主要的清除水的方式。超滤是在跨膜压的作用下，液体从压力高的一侧通过半透膜向压力低的一侧移动，这种清除水的方法称之为超滤（图 18-15）。

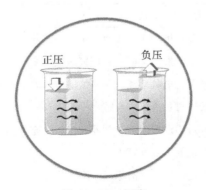

正压　　　负压

图 18-15　超滤

357

一、血液滤过

血液滤过指通过建立血管通路将血液引入滤器，体内部分水分、电解质、中小分子物质通过滤过膜被清除，然后补充相似体积的与细胞外液成分相似的电解质溶液（称置换液），从而达到清除溶质和水分的目的。

【适应证】

CRRT 的适应证包括：

1. 高血容量性心功能不全、急性肺水肿。

2. 严重酸碱及电解质紊乱。

3. 药物中毒，尤其是多种药物的复合中毒。

4. 急、慢性肾衰竭伴有以下情况时：①低血压或血液透析时循环不稳定；②血流动力学不稳定；③需要实施全静脉营养；④伴有多器官功能衰竭。

5. 尿毒症性心包炎、皮肤瘙痒、周围神经病变等。病变与中分子毒素有关，可采用血液滤过清除中分子毒素。

6. 肝性脑病、肝肾综合征。

7. 感染性休克。

8. ARDS。

9. 多器官功能衰竭。

从溶质清除角度，CRRT 的适应证见表 18-2。

表 18-2　CRRT 的病理生理适应证

CRRT	病理生理学紊乱
肾功能替代	代谢物堆积（氮质血症）——清除代谢产物
	严重的酸碱失衡——恢复酸碱平衡
	严重的电解质紊乱——恢复电解质平衡
	液体过负荷——调整水平衡
容量调整与管理	容量治疗受限——营养支持、补充胶体
	严重的组织器官水肿
毒素与毒物清除	炎症反应——清除或吸附炎症介质
	中毒——清除毒物或药物
	恶性高热——降温

【建立血管通路】

血管通路是指将血液从体内引出，进入体外循环装置再回到体内的途径。CRRT 的血管通路有静脉-静脉、动脉-静脉两种经路，目前常用的是静脉-静脉血液滤过。

目前多使用单针双腔静脉导管作为 CRRT 的血管通路（图 18-16）。置管选择的部位包括颈内静脉、股静脉和锁骨下静脉。颈内静脉、股静脉是最常选择的置管部位，选择原则是最大限度地减少感染、减少血栓形成、避免局部血肿、无穿动脉等发生。置管方向必须与静脉回流方向一致，否则会增加再循环。

放置双腔深静脉血滤管过程中应严格按照操作规程，严格无菌操作技术，动作应轻柔，勿用暴力，以免引起血管内膜损伤，保持管腔通畅。

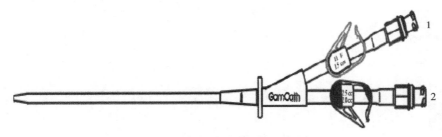

图 18-16 双腔静脉血滤导管

注：1. 动脉腔；2. 静脉腔

【血滤器】

目前多采用的是空心纤维型血液滤器，其滤膜的滤过能力接近肾小球基底膜。对滤膜的一般要求是：①具有较好的生物相容性，无毒；②截流分子量明确，中、小分子量物质能顺利通过，而蛋白等大分子量的物质不能通过；③具有高通透性、高滤过率及抗高压性的物理性能。血滤器内容积较小，一般容积为 40～60ml。常用的滤过膜有聚酰胺膜、聚甲基丙烯酸甲酯膜和聚砜膜等。

根据滤器对溶剂（水）的清除能力，将滤器分为高通量滤器和低通量滤器。单位时间内在单位压力下水的清除大于 20ml[＞20ml/（h·mmHg）]者，则称为高通量膜。

根据滤器对溶质的清除能力，将滤器分为高通透滤器和低通透滤器。目前以对 β_2 微球蛋白的清除率来表示，每分钟清除溶解 β_2 微球蛋白的溶液大于 20ml（＞20ml/min）者，则称为高通透性滤器。通透性反映了半透膜对溶质的清除能力。

【置换液的配置】

血液滤过滤液中溶质的浓度几乎与血浆相等，需补充与细胞外液相似的液体，称"置换液"。推荐用的置换液配方见表 18-3。

表 18-3　置换液的简易配方

项目	1	2	3
配方	复方林格液（2000ml） 蒸馏水（1000ml） 5% 碳酸氢钠（250ml） 25% 硫酸镁（1ml）	复方林格液（2000ml） 蒸馏水（500ml） 5% 碳酸氢钠（25ml） 25% 硫酸镁（1ml）	生理盐水（2000ml） 蒸馏水（500ml） 5% 碳酸氢钠（125ml） 25% 硫酸镁（1ml）
离子浓度	（mEq/L）		
Na^+	135	138	146
Cl^-	95	118	117
HCO_3^-	46	28	28
K^+	2.5	3	0
Ca^{2+}	3.6	3.6	0
总渗透压（mOsm/kg）	282	292	293

注：碳酸氢钠应在使用前加入或单独输入，以避免与钙离子、镁离子形成沉淀

【置换液的补充】

根据置换液的补充途径不同可分为前稀释、后稀释和前稀释＋后稀释。将置换液在滤器前的管道中输入，即前稀释法（图 18-17），其优点是可以降低血液黏滞度，从而使滤器内不易凝血，肝素的使用量相对减少，但置换液的使用量较大，影响 CRRT 滤过效果。另外一种方法是在滤器后的管道中输入置换液，即后稀释法（图 18-18），此法可节省置换液用量，治疗效率高，但容易发生凝血，所以在后稀释时滤过分数（FF）低于 30%。

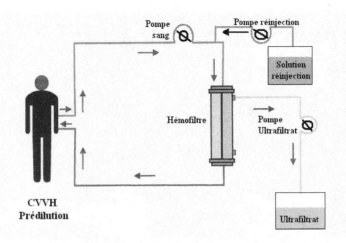

图 18-17　前稀释持续静脉 - 静脉血液滤过

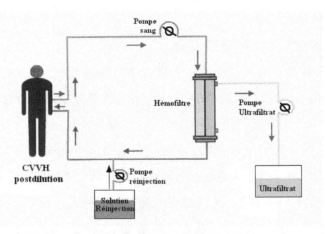

图 18-18　后稀释持续静脉 - 静脉血液滤过

【抗凝策略的选择与监测】

根据患者病情选择恰当个体化的抗凝策略。

1. 抗凝策略的选择

临床常用的抗凝剂有普通肝素、低分子肝素、枸橼酸等（表 18-4）。

表 18-4　血液滤过的抗凝策略选择及抗凝药物用法

抗凝剂	作用机制	剂量	抗凝监测
肝素	通过抗凝血酶Ⅲ，抑制凝血酶 Ⅸa、Ⅹa、Ⅺa、Ⅻa 活性	负荷量：2000U 维持量：每小时 5 ～ 15U/kg	APTT

续表

抗凝剂	作用机制	剂量	抗凝监测
低分子肝素	抑制Ⅹa活性	维持量：每小时＜2.5U/kg	抗Ⅹa活性
前列环素（PGI₂）	抑制血小板聚集	每分钟4～10ng/kg	ADP刺激性血小板聚集试验
PGI₂类似物	抑制血小板聚集（相当于PGI₂的20%的活性）	每分钟5～35ng/kg	ADP刺激性血小板聚集试验
蛋白酶抑制剂	抑制凝血酶Ⅹa、Ⅻa的活性，并抑制血小板聚集功能	每小时0.1mg/kg	APTT
枸橼酸钠	钙离子结合剂	4%枸橼酸钠170ml/h	APTT

2. 常用的抗凝方法

分为全身抗凝、局部抗凝和无抗凝。

（1）全身抗凝：肝素抗凝法：为最常用的抗凝方法，首次剂量为20～50U/kg，维持量为每小时5～15U/kg，每4小时监测一次部分凝血活酶时间（APTT），达到正常值的1.5～2.5倍。优点是使用方便，易于操作，过量时可用鱼精蛋白迅速中和；缺点是出血发生率高，药代动力学多变，可引起血小板减少等。

（2）局部抗凝：局部枸橼酸盐抗凝法：是目前最常用的局部抗凝方法。从动脉端输入枸橼酸钠，从静脉端补充氯化钙或葡萄糖酸钙，保持流经滤器的血中钙离子浓度比较低（0.2～0.4mmol/L），从而不容易发生滤器内凝血，延长滤器寿命。优点是滤器使用时间较长，缺点是代谢性碱中毒发生率高，需密切监测游离钙、血总钙、血气分析等，严重肝功能障碍患者不能使用。局部肝素-鱼精蛋白法：不建议使用。

（3）无抗凝：在高危出血及凝血机制障碍的患者中可采用无抗凝法行CRRT。首先用含肝素5000U/L的生理盐水预充滤器和体外循环通路；应用前稀释补充置换液。缺点是易出现容量超负荷及滤器凝血。

滤器凝血征象的判断：①滤液尿素值/血尿素值＜0.7（正常值为1.0），表示滤液与血液溶质不完全平衡，提示滤器内凝血；②最大超滤＜100ml/h，表示凝血，应更换滤器；③跨膜压迅速升高；④滤器前压力报警显示压力过高，引起管道搏动。

【液体平衡的管理】

血液滤过时，患者的液体平衡应将所有的入量和所有的出量考虑在内。

每小时的液体平衡＝同期入量－同期出量，结果为正值，则为正平衡，即入量超过出量；如结果为负值，则为负平衡，即入量少于出量。

血液滤过等 CRRT 治疗期间，一般每小时计算一次液体平衡，以免患者血容量出现异常波动。

【影响血液滤过超滤的因素】

影响超滤率的关键是滤过压（跨膜压），其次为血流量。在 CRRT 中影响跨膜压的因素有如下几点：①滤液侧负压；②静水压；③胶体渗透压；④血液黏度。此外，还有一些其他的因素，如血液通道的长度、静脉侧的阻力、滤器等。

【血液滤过的并发症】

1. 导管相关的并发症：穿刺部位出血、血肿；穿刺引起气胸、血气胸等；导管相关感染；导管异位。

2. 血液滤过器及管道相关的并发症：滤器内漏血，与滤器中空纤维中压力过高有关；滤器和管道内血栓堵塞，与血滤管路扭曲、导管贴壁或未应用肝素抗凝有关；泵管破裂，与泵管使用时间过长有关。

3. 与抗凝相关的并发症：肝素用量过大引起全身多个部位出血；滤器内凝血；血小板降低。

4. 全身并发症：超滤液过多，置换液补充不足，导致血容量不足和低血压；补液不当引起酸碱平衡失调及电解质紊乱；长期血液滤过的患者还应注意激素丢失引起的内分泌系统紊乱。

【注意事项】

1. 对于不同病理生理状态的危重患者应根据具体情况选用不同治疗模式，随时调整治疗参数，保证患者水、电解质、酸碱平衡，避免出现血容量波动或严重离子、酸碱紊乱。

2. 根据患者凝血功能的变化采用适宜的抗凝方式，注意避免出血等并发症发生。

3. 保持体外循环管路密闭、通畅，避免受压、扭曲、管路内凝血；保持穿刺部位清洁、干燥，定期换药，减少感染机会；妥善固定体外循环管路，避免管路松动、脱落。

4. 监测穿刺肢体周径的变化，避免血栓形成。

5. 根据患者具体情况调整置换液配方，液体配置时严格无菌操作，严格识别各种液体。

6. 监测体外循环管路的各压力变化，及时发现管路或滤器凝血，及时更换。

7. 操作正规，避免空气进入循环管路。

8. 治疗过程中严密监测患者生命体征的变化。

9. 做好心理护理。

【临床操作流程】

见图 18-19。

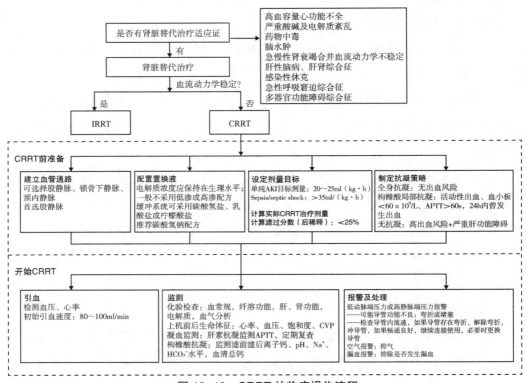

图 18-19　CRRT 的临床操作流程

二、血液透析

【基本原理】

血液透析疗法是根据膜平衡的原理，将患者血液通过半透膜与含一定成分的透析液相接触，两侧可透过半透膜的分子（如水、电解质和中小分子物质）做跨膜移动，达到动态平衡，从而清除血液中的代谢产物的治疗过程（图 18-20）。

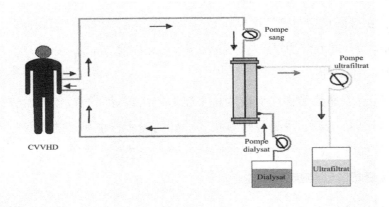

图 18-20 持续静脉 - 静脉血液透析

【适应证】

急性肾衰竭血液透析的指征如下。

临床症状：①无尿 2d 或少尿 3d。②每日体重增加 2.0kg 以上。③浮肿、肺水肿、胸水。④恶心、呕吐。⑤出血倾向。⑥神经、精神症状。

实验室检查：①血清肌酐＞ 8mg/dl；②血清尿素氮＞ 80mg/dl；③血清钾＞ 6.0mmol/L；④血清 HCO_3^- ＜ 15mmol/L；⑤血清尿素氮每日上升＞ 30mg/dl，血清钾每日上升＞ 1.0mmol/L。

【禁忌证】

血液透析的相对禁忌证：①休克或低血压；②严重出血倾向；③心功能不全或严重心律失常，不能耐受体外循环；④恶性肿瘤晚期；⑤脑血管意外；⑥未控制的严重糖尿病；⑦精神失常、不合作的患者。

【血液透析的血管通路建立】

目前根据临床患者的需要，血管通路可以分为暂时性血管通路和永久性的血管通路两大类。

暂时性血管通路是指在短时间内能够建立起来并能立即使用的血管通路，一般能维持数小时乃至数月，以满足患者在短期内实施血液净化的治疗。适用于：急性肾衰竭达到透析指征者；进行血浆置换、血液灌流、免疫吸附、持续动静脉血滤等治疗；腹膜透析患者因透析管阻塞或隧道感染，需要拔管或植入新管期间；慢性肾衰竭患者在内瘘成熟前有紧急透析指征或者血液透析患者因内瘘闭塞需要重新造瘘。

常用的建立血管通路的方法有：①直接动、静脉穿刺法（即直接穿刺外周动脉和静脉），在有困难或紧急情况时也可以经皮做动脉和深静脉穿刺插管；②中心静脉经皮穿刺插管：同血液滤过；③动静脉外瘘：又称为 Quiton-scribner 分流，已广泛应用，且保留时间较长。

永久性血管通路是指在血液透析中能够使用数月以至数年的血管通路，适用于维持性血液透析患者，主要包括直接动静脉内瘘和移植血管的动静脉内瘘，少部分为中心静脉插管长期留置和不用穿刺针的"T"形管式血管通路。

【血液透析的管路连接和抗凝】

同血液滤过。

直通黄英姿更新内容

（黄英姿）

第四节　血液灌流

血液灌流（hemoperfusion，HP）是指将患者的血液从体内引出进行体外循环，利用体外循环灌流器中吸附剂的吸附作用清除外源性和内源性毒物、药物以及代谢产物等，从而达到净化血液的目的（图 18-21）。影响这种疗法的核心部分就是吸附材料，最常用的吸附材料是活性炭和树脂。

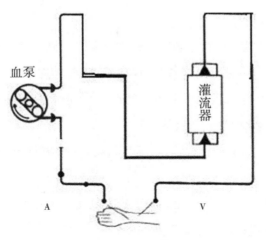

图 18-21　血液灌流

【适应证】

1. 急性药物和毒物中毒。

2. 尿毒症。

3. 暴发性肝衰竭早期。

4. 自身免疫性疾病：如系统性红斑狼疮等。

5. 其他疾病：如甲状腺危象、脓毒血症、精神分裂症、牛皮癣等，效果暂不肯定。

【操作步骤】

1. 把灌流器垂直固定在支架上，高低相当于患者心脏水平，动脉端向下，接通动、静脉管道。

2. 准备 2000ml 肝素生理盐水，每 500ml 内加 10 ～ 15mg 肝素。

3. 把动脉管道与肝素生理盐水连通，开动血泵，流量约为每分钟 50ml，当盐水慢慢充满灌流器并从静脉管道流出时，血泵可调大至每分钟 200 ～ 300ml 的流量。当剩下最后 200ml 盐水时，把静脉管道也与这同一瓶盐水连通，用每分钟 50ml 的流量自循环 10min。在冲洗过程中，轻轻敲打灌流器，帮助空气完全排出。同时可在静脉管道上用止血钳反复钳夹，以增大液流阻力，使盐水在灌流器内分布更均匀，使碳粒尽量吸湿膨胀，并将细小的碳粒冲掉。在冲洗过程中，如有肉眼可见的碳粒冲出，说明灌流器的滤网破裂，应立即更换。

4. 动静脉穿刺置管。

5. 把动脉管道连接到动脉穿刺针，开动血泵，把血流量调到 50 ～ 100ml/min，待血流接近静脉管道末端时，把静脉管道与静脉穿刺针连接，这时整个体外循环的连接便完成。如患者有低血压或低血容量情况，可同时将动静脉管道与动静穿刺针连接，把预充的生理盐水全部输入体内。

6. 若患者血压、脉搏、心律稳定，可慢慢调大血流量至 150 ～ 250ml/min，持续 2 ～ 3h 结束。

7. 根据患者情况，决定是否使用肝素抗凝以及使用肝素的负荷量及维持剂量，监测患者的 APTT，使其延长至正常对照的 1.5 ～ 2.5 倍。

8. 灌流结束时把灌流器倒过来，动脉端在上，静脉端在下，用空气回血，不能用生理盐水，避免被吸附的物质重新释放进入体内。其具体的操作同血液透析。

【注意事项】

1. 药物或毒物中毒 3 小时内行血液灌流治疗疗效最佳，此时中毒药物或毒物浓度一般已达高峰。12 小时后再行治疗效果较差。血液灌流每次 2 ～ 3 小时为宜，以达到最佳治疗效果。

2. 当巴比妥等脂溶性高的药物或毒物中毒时，血液灌流后血中药物或毒物浓度下降，患者病情好转。但在灌流进行几小时或 1 天后，由于脂肪组织中的药物或毒物不断释放入血，血中浓度又重新升高，导致病情再次加重，此即所谓的"反跳现象"。为此，对于脂溶性高的药物或毒物中毒，在灌流后，应严密观察病情变化，必要时可连续灌流 2 ～ 3 次或联用其他血液净化方式。

直通黄英姿更新内容

（黄英姿）

第十九章　其他

第一节　镇痛镇静

镇痛与镇静治疗是指应用药物或非药物手段消除疼痛、焦虑和躁动,催眠并诱导顺行性遗忘的治疗。镇痛镇静治疗已成为危重症患者的常规治疗,其药物的选择、治疗的目标及器官功能改善与麻醉中的镇静镇痛有很大关联。

【治疗的目的和意义】

1.消除或减轻患者的疼痛等躯体不适感,减少不良刺激及交感神经系统的过度兴奋,减轻炎症反应。

2.改善患者的睡眠质量,诱导遗忘。

3.减轻或消除焦虑、躁动和谵妄,防止不良反应发生,保护医疗安全。

4.减少氧耗,减轻各器官的代谢负担,减少器官损害。

镇痛与镇静治疗并不等同。存在疼痛因素的患者,应首先实施有效的镇痛治疗,而镇静治疗则是在祛除疼痛因素的基础上帮助患者克服焦虑、诱导睡眠和遗忘的进一步治疗。

【指征】

1.疼痛。

2.焦虑。

3.躁动。

4.谵妄:谵妄是多种原因引发的一过性的意识混乱状态,短时间内出现意识障碍和认知功能改变是谵妄的临床特征。

5. 睡眠障碍。

【监测步骤】

ICU 患者常常因疼痛、焦虑、谵妄等原因需给予镇痛镇静治疗，治疗前及治疗过程中需要进行监测，具体步骤如图 19-1。

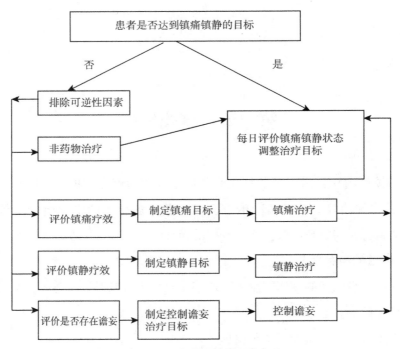

图 19-1　镇痛镇静监测的步骤

【疼痛及镇痛疗效的评价】

应常规进行疼痛的监测和评估。

1. 常用的主观评分方法

（1）语言评分法（Verbal Rating Scale，VRS）：按从疼痛最轻到最重的顺序以 0 分（不痛）至 10 分（疼痛难忍）的分值来代表不同的疼痛程度，由患者自己选择不同分值来量化疼痛程度。不足之处在于需要记忆或具有一个 VRS 书写的词表。

（2）视觉模拟评分法（Visual Analogue Scale，VAS）：用一条 100mm 的水平直线，两端分别定为不痛到最痛（图 19-2）。由被测试者在最接近自己疼痛程度的地方画标记，以量化其疼痛强度。

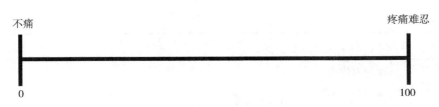

图 19-2　视觉模拟评分法

（3）数字评分法（Numeric Rating Scale，NRS）：是一个从 0 到 10 的点状标尺，0 代表不疼，10 代表疼痛难忍（图 19-3）。由患者从上面选一个数字描述疼痛，既可以用口述也可以用书写方法表示。用于评价老年患者急、慢性疼痛。

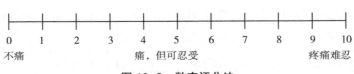

图 19-3　数字评分法

（4）面部表情评分法：（Faces Pain Scale，FPS）：由六种面部表情及 0～10 分（或 0～5 分）构成，程度从不痛到疼痛难忍（图 19-4）。由患者选择图像或数字来反映最接近其疼痛的程度。

FPS 与 VAS、NRS 有很好的相关性，可重复性也较好。

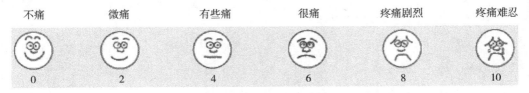

图 19-4　面部表情评分法

（5）术后疼痛评分法（Prince-Henry 评分法）：从 0～4 分共分为 5 级（表 19-1），主要用于胸腹部手术后疼痛的测量。对于手术后因气管切开或气管插管无法交流的患者，应在术前训练其用五个手指表示。

表 19-1　术后疼痛评分法

分值	描述
0	咳嗽时无疼痛

续表

分值	描述
1	咳嗽时有疼痛
2	安静时无疼痛，深呼吸时有疼痛
3	安静状态下有较轻疼痛，可以忍受
4	安静状态下有剧烈疼痛，难以忍受

2. 常用的客观评分方法

对于不能描述疼痛但运动功能正常的患者，疼痛行为量表（Behavioral Pain Scale，BPS）和重症监护疼痛观察工具（Critical-care Pain Observation Tool，CPOT）是用于监测疼痛最为准确、可靠的行为量表。

（1）疼痛行为量表：BPS 由面部表情、上肢活动和人机同步性 3 个部分所组成，每部分为 1 ～ 4 分，总分为 3 ～ 13 分。得分越高提示疼痛程度越强。详见表 19-2。

表 19-2　疼痛行为量表

项目	描述	得分
面部表情	自然放松	1
	部分扭曲（如皱眉）	2
	全部扭曲（如闭眼）	3
	做鬼脸	4
上肢活动	无活动	1
	部分屈曲	2
	上肢手指均屈曲	3
	上肢强直收缩	4
人机同步性	人机同步性良好	1
	除咳嗽外，多数时间同步性好	2
	人机对抗	3
	机械通气无法进行	4

（2）重症监护疼痛观察工具：CPOT 不仅适用于经口气管插管的患者，也适用于拔管后患者的疼痛评估，其有面部表情、肢体活动、肌张力、人机同步性和患者发音5 个部分组成，每个部分为 0～2 分，总分为 8 分。得分越高提示疼痛程度越强。详见表 19-3。

表 19-3　重症监护疼痛观察工具

项目	描述	得分
面部表情	自然放松	0
	面部肌肉部分扭曲（如皱眉等）	1
	面部肌肉全部扭曲（如紧闭双眼）	2
肢体活动	无活动	0
	缓慢谨慎地运动，触碰疼痛部位	1
	拽拉管道，试图坐起，肢体强烈活动	2
肌张力	对被动活动不做抵抗	0
	对被动活动做抵抗	1
	对被动活动剧烈抵抗，导致其无法完成	2
人机同步性	人机同步性良好	0
	警报自动停止	1
	人机对抗	2
患者发音	发音正常或不发音	0
	叹息低泣	1
	喊叫哭泣	2

【镇静状态及镇静疗效的评价】

目前临床常用的、评估重症患者镇静质量和深度最为有效和可靠的工具包括Richmond 镇静躁动评分（RASS）和 Riker 镇静躁动评分（SAS）。

1. 常用的主观评分方法

（1）RASS 评分：分为 9 级，是临床上使用最为广泛的镇静评分，目标镇静评分为 0～2 分（表 19-4）。

表 19-4　RASS 评分

评分	临床特点
＋4	有攻击性，对医护人员有直接威胁
＋3	试图拔除自身的各种导管
＋2	频繁无目的的活动，经医护人员劝解不能改善
＋1	焦虑不安，经医护人员劝解可以改善
0	清醒安静
－1	清醒，呼之睁眼与呼唤者有眼神交流，时间超过 10s
－2	清醒，呼之睁眼与呼唤者有眼神交流，时间短于 10s
－3	对声音和疼痛刺激有反应
－4	对声音刺激无反应，对疼痛刺激有反应
－5	对声音和疼痛刺激均无反应

（2）SAS 评分：根据患者 7 项不同的行为对其意识及躁动程度进行评分（表 19-5），目标镇静评分为 3 ～ 4 分。

表 19-5　SAS 评分

评分	描述	临床特点
7	危险的躁动	拔除气管插管和其他导管，翻越床栏，打医务人员
6	异常躁动	反复解释后仍无法安静，咬气管插管，需要物理约束
5	躁动	焦虑和中度躁动，要求坐起，言语指令后安静
4	安静合作	安静，易于叫醒，听从指令
3	镇静	难以叫醒，呼唤或轻摇后醒来但又睡着，听从简单指令
2	过度镇静	躯体刺激后醒来，但无法交流，不听从指令，可有自主活动
1	无法唤醒	强烈刺激后无或仅有极小反应，无法交流或听从指令

2. 常用的客观评价方法

脑电图：脑电图能直接反映镇静剂作用后的神经电生理变化，在深度镇静状态下，波形变为高幅、低频信号，它只能粗略反映麻醉深度的变化。

心率变异性（heart rate variablity，HRV）、脑电双频谱指数（bispectral index，BIS）、患者状态指数（Patient State Index，PSI）以及听觉诱发电位指数（Auditory Evoked Potential Index，AEPindex）也属于客观监测指标，但并不常用。

【谵妄的评价】

谵妄的诊断主要依据临床检查及病史。目前推荐使用 ICU 谵妄诊断的意识状态评估法（the confusion assessment method for the diagnosis of delirium in the ICU，CAM-ICU）（表 19-6）。

表 19-6　ICU 谵妄诊断的意识状态评估法（CAM-ICU）

临床特征	评价指标
1. 精神状态是否突然改变或起伏不定	患者是否出现精神状态的突然改变？ 过去 24 小时是否有反常行为。如时有时无或时而加重时而减轻？ 过去 24 小时的镇静评分（SAS 或 RASS）和昏迷评分（GCS）是否有波动？
2. 注意力散漫	患者是否有注意力集中困难？ 患者是否有保持或转移注意力的能力下降？ 患者注意力筛查（ASE）得多少分？ 若患者已经脱机拔管，需要判断其是否存在思维无序或不连贯。常表现为对话散漫离题、思维逻辑不清或主题变化无常。 1. 石头会浮在水面上吗？ 2. 海里有鱼吗？ 3. 一磅比两磅重吗？ 4. 你能用锤子砸烂一颗钉子吗？ 在整个评估过程中，患者能否跟得上问题来回答和执行指令？ 1. 你是否有一些不太清楚的想法？ 2. 举这几个手指头（检查者在患者面前举两个手指头）。 3. 现在换只手做同样的动作（检查者不再用重复动作）。
3. 思维无序	清醒：正常、自主地感知周围环境，反应适度。 警醒：过于兴奋。 嗜睡：嗜睡但易于唤醒，对某些事物没有意识，不能自主、适当地交谈。

临床特征	评价指标
4.意识程度的变化（指清醒以外的任何意识状态：如警醒、嗜睡、木僵或昏迷）	给予轻微刺激就能完全觉醒并应答适当。 昏睡：难以唤醒，对外界部分或完全无感知，对交谈无自主、适当的应答。当予强烈刺激时，有不完全清醒和不适当的应答，强刺激一旦停止，又重新进入无反应状态。 昏迷：不可唤醒，对外界完全无意识，给予强烈刺激也无法进行交流。

注：若患者有特征 1＋2，或者＋3，或者＋4，就可诊断为谵妄

【睡眠的评价】

患者自己的主诉是睡眠是否充分的最重要的指标，如果患者没有自述能力，由护士系统观察患者睡眠时间不失为一种有效措施，也可采用图片示意等方式来评估睡眠。

（刘　宁　顾　勤）

第二节　血糖监测

对危重患者实施血糖监测和积极控制血糖具有重要的临床意义。本节内容重在介绍 ICU 患者血糖监测和控制的方法。

【适应证】

1.严重创伤、感染、出血、大手术等应激状态的重症患者。

2.合并有糖尿病的重症患者。

3.接受任何形式的营养支持的患者。

4.应用较大剂量的皮质激素的患者。

5.应用生长激素、生长抑素治疗的患者。

6.重症患者在接受 CRRT 治疗的过程中。

【操作过程及方法】

毛细血管全血糖测定是 ICU 常用血糖监测手段。

1.测量之前

确保备有测量所需要的所有物件：血糖仪、试纸、消毒采血针或者采血笔，血

糖仪和试纸代码必须匹配。

2. 测量步骤

（1）插入试纸：将试纸按规定插入测量口，推到底。此时血糖仪开启并且进行自检，检查度量单位。

（2）采集血样：操作者彻底清洗和干燥双手后，按摩患者穿刺手指两侧以增加血液循环并且将手臂短暂下垂，让血液流至指尖，消毒后用采血笔或消毒针在指侧采集血样。采血后请勿反复挤压影响检查结果。当血糖仪提示采血时，使血滴轻触试纸顶部区域，直到在血糖仪开始倒计时之前填满确认窗口。

（3）读取结果：当血糖仪倒计时结束时将显示血糖结果。

3. 测量之后

使用过的血糖试纸应作为医用垃圾处理，将使用过的采血针放入利器盒，防止利器伤，避免交叉感染。

【血糖控制方案】

在实施血糖控制时，必须有胰岛素持续治疗方案，以及明确达到治疗的目标。如果连续 3 次血糖监测大于 11.1mmol/L，即可考虑按照血糖控制方案进行积极血糖控制。目前 ICU 患者血糖控制的目标是将危重病患者的血糖控制在 7.8～11.1mmol/L。但目前仍缺乏统一的给药方案。

【血糖监测频率】

可以通过末梢血、动脉血、静脉血监测血糖，血糖监测的频率如下：

1. 如果血糖≥ 16.7mmol/L 或＜ 5.6mmol/L，每 30min 监测血糖一次。

2. 如果患者有采用血管活性药物进行治疗，每 30min 监测血糖一次。

3. 当血糖波动在 7.8～11.1mmol/L，并且每小时监测血糖改变幅度小于 0.8mmol/L 时，胰岛素泵入速度不变维持 4h，并且可以每 2h 监测一次血糖。

直通杨毅更新内容

（潘 纯 杨 毅）

第三节　营养治疗

营养支持是危重病患者重要的治疗措施，应重视营养支持的时间、方法与剂量。营养支持分肠内营养和肠外营养两大类，危重患者营养支持方式的选择主要依靠病情和疾病状态，特别是肠功能状态。

营养支持的能量要求：在静息状态下，满足机体基础代谢，称为基础能量消耗。在无应激时的正常生理需要量为每日 25kcal/kg，中度应激时为 30 ～ 35kcal/kg，重度应激时为 40 ～ 50kcal/kg。

一、肠内营养

消化道是碳水化合物、脂肪、蛋白质、矿物质、维生素及微量元素吸收与调节的重要场所，并能分泌免疫球蛋白（如分泌型免疫球蛋白，SIgA）及一些消化性激素（如胃泌素、胃动素等）。若危重患者肠道功能允许，应尽可能选择肠内营养。

肠内营养支持的优点：维护肠道的机械、免疫与生物屏障；刺激某些激素、酶分泌，促进胃肠蠕动与胆囊收缩，减少淤胆及胆石发生；营养支持效果优于肠外营养，并发症少，费用低。

【适应证】

胃肠道功能存在（或部分存在），应优先考虑给予肠内营养，只有肠内营养不可实施时才考虑肠外营养。

【禁忌证】

1. 肠梗阻、肠道缺血。

2. 严重腹胀或腹腔间室综合征。

3. 对于严重腹胀、腹泻，经一般处理无改善的患者，建议暂时停用肠内营养。

【肠内营养支持的途径及其选择】

在肠内营养支持时应掌握的一个原则是：能经口饮食者，首先选择经口途径补充营养物质。如果存在解剖或原发疾病因素而不能经口补充者，采用管饲的方式。具体有以下几种：经鼻胃管、经鼻空肠置管和经胃 / 空肠造口（图 19-5）。

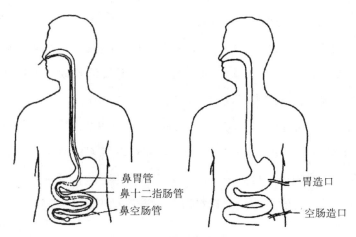

鼻胃管
鼻十二指肠管
鼻空肠管
胃造口
空肠造口

图 19-5 胃肠营养途径

1. 经鼻胃管：常用于胃肠功能正常，非昏迷以及经短时间管饲即可过渡到口服饮食的患者。优点是简单、易行，且因胃的容量较大，对营养液的渗透压不敏感，营养液的范围较宽，适合于存在气管内插管接受人工通气治疗、颌面（口腔）、鼻咽部大手术或创伤、烧伤后影响经口进食的患者。但缺点是易误吸、无法长期留置。

2. 经鼻空肠置管：应用特点与上述基本相同，优点在于因导管通过幽门进入十二指肠或空肠，使反流与误吸的发生率降低。但要求营养液的渗透压不宜过高，滴注速度较均匀，且不宜过快，尤其在喂养的开始阶段。

放置方法：手术中直接放置、床旁胃镜引导下放置和使用特殊专门的鼻肠螺旋管（图 19-6）。

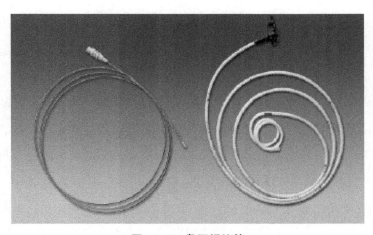

图 19-6 鼻肠螺旋管

3. 经胃 / 空肠造口：通过手术方式行胃或空肠造口置入营养管。适合于较长时间需要肠内营养的患者。其优点在于：①导管可长时间放置；②去除鼻管，可减少感染性并发症的发生以及患者心理上的负担；③降低反流与误吸的发生率；④在喂养的同时可行胃肠减压；⑤患者可同时经口进食。

置管方法：①手术置管，多在行原发病手术时同时置管；②经皮穿刺胃造瘘术（percutaneous endoscopic gastrostomy，PEG），即在纤维胃镜的引导下，经胃造口置入营养管。此方法床旁即可施行。

临床上可根据患者的具体情况选择胃肠营养途径（图 19-7）。

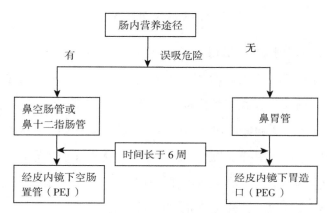

图 19-7　肠内营养途径的选择

【肠内营养制剂的种类与选择】

1. 要素饮食（elemental diet）

由氨基酸或短肽、葡萄糖、脂肪、维生素及矿物质与微量元素等组成的治疗饮食。不含高分子蛋白质，不需要或较少需要消化，吸收较完全，对消化道刺激小。

2. 整蛋配方饮食

将人体需要的营养物质按一定比例制成粉剂或液体，其成分较全。不同的是所补充的氮是以完整的蛋白质形式提供，需要在肠道内经过消化才能吸收，因此要求患者肠道功能较好。一般多用于胃肠功能逐渐恢复，肠运动、消化、吸收良好的危重患者以及补充其开始口服饮食时的不足。

3. 匀浆膳与混合奶

匀浆膳：根据患者热量与蛋白质的需要量，选择相应的肉、蛋、肝、面包、豆制品及水果、蔬菜等，经加工混合匀浆化而制成的饮食。接近正常饮食，要求肠道的消化吸收功能基本接近于正常。

混合奶：亦是由牛奶、豆浆、鸡蛋、奶糕、糖、植物油等加工而成，糊状。应用特点与匀浆膳类似，但消化道负担小。

【肠内营养的实施与应用】

肠内营养的实施需根据患者胃肠功能状态、营养管顶端所处的位置选择不同方式。

1. 一次性投给（bolus feeding）：用注射器将配好的肠内营养食品于短时间内一次性注入。这种喂养方式引起的并发症较多，如恶心、腹痛、呕吐，危重患者不推荐使用。

2. 间歇性喂养（intermittent feeding）：分次给予肠内营养食品，常常是重力滴注，每次 30 ～ 40min，间隔 3 ～ 4h 给一次。这种喂养方式造成的并发症比一次性喂养时少。一次性投给与间歇滴注仅用于胃内置管行肠内营养的患者，其胃肠功能较好。

3. 连续滴注（continuous feeding）：通常借助肠内营养泵于 20 ～ 24h 连续性滴注。多数患者对这种方式耐受较好，危重患者尤其是放置空肠喂养者常用此方法行肠内营养。

【并发症及处理】

肠内营养可引起的并发症一般分为四类：

1. 机械性并发症：包括因导管过粗、材料较硬等造成的咽部刺激和黏膜损伤、营养管堵塞以及导管异位。

处理：①在导管选择上应注意其管径不宜太粗，满足需要即可。②确定其正确部位后方可使用。③导管位置不良时应予以调整或更换。

2. 呼吸道并发症：肠内营养可以导致误吸与肺部感染，多发生于昏迷、导管位置及胃排空不良时。

处理：①在进行肠内营养时，床头抬高 30° 以上，减少误吸。②胃运动不良者应用胃动力药物。③必要时采取空肠置管实施肠内营养。

3. 胃肠道并发症：如恶心、呕吐、腹胀、肠痉挛、肠蠕动过强、腹泻、胃潴留等。

处理：一旦出现，应暂停肠内营养液的滴注，及时寻找原因，待症状缓解后再重新开始。

4. 代谢性并发症：包括葡萄糖不耐受，电解质失衡及某些营养素缺乏或过剩。

（1）糖代谢紊乱：患有糖尿病、重症胰腺炎以及感染、创伤等应激后，其他任何原因引起葡萄糖耐量下降的患者均可出现血糖升高。

处理：监测血糖，及时处理。

（2）电解质失衡：如血钠过高或过低、血钾过高或过低等。

处理：在实施肠内营养时，严密监测电解质，及时纠正内环境紊乱。

【注意事项】

1. 重症患者在接受肠内营养（特别经胃）时应采取半卧位，最好达到30°～45°。

2. 经胃营养患者应严密检查胃腔残留量，通常需要每6小时抽吸一次胃腔残留量，如果潴留量≤200ml，可维持原速度；如果潴留量≤100ml，增加输注速度20ml/h；如果残留量＞200ml，应暂时停止输注或降低输注速度。

3. 肠内营养开始时，营养液浓度应由稀到浓；使用动力泵控制速度，输注速度逐渐递增；在喂养管末端夹加温器，有助于患者肠内营养的耐受。

二、肠外营养

任何原因导致胃肠道不能应用或应用不足时，应考虑肠外营养，或联合应用肠内营养。对于不能耐受肠内营养和肠内营养禁忌的重症患者，应选择完全肠外营养支持（total parenteral nutrition, TPN）。

【适应证】

1. 胃肠道功能障碍的重症患者。

2. 由于手术或解剖问题胃肠道禁止使用的重症患者。

3. 存在尚未控制的腹部情况，如腹腔感染、肠梗阻、肠瘘等。

4. 胃肠道仅能接受部分营养物质补充的重症患者，可采用部分肠内与部分肠外营养（partial parenteral nutrition, PPN）相结合的联合营养支持方式。

【禁忌证】

1. 早期复苏阶段、血流动力学尚未稳定或存在严重水、电解质与酸碱失衡。

2. 严重肝功能衰竭，肝性脑病。

3. 急性肾衰竭，存在严重氮质血症。

4.严重高血糖尚未控制。

【营养支持途径与选择原则】

肠外营养支持途径可选择经中心静脉和经外周静脉营养支持。

经中心静脉途径包括经锁骨下静脉、经颈内静脉、经股静脉和经外周中心静脉导管途径。

与多腔导管相比，单腔导管施行肠外营养时，导管相关感染和导管细菌定植的发生率明显降低。中心静脉插管需要比外周静脉穿刺更高的无菌要求。敷料出现潮湿、松动或者沾污时应予更换。穿刺局部有渗血时，建议使用普通纱布。

【并发症和处理】

1.中心静脉置管、输液等技术问题所致的并发症

（1）穿刺置管的并发症：可发生气胸、血胸、水胸、臂丛神经损伤、空气栓塞等。还可发生导管扭结或折断等。

处理：熟悉锁骨下静脉及其周围组织的解剖和掌握正确的穿刺技术，一般可以避免上述并发症的发生。

（2）感染：由导管系统以及营养液的污染导致。

处理：导管拔出并送检培养，必要时行抗感染治疗。

2.与代谢有关的并发症

（1）血糖异常：以高血糖为常见。

处理：及时监测和调整血糖，高血糖是可以避免的。

（2）非酮性高渗性昏迷：多见于老年人，在有糖尿病、尿毒症及严重应激状态下，TPN 输液太快、糖浓度相对过高时易于发生。

处理：一旦发生非酮性高渗性昏迷，应停输高渗糖，补充等渗盐水和电解质（如钾），应用外源性胰岛素等，还要注意低血糖的发生。

（3）重要营养物质的缺乏：①低血磷症；②锌缺乏症。

处理：对 TPN 治疗的患者补充足够需要量就可完全预防。

（4）肝脂肪变性：在较长期输入过量葡萄糖又缺乏必需脂肪酸的情况下可产生，也和营养不良本身有关。

（5）与输入氨基酸有关的并发症：①肝脏毒性反应：一般认为是由患者对氨基酸的耐受性不良所致，多数是可逆的。②肝功能不正常患者，大量输入苯核族氨基

酸，可引起脑病。在这种情况下应输入支链氨基酸溶液。

3. 其他并发症

如无石性胆囊炎或胆汁淤积，可能与肠黏膜缺乏刺激、胆囊收缩素分泌减少有关。

【注意事项】

1. 多采用输液泵匀速输注。首次输注时先慢后快。

2. 如渗透压＞860mmol/L，最好经深静脉输注。

（许红阳）

第二十章　心肺脑复苏

第一节　心肺脑复苏概述

由于外伤、疾病、中毒、意外低温、淹溺和电击等各种原因，导致心跳、呼吸骤停及意识丧失，迅速而有效的人工呼吸与心脏按压可使呼吸循环重建，同时积极保护大脑功能，促进脑功能的恢复，这一系列的抢救措施和过程称为心肺脑复苏（cardio pulmonary cerebral resuscitation，CPCR）。心跳骤停后复苏措施实施越早，成功率越高，反之，病死率越高。

【临床诊断】

当患者出现以下情况时，应考虑出现心跳骤停：

1. 意识突然丧失、昏倒。

2. 面色苍白或发绀。

3. 瞳孔散大。

4. 颈动脉搏动消失，心音消失。

5. 部分患者可有短暂而缓慢叹气样或抽泣样呼吸或有短暂抽搐，伴头眼偏斜，随即全身肌肉松弛。

其中，意识突然丧失伴大动脉搏动消失是心跳骤停早期可靠的表现，应立即进行心肺复苏。

【心电图表现】

根据心脏状态和心电图表现，心跳骤停分三种类型。

1. 心搏停顿

心脏完全丧失收缩活动，呈静止状态，心电图呈一平线或偶见心房 P 波（图 20-1）。

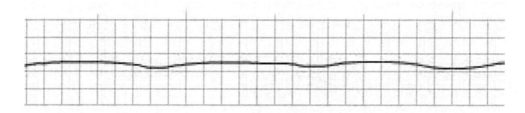

图 20-1　心搏停顿

2. 心室纤颤

心室肌呈不规则蠕动，但无血流搏出。心电图上 QRS 波群消失，代之以不规则的、连续的室颤波（图 20-2）。在心搏停止早期最常见。

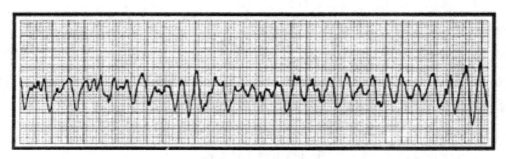

图 20-2　心室纤颤

3. 心 - 电机械分离

心肌完全停止收缩，心脏无搏出，心电图上间断出现宽大畸形、振幅较低的 QRS 波群（图 20-3）。

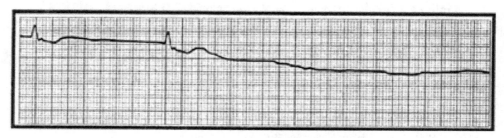

图 20-3　心 - 电机械分离

以上三种类型均为心脏无排血，初期处理亦基本相同，故统称为心跳骤停。

【心肺复苏的三个阶段】

心肺复苏包括基本生命支持（basic life support，BLS）、高级生命支持（advanced life support，ALS）和复苏后处理（post-resuscitation care）3 个阶段。

1.BLS

指心跳骤停发生后就地进行的抢救，基本目的是在尽可能短的时间里进行有效的人工循环和人工呼吸，为心脑提供最低限度的血流灌注和氧供。大多在没有任何设备的情况下进行，即所谓的徒手心肺复苏。

2.ALS

指由专业医务人员在心跳呼吸停止的现场，或在向医疗单位转送途中进行的抢救。此阶段已有可能借助一些仪器设备和药品实施更有效的抢救。

3. 复苏后处理

指自主循环恢复后在 ICU 等场所实施的进一步治疗措施，主要内容是以脑复苏或脑保护为中心的全身支持疗法。

第二节　基础生命支持

基础生命支持（basic life support，BLS）是维持生命体征最基础的救助方法和手段，包括采用心脏按压维持患者的循环状态、人工呼吸给患者供氧和电除颤纠正紊乱的心室节律，以争取对患者采取进一步的救治。美国心脏病学会（American Heart Association，AHA）基于患者发生呼吸心跳骤停的场所不同，将其分为院外心跳骤停和院内心跳骤停。

一、院外心跳骤停

AHA 用一个由五个环节组成的生存链来描述院外突发心跳骤停患者复苏时间的重要性，即"识别和启动应急反应系统、即时高质量的心肺复苏、快速除颤、基础及高级急救医疗服务及高级生命支持和骤停后的护理"（图 20-4）。

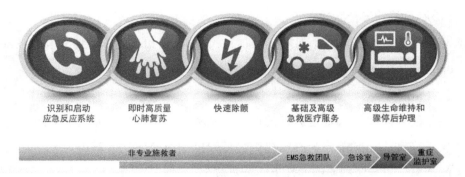

识别和启动
应急反应系统

即时高质量
心肺复苏

快速除颤

基础及高级
急救医疗服务

高级生命维持和
骤停后护理

非专业施救者　　　　EMS急救团队　急诊室　导管室　重症监护室

图 20-4　美国心脏病学会的院外心跳骤停生存链

《2015 年指南》院外基础生命支持的抢救要点较《2010 年指南》有很大的更新，其表达为 "CABD"，即 "Circulation，Airway，Breathing，Defibrillation"。

（一）C（circulation）——人工循环

建立人工循环是指用人工的方法促使血液在血管内流动，供给全身主要器官，以维护重要器官的功能。单一施救者应先开始胸外按压再进行人工呼吸，以减少首次按压的时间延迟。

【放置合适的体位】

正确的体位是仰卧位（仰卧于硬质的平面上），头、颈、躯干平直无扭曲，双手放于躯干两侧。如果患者为俯卧位，应把患者整体翻转（图 20-5）。

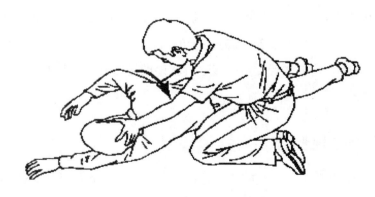

图 20-5　将患者翻转至仰卧位

【判断患者有无意识】

1.抢救者已经确认环境安全后，应检查患者的反应（图 20-6）。

2.可以拍打患者肩膀，高声喊叫 "你还好吗?" 如认识，可直接呼其姓名。

3.若患者无反应，应立即呼救，大声喊 "来人啊! 救命啊!" 马上去拨打 120。

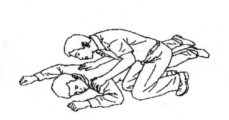

A. 判断意识　　　　　　　　　　　　　　　　　　B. 呼救

图 20-6　判断意识与呼救

【判断有无脉搏】

抢救者一手置于患者前额，使其仰头，另一手触摸一侧颈动脉（图 20-7）。

注意事项:

1.触摸颈动脉不能用力过大，以免颈动脉受压，影响脑部血液供应。

2.禁止同时触摸两侧颈动脉，以防止阻断脑部的血液供应。

3.检查脉搏不应超过 10s。

4.注意避免触摸感觉错误（可能将自己手指的搏动感觉为患者脉搏）。

5.小儿以股动脉的触诊更为适宜。

6.在进行 CPR 时，每 2min 应重复检查脉搏。

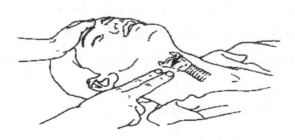

图 20-7　确定气管位置后轻触感觉颈动脉搏动

【胸外按压】

人工循环的建立方法有两种:闭式胸外按压和开式胸外按压。在现场急救中，主要应用前一种方法。

具体步骤：

1.患者应仰卧于硬质平面（如平板或地面）上。

2.按压部位在胸骨下二分之一（或中下三分之一交界处），简单的定位方法是两乳头连线与胸骨交叉点处。

3.抢救者双臂应绷直，双肩在患者胸骨上方正中，垂直向下用力按压。利用髋关节为支点，以肩、臂部力量垂直向下按压（图20-8）。

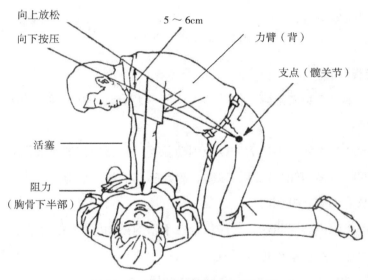

图20-8　抢救者双臂绷直向下按压

4.按压用力方式：①按压应平稳、规律，不能间断；②按压必须有力而快速（按压频率为100～120次/min）；③以足够的速率和幅度进行按压；④保证每次按压后胸廓完全回弹，放松时双手不要离开胸壁，但应尽量放松，务必使胸骨不受任何压力（图20-9）。

5.按压胸骨的幅度至少为5cm，但不超过6cm。

6.按压频率为100～120次/min。

7.判断按压是否有效。若有两位抢救者，一人按压有效时，另一人应可触及颈或股动脉搏动。

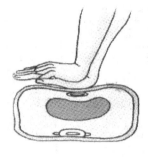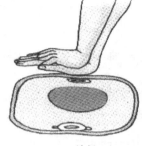

A. 用力下压　　　　　　　　　　　　B. 放松

图 20-9　心脏按压的用力方式

注意事项：

1. 所有的抢救均应努力缩短胸外按压的中断时间，每次中断尽量不超过 10s。

2. 每 2min 更换按压者，每次更换尽量在 5s 内完成。

3. 按压时除掌根部贴在胸骨外，手指也压在胸壁上，容易造成患者肋骨或肋骨肋软骨交界处骨折。

4. 按压部位不正确，易引起其他器官损伤。

5. 放松时使胸部充分松弛。

6. 两手掌不是重叠放置，而是呈交叉放置（图 20-10）。

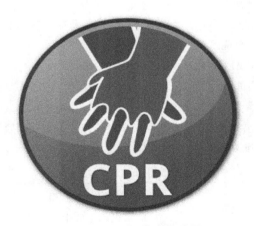

图 20-10　双手掌交叉放置

【按压 - 通气比值】

《2015 年指南》推荐单人进行成人心肺复苏，按压 - 通气比值为 30 ∶ 2。对婴儿和儿童，双人操作所使用的比值为 15 ∶ 2（表 20-1、表 20-2）。

表 20-1　高质量心肺复苏的注意事项

施救者应该	施救者不应该
以 100～120 次 /min 的速率实施胸外按压	以＜ 100 次 /min 或＞ 120 次 /min 的速率实施胸外按压
按压深度至少达到 5cm	按压深度＜ 5cm 或＞ 6cm
每次按压后让胸壁弹回	按压间期倚靠在患者胸部
尽可能减少按压中的停顿	按压中断时间＞ 10s
给予患者足够通气（30 次按压后 2 次人工呼吸，每次呼吸超过 1s，每次须使胸部隆起）	给予过量通气（呼吸次数太多或呼吸用力过度）

表 20-2　BLS 人员进行高质量 CPR 的要点

内容	成人和青少年	儿童（1 岁至青春期）	婴儿（不足 1 岁，除外新生儿）
现场安全	确保现场对施救者和患者均是安全的		
识别心跳骤停	检查患者有无反应 无呼吸或仅是喘息（即呼吸不正常） 不能在 10s 内明确感觉到脉搏 （10s 内可同时检查呼吸和脉搏）		
启动应急反应系统	若是独自一人，且没有手机，则离开患者启动应急反应系统并尽可能取得 AED，然后开始心肺复苏 或者请其他人去取得 AED，自己则立即开始心肺复苏；在 AED 可用后尽快使用	有人目击的猝倒： 对于成人和青少年，遵照左侧步骤 无人目击的猝倒： 给予 2min 的心肺复苏，离开患者启动应急反应系统并尽可能取得 AED，然后回到患者身边继续心肺复苏，在 AED 可用后尽快使用	
没有高级气道的按压 – 通气比例	1 或 2 名施救者：30：2	1 名施救者：30：2 2 名以上施救者：15：2	
有高级气道的按压 – 通气比例	以 100～120 次 /min 的速率持续按压，每 6s 给予 1 次呼吸（每分钟 10 次呼吸）		
按压速率	100 至 120 次 /min		

续表

内容	成人和青少年	儿童 （1 岁至青春期）	婴儿 （不足 1 岁，除外新生儿）
按压深度	至少 5cm	至少为胸部前后径的 1/3，大约 5cm	至少为胸部前后径的 1/3，大约 4cm
手的位置	将双手放在胸骨的下半部	将双手或一只手（对于很小的儿童可用）放在胸骨的下半部	1 名施救者： 将 2 根手指放在婴儿胸部中央，乳线正下方 2 名以上施救者： 将双手拇指环绕放在婴儿胸部中央，乳线正下方
胸廓回弹	每次按压后使胸廓充分回弹；不可在每次按压后倚靠在患者胸上		
尽量减少中断	中断时间限制在 10s 内		

注：AED：自动体外除颤仪；CPR：心肺复苏

（二）A（airway）——判断并畅通呼吸道

【畅通呼吸道】

1. 呼吸道不畅的常见原因：气道异物及舌根后坠。

（1）口腔异物或分泌物阻塞：将口腔中液体分泌物用指套或指缠纱布清除。清除固体异物时，一手按压开下颌，另一手用食指抠出异物（图 20-11）。

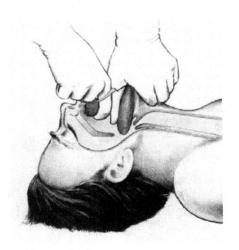

图 20-11 徒手清除口腔异物

（2）舌根后坠：舌体和会厌可能就会堵塞咽部气道（图20-12），下颌骨上抬及枕部后仰是解除舌根后坠的关键。

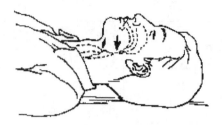

图20-12　昏迷或心跳骤停患者的舌和会厌堵塞咽部气道

2. 畅通呼吸道的方法：

（1）仰头抬颏法：明确没有颈部外伤者可以采用此手法通畅呼吸道（图20-13）。

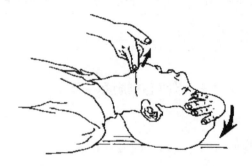

图20-13　仰头抬颏法：抬起舌根，解除后坠

（2）托颌法：如果怀疑患者有颈椎损伤，开放气道应该使用没有头后仰动作的托颌手法。操作者两手分放在患者头部两边，肘部置于患者所躺的平面上，抓住患者下颌角，举起下颌（图20-14）。

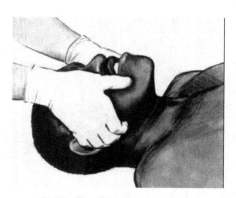

图20-14　托颌法：提起下颌

【判断呼吸】

在畅通呼吸道后，应明确判断呼吸是否存在。

1. 维持开放气道位置，用耳朵贴近患者的口鼻附近，头部侧向患者的胸部。

2. 眼睛观察患者胸廓有无起伏。

3. 面部感觉呼吸道有无气体排出。

4. 耳朵听患者呼吸道有无气流通过的声音（图 20-15）。

若无上述体征，则可确定已无呼吸。判断及评价时间应不超过 10s。

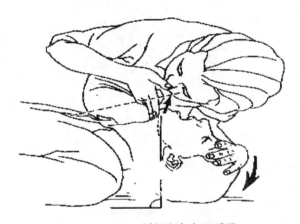

图 20-15　判断患者有无呼吸

（三）B（Breathing）——人工呼吸

如果不能在 10s 内确认呼吸是否存在，则先进行两次人工呼吸，如果潮气量足够，应能看见胸廓起伏。

【口对口人工呼吸】

在畅通呼吸道，判断患者无自主呼吸后，即应做口对口人工呼吸。

1. 在保持呼吸道通畅和患者口部张开的位置下进行。

2. 用按于前额一手的拇指、食指捏紧鼻翼下端。

3. 抢救者"正常"吸一口，且呈密封状口对口吹气。

4. 用力向患者口内吹气，每次吹气超过 1s，同时观察胸廓是否起伏。

5. 一次吹气完毕后，立即与患者口部脱离，并松开捏鼻的手指，使气体呼出（图 20-16）。

6. 每次人工呼吸潮气量为 500～600ml。

注意事项：

1. 人工呼吸开始后，抢救者首先缓慢吹气两口，以扩张萎陷的肺脏，并检验开放气道的效果。

2. 人工呼吸时如果患者胸廓在第一次人工呼吸时没发生起伏，应该再次确认气道开放是否充分。

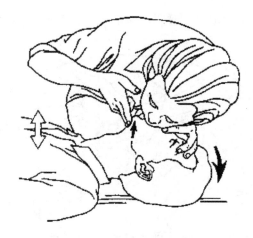

图 20-16　口对口人工呼吸

【口对鼻人工呼吸】

口对鼻人工呼吸（图 20-17）的方法：

1. 一手置于患者前额，尽量使头部后仰。

2. 另一只手抬起患者下颌，使其口唇紧闭。

3. 抢救者做一次深吸气，用嘴包住患者鼻部，并吹气。

4. 吹气后口离开鼻部，让患者呼气。有时患者在被动呼气时鼻腔闭塞，有必要打开患者的口腔，以便患者被动呼气。

注意事项同口对口人工呼吸。

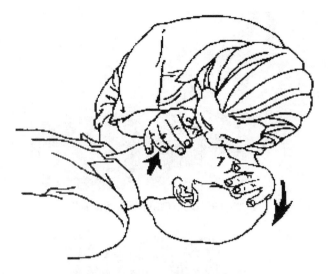

图 20-17　口对鼻人工呼吸

【简易呼吸囊面罩通气】

若具有简易呼吸囊和面罩，可实施简易呼吸囊面罩人工呼吸。

单人简易呼吸囊面罩通气（图 20-18）的方法：

1. 在保持呼吸道通畅的情况下进行。

2. 准备简易呼吸囊和密闭面罩。理想的简易呼吸囊应该连接一个贮氧袋，可以提供 100% 的纯氧。

3. 抢救者位于患者头顶。

4. 如果患者无颈部损伤，使患者头后仰。

5. 使面罩密闭是有效通气的关键。

6. 另一手挤压气囊，同时观察患者胸廓起伏幅度。每次挤压的容量占容积 1L 的简易呼吸囊的 1/2 ～ 2/3，占 2L 的简易呼吸囊的 1/3。

7. 如果患者没有人工气道，抢救者的复苏周期为 30 次按压和 2 次呼吸。在按压暂停时进行简易呼吸囊通气，每次挤压超过 1s。

双人简易呼吸囊面罩通气比单人简易呼吸囊面罩通气效果好。一名抢救者站在患者头顶，用拇指和食指环绕面罩边缘使其密闭，用其余指抬举下颌，并使患者头部后仰。另一抢救者挤压简易呼吸囊，使胸部起伏（图 20-19）。两个人都应观察胸廓起伏情况。

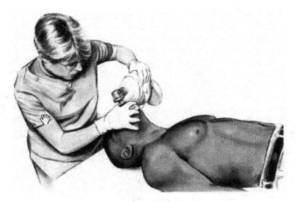

图 20-18　单人简易呼吸囊面罩通气

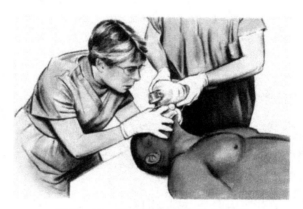

图 20-19　双人简易呼吸囊面罩通气

（四）D（Defibrillation）——电击除颤

心脏电除颤是治疗心室颤动最有效的方法。

电除颤以一定强度的电流刺激心室肌细胞（包括起搏细胞在内），使其同时除极，此后具有高度自律性的心脏起搏点（如窦房结、房室结）可以发挥起搏器的作用。

根据除颤波形的不同，目前除颤仪分为两种，即单相波和双相波除颤。

1. 操作程序（以 HP CodeMaster 型除颤仪为例）

（1）准备除颤仪：打开电源开关，将多功能按钮旋转至非同步除颤位置（DEFIB）。

（2）连接心电图：将患者去枕平卧于木板床上，松解衣扣，暴露胸部。连接心电监护，电极片粘贴牢固。

（3）选择电击部位：正确的除颤电极位置是有效电击除颤的关键，两电击板分别置于胸骨右缘第 2、3 肋间及左侧心尖处（图 20-20）。

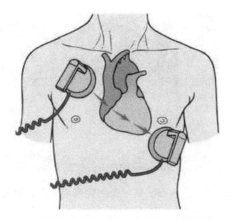

图 20-20 除颤电极的位置选择（彩图见彩插 29）

（4）清洁皮肤：快速用酒精棉球将电击部位皮肤去脂擦红，范围同电极板大小，并用干纱布擦干。

（5）涂导电糊：涂导电糊于电极板上，涂抹均匀。

（6）除颤仪能量设置：通过位于除颤仪面板上能量选择旋钮选取除颤能量，并在监测屏幕上显示。

（7）充电。

（8）放电除颤：两电极板紧压患者胸部，使电极板与皮肤紧密连接，确认已无人接触后，用两拇指持续按压除颤手柄上的放电键，迅速放电除颤。

（9）重新胸部按压：5 个循环的 CPR 后（约 2min），再检查脉搏，分析心律。

2. 电击能量的选择

采用双相方形波首次电击时可选择 150J。如果使用单相波除颤，则所有电击均应选择 360J。如果一次电击就终止 VF 后又出现心脏停搏，那么以后的电击应该选择先前成功除颤的能量值。

二、院内心跳骤停

院内生存链主要包括："监测与预防、识别和启动应急反应系统、即时高质量心肺复苏、快速除颤及高级生命支持和骤停后护理"（图 20-21）。

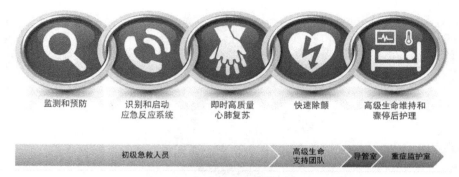

监测和预防　识别和启动　即时高质量　快速除颤　高级生命维持和
　　　　　　应急反应系统　心肺复苏　　　　　　　骤停后护理

初级急救人员　　　　高级生命　导管室　重症监护室
　　　　　　　　　支持团队

图 20-21　美国心脏病学会的院内内心跳骤停生存链

针对院内呼吸心跳骤停，《2015 年指南》使得应急反应系统的启动更加灵活，更加符合医护人员的临床环境（图 20-22）。

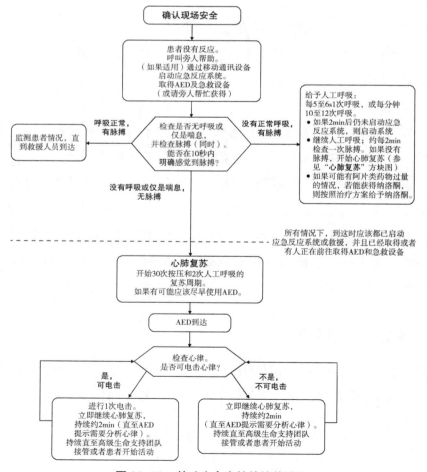

图 20-22　基础生命支持的抢救流程

【重新评价】

抢救者必须监护患者的情况，以评价急救效果，进行通气的抢救者负责监护呼吸和循环体征。行 5 个按压 / 通气周期后，再检查循环体征，如仍无循环体征，重新行 CPR。

第三节　高级生命支持

高级生命支持（advanced cardiovascular life support，ACLS）是在 BLS 的基础上，应用器械和药物，建立和维持有效的通气和循环，识别及控制心律失常，除颤，建立有效的静脉通道，使用各种抢救药物等进一步采取的救治措施（图 20-23）。

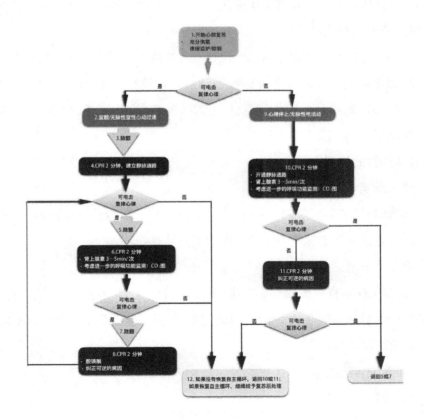

图 20-23　心跳骤停复苏流程

【人工气道的建立】

心肺复苏期间的通气目的是保持足够的氧合，并使二氧化碳充分排出。在缺乏呼吸道有效保护时，应尽可能给予气管插管，保持气道开放，保证氧供。

气管插管时应尽量缩短停止胸外按压的时间，争取在 10s 以内完成。一旦停止按压，实施插管者立即插管。如果首次插管失败，在第二次插管前必须给纯氧 15 ～ 30s，同时实施胸外按压。

气管插管后，抢救者应立即行临床评价（双侧胸廓运动是否均等、双肺呼吸音是否对称以及上腹部听诊有无呼吸音）以及借助认证装置（呼出二氧化碳检测仪、食管镜）来确认导管的位置。确定及固定好导管，必要时可行胸部 X 线检查。

气管插管成功建立后立即给予 10 次 /min 的通气频率。实施胸外按压的抢救者应以 100 ～ 120 次 /min 的频率进行持续胸外按压。

当气管插管困难时，也可考虑采用喉罩、环甲膜穿刺等手段建立人工气道。

【建立药物治疗通路】

开始心肺复苏和电除颤之后，可以建立静脉通道，考虑给予药物治疗。

心跳骤停抢救的用药途径首选经静脉给药。静脉途径又分为外周静脉和中心静脉两种。中心静脉给药一般作为首选。如果不能建立静脉通路，一些复苏药物可以通过气管给药。但一般不作为首选。

【复苏药物的使用】

1. 肾上腺素

肾上腺素是呼吸心跳骤停后用于复苏治疗的一线用药，可增加心肌收缩力，加快心率，但高剂量肾上腺素不推荐常规用于心跳骤停。

2. 血管加压素

血管加压素能有效升高平均动脉压和每搏输出量指数，降低心率、中心静脉压、平均肺动脉压及其他血管活性药的需要量等，但《2015 年指南》不推荐对心肺复苏患者使用血管加压素。

【抗心律失常药物】

1. 胺碘酮

胺碘酮是心肺复苏中重要的抗心律失常药物。对心肺复苏、除颤和血管活性治疗无反应的室颤 / 无脉性室性心动过速导致的心跳骤停，可考虑给予胺碘酮（300mg

或 5mg/kg）。

2. 利多卡因

利多卡因是临床常用的抗心律失常药物。依据《2015 年指南》，目前的证据不足以支持心跳骤停后利多卡因常规使用。但若是因室颤／无脉性室性心动过速导致的心跳骤停，恢复自主循环后，可考虑立即开始或继续给予利多卡因。

3. 镁

镁常规作为血管舒张剂并且能够调节钠、钾和钙跨细胞流动。针对室颤／无脉性室性心动过速导致的心跳骤停，《2015 年指南》不建议常规使用镁剂。

4. β－受体阻滞剂

β－受体阻滞剂能够改善慢性心功能不全患者的临床预后。但是因室颤／无脉性室性心动过速导致心跳骤停而入院后，可以考虑尽早开始或继续口服或静脉注射 β－受体阻滞剂。

第四节　复苏后处理

复苏后处理指自主循环恢复后在 ICU 等场所实施的进一步治疗措施，主要内容是以脑复苏或脑保护为中心的全身支持疗法。

【积极原发病治疗】

导致心跳骤停的原因有：急性心肌梗死、急性肺栓塞、窒息、急性张力性气胸等，积极纠正原发病有助于患者自主循环的恢复。

【恢复自主循环】

复苏后支持治疗的首要目的是恢复组织和器官的有效循环。对经院前或院内处理的恢复自主循环患者，必须寻找并治疗导致心跳骤停的原因（表 14-2）。

【制定血流动力学治疗目标】

《2015 年指南》指出在心跳骤停患者恢复自主循环后应避免及立即纠正低血压（维持收缩压高于 90mmHg、平均动脉压高于 65mmHg）。

【体温控制】

对于心跳骤停复苏后恢复自主循环但仍昏迷的患者，可通过外部降温技术（如冰帽、冰毯）或内部降温技术（如输注冰盐水、血管内冷却导管）将其体温降至 32～36℃，并维持至少 24 小时，对患者的神经功能恢复有益。低温治疗期后的复温以每小时回升 0.25～0.5℃为宜。

【癫痫的控制】

指南推荐对于复苏后患者应尽早行脑电图检查以明确癫痫的存在，并且积极控制癫痫。

【呼吸功能的维持】

1. 通气功能

给予患者机械通气以维持正常 CO_2 水平，但对于一些特殊疾病的患者，比如 ARDS，需要给予肺保护性通气，可以采取允许性高碳酸血症。

2. 氧合功能

在复苏早期可以给予高浓度氧吸入以维持氧合，但在能够监测患者血氧饱和度的情况下，可以将吸氧浓度降至维持血氧饱和度在 94% 以上。

【血糖控制】

复苏后患者的血糖维持在 10mmol/L 以内，在治疗高血糖时应严密观察血糖变化，以免发生低血糖，加重脑损伤。

【预后评估】

评价患者临床预后最早的时机是亚低温治疗结束后 72 小时，而对于未接受亚低温治疗患者，最早的评估时机是心跳骤停后 72 小时，但需要排除镇静或肌松药物对于神经功能的影响。

1. 瞳孔对光反射

发病后 72 小时无瞳孔对光反射，是提示患者神经功能预后不良的重要指标。

2. 脑电图

复苏后昏迷给予亚低温治疗的患者，发病 72 小时后脑电图提示对外界刺激无反应，并且在复温后存在持续地爆发性抑制，提示预后不良；对于未给予亚低温治疗的昏迷患者，发病 72 小时后脑电图提示爆发性抑制，结合其他不良预测指标能够提示患者神经功能预后不良。

3. 体感诱发电位

对于复苏后昏迷的患者，无论是否给予亚低温治疗，发病后 24～72 小时或复温后体感诱发电位 N20 波缺失，提示预后不良。

4. 影像学检查

对于复苏后未给予亚低温治疗的昏迷患者，复苏后 2 小时内的头颅 CT 提示灰白质比例减少，是临床预后不良的指标；复苏后 2～6 天临床不良预后指标结合头颅 MRI 提示广泛的弥散受限，是神经预后不良的指标。

5. 血液指标

神经元特异性烯醇化酶（NSE）和 S-100B 可以预测复苏后患者神经功能的不良预后，在发病后 48～72 小时持续监测 NSE 及 S-100B 指标维持高数值，提示患者神经功能预后不良，这两个指标在临床使用时需要联合其他指标。

（潘　纯　郭兰骐）

附　录

ICU 常用静脉泵入药物剂量

药物名称	负荷剂量	维持剂量	注意事项
胺碘酮 （Amiodarone）	5mg/kg （5min 内）	1mg/min 维持 6 小时，之后 0.5mg/min 维持至少 18 小时	仅用等渗葡萄糖溶液配制，推荐经中心静脉导管使用。Ⅱ度及Ⅲ度房室传导阻滞以及甲状腺功能异常者禁用
利多卡因 （Lidocaine）	1.0 ～ 1.5mg/kg	1 ～ 4mg/min	血浆有效浓度 2 ～ 6μg/ml；输注速度 > 5mg/min 可致癫痫、惊厥、木僵及负性肌力作用。肝功能障碍、慢性心力衰竭、休克或应用西咪替丁的患者半衰期延长
多巴酚丁胺 （Dobutamine）	—	2 ～ 20μg/（kg·min）	选择性正性肌力作用；可出现低血压、心动过速及心律失常；特发性肥大性主动脉下狭窄及急性心肌梗死者慎用
多巴胺 （Dopamine）	—	2 ～ 20μg/（kg·min）	临床效应取决于剂量。经中心静脉导管使用；频发室性心律失常者慎用
去甲肾上腺素 （Norepinephrine）	—	0.02 ～ 3.00μg/（kg·min）	可出现心律失常等，推荐经中心静脉导管输注
肾上腺素 （Epinephrine）	—	0.05 ～ 2.00μg/（kg·min）	经中心静脉导管使用；不良反应有心动过速、高血压；可逆转奎尼丁和胺碘酮对有效不应期的作用。心肺复苏时可 1mg 静脉推注、皮下注射或肌内注射
艾司洛尔 （Esmolol）	500μg/kg （1min 内）	50 ～ 100μg/（kg·min）	起效快，经中心静脉导管使用；负荷量后可出现低血压；禁用于严重 COPD、重症哮喘、Ⅱ度及Ⅲ度房室传导阻滞者

续表

药物名称	负荷剂量	维持剂量	注意事项
氨力农 （Amrinon）	0.5～1.0mg/kg （5～10min）	5～10mg/（kg·min）静脉滴注	单次剂量最大不超2.5mg/kg。每日最大量＜10mg/kg。疗程不超过2周。生理盐水作为溶液。禁用于严重低血压者
米力农 （Milrinone）	25～75μg/kg（5～10min）	0.25～1.00μg/（kg·min）	磷酸二酯酶抑制剂，为氨力农的同类药物。低血压、心动过速、心肌梗死者慎用；肾功能不全者宜减量
左西孟旦 （Levosimendan）	6～12μg/kg （10min）	0.1μg/（kg·min）静脉滴注，用药30～60min后，观察药物的疗效，滴速调整为0.2～0.5μg/（kg·min）	钙离子增敏剂，适用于心力衰竭患者。建议以葡萄糖液稀释，应用过程中需注意监测心率、血压
芬太尼 （Fentanyl）	0.35～0.50μg/kg （3min内）	0.7～1.0μg/（kg·h）	纳洛酮可拮抗其作用。常见不良反应为呼吸抑制和呕吐。快速静注可致胸壁僵直，可能需要机械通气，禁用于重症哮喘、重症肌无力患者
瑞芬太尼 （Remifentanil）	1.5μg/kg	0.5～15.0μg/（kg·h）	只能静脉给药，1min可达有效浓度，作用持续时间仅5～10min，清除半衰期为6min。可导致呼吸抑制，使用时需监测呼吸情况
吗啡 （Morphine）	2～4mg	2～30mg/h	直接抑制延髓呼吸中枢；呼吸功能不全和胃肠疾病患者慎用；有负性变时作用，增加低血压危险性
呋塞米 （Furosemide）	0.5～1.5mg/kg （1～2min内）	0.1～0.4g/（kg·h） （＜4mg/min）	大剂量可导致电解质紊乱及耳毒性，尤其是肾衰竭或应用氨基糖苷类药物的患者

续表

药物名称	负荷剂量	维持剂量	注意事项
肝素 （Heparin）	预防 5000 U 皮下注射， PE/DVT 者 60U/kg	10 ～ 20U/（kg·h）	每 4 小时监测部分凝血活酶时间（APTT），直至达到正常值的 1.5 ～ 2.0 倍，注意监测有无出血表现，并动态观察血小板计数。若肝素过量，可用鱼精蛋白拮抗其活性
普通胰岛素 （Insulin Reg.）	0.1 ～ 0.4 IU/kg	0.1IU/（kg·h） 或 5 ～ 10IU/min	用前应摇动药瓶。动态监测血糖水平，避免继发低血糖的情况
硫酸镁 （Magnesium sulfate）	1 ～ 2g （15min）	1.2 ～ 2.5g/h （用于惊厥而非慢性低镁血症的剂量）	血清浓度＞4mmol/L 可致深腱反射抑制，8 ～ 10mmol/L 可致四肢软弱、呼吸抑制和低血压。极度高镁血症可致房室传导阻滞和心跳骤停；静注葡萄糖酸钙可对抗致死性呼吸抑制效应
咪达唑仑 （咪唑安定，Midazolam）	0.01 ～ 0.05mg/kg	0.02 ～ 0.10mg/（kg·h）	不良反应与其他苯二氮䓬类药相似；可致呼吸抑制；需要持续监测呼吸和心脏功能；氟马西尼可逆转其作用；危重病患者排除半衰期可延长；某些耐药患者需要较大剂量
右美托咪定 （Dexmedetomidine）	1μg/kg （10min）	0.2 ～ 0.7μg/（kg·h）	有效的 α_2- 肾上腺素受体激动剂，可能导致心率减慢、低血压等并发症。与其他阿片类药物联合使用可能提高疗效
丙泊酚 （Propofol）	1 ～ 4mg/kg	1 ～ 3mg/（kg·h） （ICU 患者镇静）， 5 ～ 15mg/（kg·h）（麻醉）	可降低血压；禁用于肌松药过敏患者；可降低前负荷、后负荷及心肌收缩力；避光保存；肝肾功能受损患者不必减量
尼莫地平 （Nimodipine）	7.5 ～ 10.0μg/kg	15 ～ 30μg/（kg·h）	使用特殊输液装置（可与 PVC 输液管结合）；增加低血压的危险性；避光冷冻保存；肝衰竭患者须减量

药物名称	负荷剂量	维持剂量	注意事项
硝酸甘油 （Nitroglycerin）	—	5～50μg/min	每5～10min增加剂量直到达标；可导致心动过速和低血压
硝普钠 （Nitroprusside）	—	0.5～10.0μg/（kg·min）	与电解质溶液同步输注可致沉淀，必须避光；必须监测血压，以免低血压；长期使用时，应当监测血氰化物浓度，并保持其低于10mg/dl；可致血小板功能障碍；不能使用已褪色的药液
链激酶 （Streptokinase）	—	25 000IU/min（用于急性心肌梗死者可1 500 000IU/min）	用于深静脉血栓的负荷量为25万IU/30min，然后按10万IU/h连续输注24～72小时；应监测血压和心电图；如果有出血表现，需慎用
尿激酶 （Urokinase）	4400IU/kg （10min）	4400IU/（kg·h） （持续12h）	用于肺栓塞的剂量；开始治疗后3～4小时应测凝血酶时间并维持其在正常值2倍以上；急性心肌梗死时，45～90min内给予200万～300万IU（半量于5min内静注，另一半持续输注）
血管加压素 （Vasopressin）	—	0.1～0.4IU/min	可出现震颤、出汗、眩晕、呕吐、支气管痉挛、过敏反应（心跳骤停或休克）、癫痫、偏头痛、哮喘，慢性心力衰竭、心绞痛或冠状动脉疾病患者慎用
丙戊酸钠（Sodium Valproate）	15mg/kg（至少5min）	1mg/（kg·h）	抗癫痫药物；经肝脏代谢；肝功能不全患者慎用。需监测血浆药物浓度（50～100mg/L）

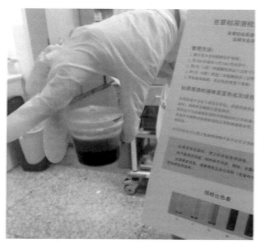

彩插 1　百草枯半定量浓度检测

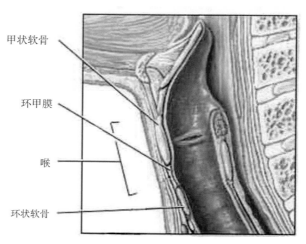

甲状软骨

环甲膜

喉

环状软骨

彩插 2　环甲膜解剖位置

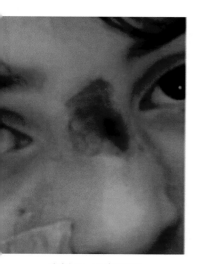

彩插 3　面部压伤

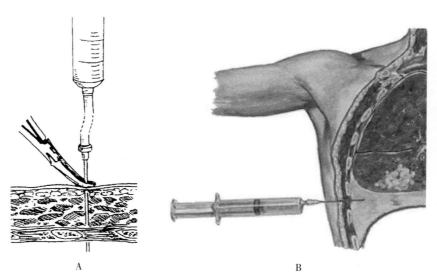

A

B

彩插 4　胸腔穿刺时进针的角度及穿刺针的位置

注：A. 穿刺针垂直于皮肤进针；B. 在腋中线进针时，穿刺针位于上下两肋骨中间

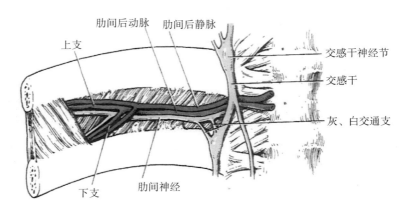

彩插 5　胸壁肋间血管、神经走行

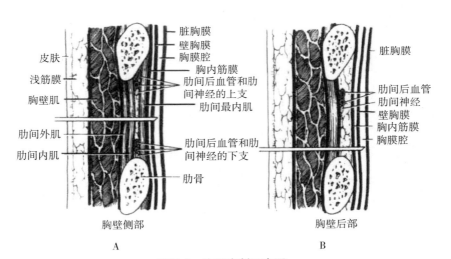

彩插 6　胸腔穿刺示意图

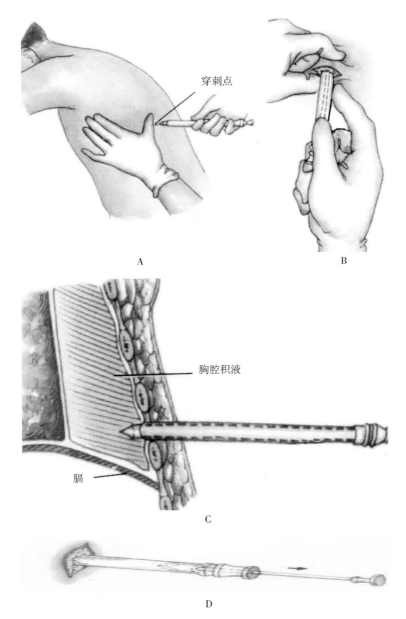

穿刺点

胸腔积液

膈

A

B

C

D

彩插 7　带针胸骨置入

注：A.选取穿刺点；B.切开皮肤后置入胸管；C.带针胸管进入胸膜腔；D.退出针芯

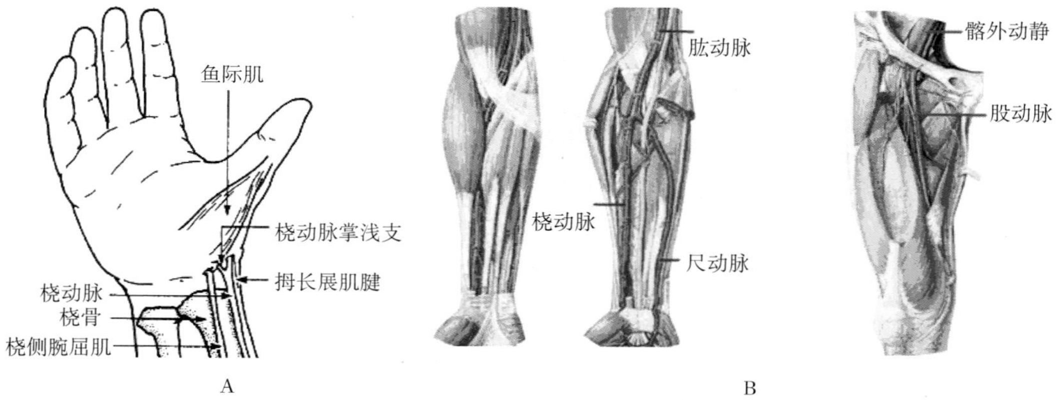
鱼际肌
桡动脉掌浅支
拇长展肌腱
桡动脉
桡骨
桡侧腕屈肌
A
肱动脉
桡动脉
尺动脉
髂外动静
股动脉
B

彩插 8　常用来做动脉穿刺的选择血管

注：A. 桡动脉；B. 肱动脉、尺动脉、股动脉

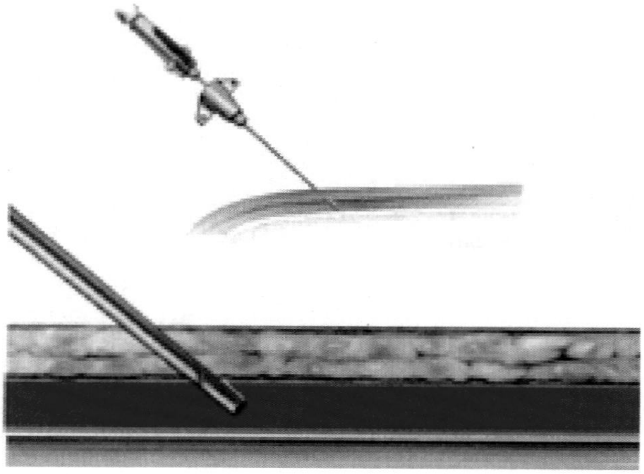

彩插 9　穿刺针方向和位置

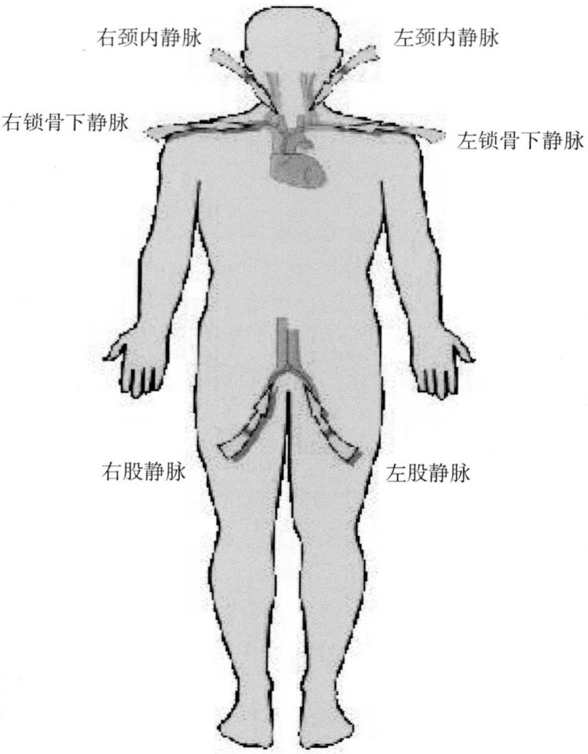
右颈内静脉
左颈内静脉
右锁骨下静脉
左锁骨下静脉
右股静脉
左股静脉

彩插 10　常用的穿刺部位

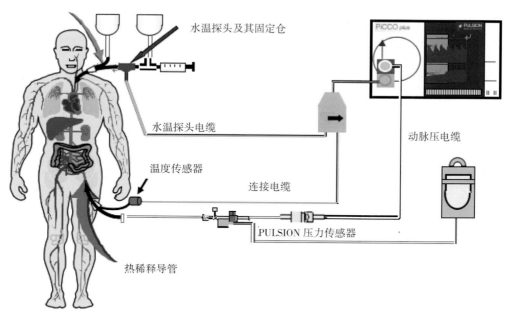

彩插 11　应用 PiCCO 测量 EVLW 的连接示意图

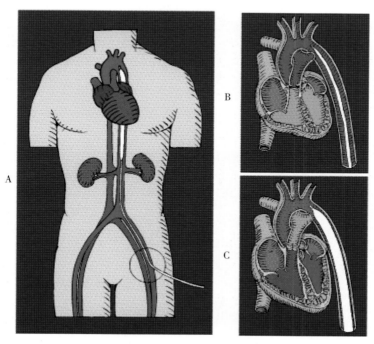

彩插 12　主动脉内球囊反搏导管置入人体的解剖位置和工作原理示意图

注：A. 主动脉内球囊反搏导管置入人体的解剖位置；B. 在心室收缩期球囊排空；C. 在心室舒张期球囊充盈

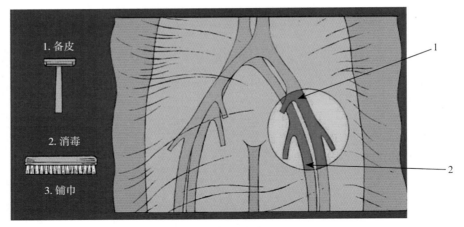

彩插 13　选择穿刺点

注：1. 股动脉；2. 股静脉

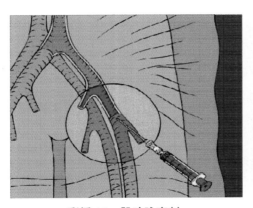

彩插 14　股动脉穿刺

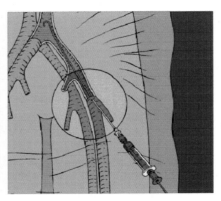

彩插 15　沿针芯置入导丝

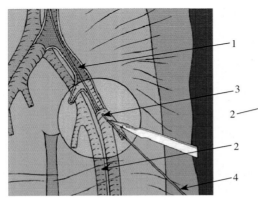

彩插 16　穿刺点皮肤切口的位置

注：1. 股动脉；2. 股静脉；3. 在穿刺点沿导丝将皮肤切开；4. 导丝

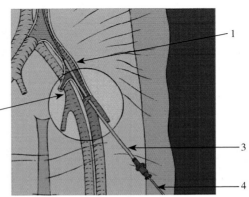

彩插 17　扩张子置入的方向和角度

注：1. 股动脉；2. 股静脉；3. 扩张子；4. 导丝

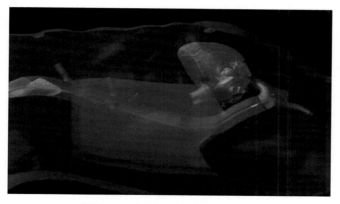

彩插 18　确定 IABP 导管尖端位置

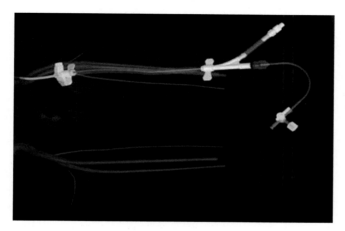

彩插 19　冲洗中心腔

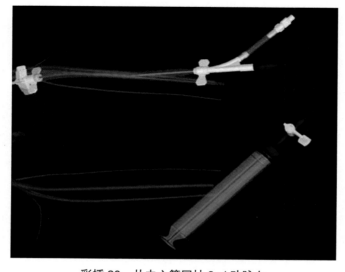

彩插 20　从中心管回抽 3ml 动脉血

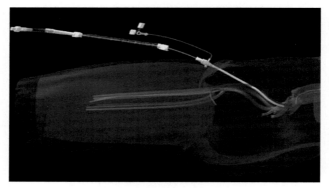

彩插 21　连接保护套

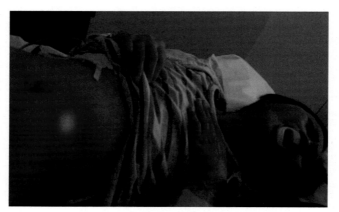

彩插 22　腹壁定位

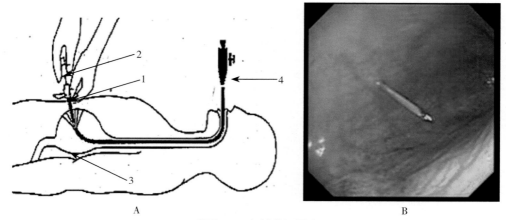

A　　　　　　　　　　　　　　　　　　　　　B

彩插 23　穿刺进入胃腔

注：A.穿刺针直接穿刺腹壁、胃壁入胃腔（1.穿刺针外套管；2.穿刺针内芯；3.胃腔；4.胃镜）；
B.胃镜下见穿刺针进入胃腔

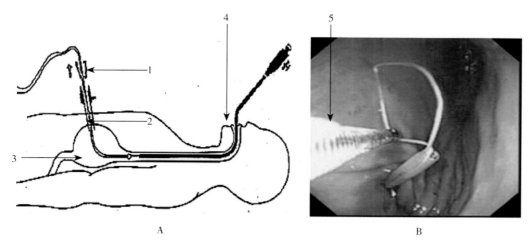

A   B

彩插 24　将牵引线经胃腔引出口腔

注：A. 将牵引线从穿刺针外套管内经胃腔引出口腔（1.牵引线；2.穿刺针外套管；3.胃腔；4.胃镜）；B.持物钳抓住牵引线（5.持物钳）

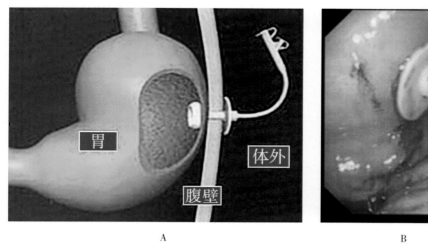
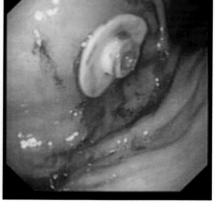

A   B

彩插 25　胃壁上的 PEG 管

注：A.矢状面观；B.内镜下见软垫

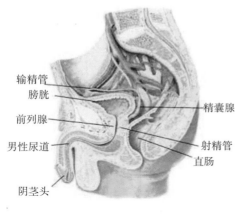

输精管
膀胱
前列腺
男性尿道
阴茎头
精囊腺
射精管
直肠

彩插 26　男性正中矢状面尿道解剖图

输卵管
卵巢
子宫
膀胱
女性尿道
外生殖器
直肠
阴道

彩插 27　女性正中矢状面尿道解剖图

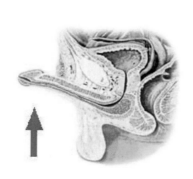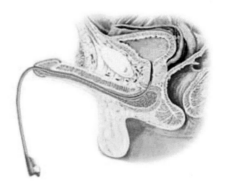

彩插 28　男性导尿管的置入

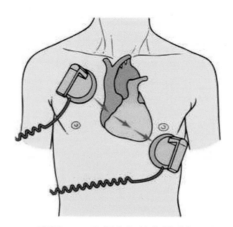

彩插 29　除颤电极的位置选择